Functional Fitness
功能性健身指南

[美] 拉马尔·洛厄里（Lamar Lowery） 著 谭曙艳 译

人 民 邮 电 出 版 社
北 京

图书在版编目（CIP）数据

功能性健身指南 / (美) 拉马尔·洛厄里
(Lamar Lowery) 著 ; 谭曙艳译. -- 北京 : 人民邮电出
版社, 2019.5
ISBN 978-7-115-49566-2

Ⅰ. ①功… Ⅱ. ①拉… ②谭… Ⅲ. ①健身运动—指
南 Ⅳ. ①R161.1-62

中国版本图书馆CIP数据核字(2018)第227878号

内容提要

不论是提高身体素质，还是提升运动和生活表现，功能性训练都是必不可少的。本书由拉马尔功能性健身运动学院的创办者拉马尔·洛厄里结合多年的执教经验倾力写就。本书深入讲解了功能性训练的基础理论，并针对人们日常使用的运动模式提供了多种简单有效的训练方法，以有效改善包括肥胖在内的多种“生活方式病”，从而提高练习者的日常活动能力。本书不仅对功能性训练内容进行了深入讲述，还包含了针对不同身体部位的基本练习方法，并为器械辅助的综合性练习设计了科学的训练动作，同时还提供了7个循环训练方案，可以帮助练习者正确健身，有效预防损伤和疾病。

◆ 著　[美] 拉马尔·洛厄里（Lamar Lowery）
译　谭曙艳
责任编辑　林振英
责任印制　周昇亮

◆ 人民邮电出版社出版发行　北京市丰台区成寿寺路11号
邮编　100164　电子邮件　315@ptpress.com.cn
网址　http://www.ptpress.com.cn
北京缤索印刷有限公司印刷

◆ 开本：700×1000　1/16
印张：17.5　2019年5月第1版
字数：249千字　2019年5月北京第1次印刷

著作权合同登记号　图字：01-2017-1480号

定价：88.00元

读者服务热线：(010) 81055296　印装质量热线：(010) 81055316
反盗版热线：(010) 81055315
广告经营许可证：京东工商广登字20170147号

关于作者

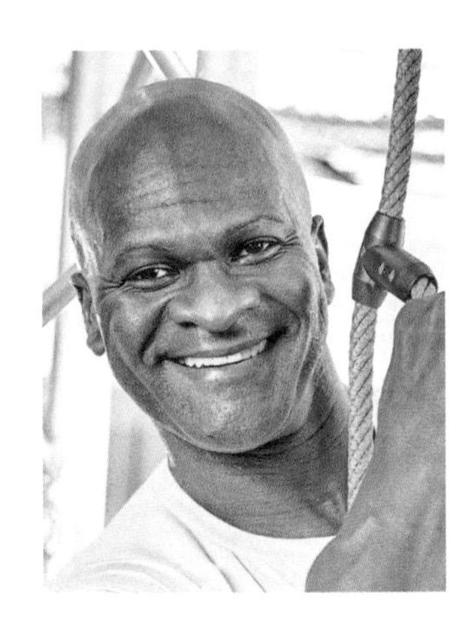

拉马尔·洛厄里

出生于美国纽约市的曼哈顿区，获得美国多所大学体育奖学金，是一名体育专家，也是一名心理健康专家，曾担任美国陆军体能教练。

他在20世纪80年代末来到德国，并决定留在德国建立自己的“健身帝国”。2007年，他创办了拉马尔功能性健身运动学院。

本书介绍的个人训练计划是他在几十年作为健身教练的工作过程中摸索、总结出来的。

目录

第1章

功能性训练

2

功能性训练

功能性训练并不是最近才出现的，早在好几年前它就出现了，但它可能是目前健身行业最滥用的一个词了。在网页上搜索“功能性训练”，你可能会检索到上百万条结果。

健身行业存在市场波动的现象，有时某一健身方式会比较热门，目前功能性训练正当其道。曾经有一段时间，很多教练使用被我称为“太阳马戏团”的训练方法。这种训练方法的深层理念是排斥那些不太复杂的训练，例如他们推崇的是：一条腿站在BOSU球上，同时进行单臂推举哑铃。但这类运动既不是功能性运动，也不适用于日常生活。这个理念有两个问题。其一，一条腿站在不稳定表面上的同时做单臂推举，在日常生活中使用的可能性相当低。其二，这个运动的不稳定性难度越大，我们能够承受的负载就越轻。

这种类型的训练会让我们的神经系统超负荷运载，但几乎不会超过肌肉组织负荷以形成必要的训练刺激——这种训练是一个可能有价值但却被滥用的概念。大家对这种偏激理念的反应是矫枉过正。突然之间，在训练中使用BOSU球和平衡板被认为是不妥的，一些教练和理疗师在自己的运动领域完全摒弃使用训练辅助工具。

尽管很多人倾向于认为只有一种高级的训练方式，其他任何不符合这种理念的训练方式都是没有价值的，但是我相信，应该存在很多不同的有效训练形式。任何能帮助我们实现目标的东西都应该被使用。当谈到功能性健身时，我谈论的是通过人们每天使用的运动模式（简单有效的锻炼，无须安全保护和辅助设施）来提高日常功能性动作的能力。

工作和休闲中的单一活动形式造成普遍缺乏运动以及形成不良的姿势，有损健康，并且导致生活质量下降。目前的趋势是“回归根源”，远离极限运动和极端减肥，回到平衡运动中来。平衡运动的重点是增强幸福感和预防疾病。

我的功能性训练借鉴久经考验的训练原则，并以一种有效方式进行组合。它采用身体的自然属性（即运动和功能），练习日常生活中的运动模式，以平衡身体、精神和灵魂，并长期保持这种平衡。

功能性训练的目的是“唤醒”身体，赋予它生命的流动性。这通过以下几点来实现。

- 理想情况下所有身体肌肉和关节的针对性运动。
- 脊椎的针对性运动和激活。
- 血液系统的激活。
- 神经系统的激活。
- 肌肉系统的激活。

我的功能性训练计划会使人更强壮、更有力，我还借鉴了许多训练理念。我在健身训练方面有着长期的国际交流经验，并且与美国的一些知名私人教练保持沟通，这使我的训练理念很独特（图1）。这本书将深入介绍我的功能性健身训练。

拉马尔的功能性训练

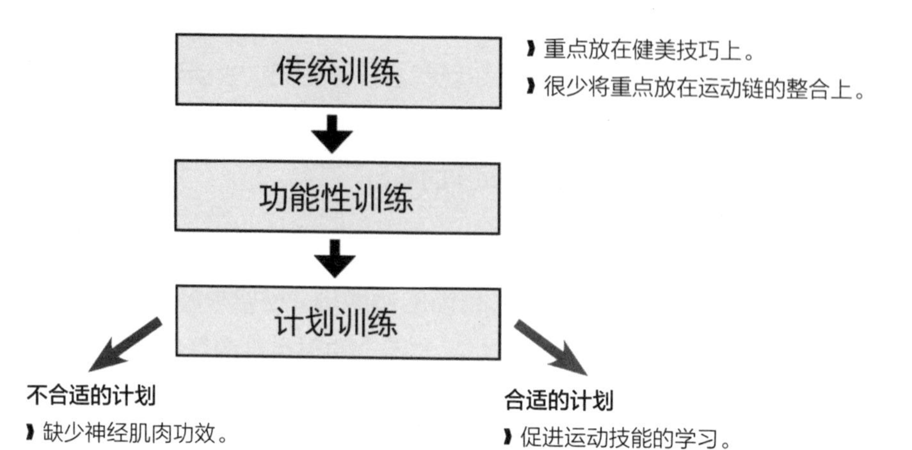

图1 拉马尔的功能性训练

2.1 定义

功能性训练是来自于美国的一种创新训练方式，具有古老的渊源。功能性训练可以作为运动场所的最新宣传语或广告用词。目前人们对于这种训练形式的内容仍存在巨大的分歧。定义这种训练形式的最好方法是仔细研读“功能”和“训练”两个词语的本义。

功能可以被定义为执行一个动作，一个人为了做这个动作，会配备专门的装备或者有意识地去完成它。在词义上，“功能”具有特定的目的。

训练则表示一个复杂的过程，即通过不断刺激来诱导良性发展。总而言之，可以说，功能性训练开发或实践身体运动，目的是获得更好的幸福感，这意味着要有目的地进行训练。但是，目的性是相对的，因为它总是因具体情况而异。因此，我们可以训练一个石匠，使他能够举起重物、弯腰、伸展，尤其是站立体前屈；而中老年女性则需要必要的腿部力量和协调能力来爬楼梯上到公寓的第三层；优秀的足球运动员需要的是速度、力量和耐力，特别是良好的反应能力和协调性。所有这些因素应综合起来看待。

人体是一项极其复杂的艺术工程。不同的身体系统及其各个部分之间的持续相互作用使其能够定义我们生活的功能。它们随着不同时期的条件适应各自的环境，因此人体是一个漫长的进化过程的产物。

因此，我们必须针对个体范围实施功能性训练。在某个范围内，私人教练可以让客户受益，并取得最佳的效果。

在夏季，功能性训练有如下特征。

- 日常运动和特定运动。
- 单独的运动，但仍然具体。
- 灵活且多样化。
- 循序渐进。

在这样做时，应遵循以下5项共同原则。

1. 融合而不孤立。训练复杂的运动序列，意味着不会孤立单个肌肉，而是训练整个肌肉链，就像人们在日常生活中那样使用肌肉。
2. 多角度伸展。训练日常生活（每天的生活、工作、运动）中的运动模式，在不同平面上使用多个关节。
3. 质量第一，不能只注重数量。
4. 使用人体自身的稳定功能，尤其是要锻炼核心稳定性，不要依赖于外部稳定器材，如椅子或长凳。
5. 注重修正不当功能，恢复功能障碍。

身体意识和协调能力是这些训练原则的重要组成部分。这里也需要强调一下肌肉和关节活动，不幸的是，某些训练形式仍然没有对这些部位予以足够重视，但这些部位对于高质量的生活和预防运动受伤是非常重要的。

2.2　全面训练背后的理念——功能性健身的基础

在我们的日常生活中，神经系统、肌肉系统和骨骼系统与日常的人体功能紧密相关（图2和图3）。

这些系统形成一种共生的关系。从技术领域来看，它们都是人体的重要组成部分，如果离开了其他组成部分，将无法运作。例如，对于汽车来说，发动机如果没有燃油和点火系统将不会工作，而没有电也同样不能工作。当然，冷却系统、变速箱、底盘、车轮和轮胎也至关重要。如果没有这些系统，车体、车窗和内饰都将变得毫无意义。将这些系统组合在一起，使其成为一辆人们所期待的能实现所有功能的汽车。如果我们移去所有的这些技术及其关联，我们得到的将是汽车的“裸体”，即汽车外壳。因此，我们必须了解人体各个系统功能的重要性，如果其中之一不能正常实现功能，整个人体系统则将出现问题。

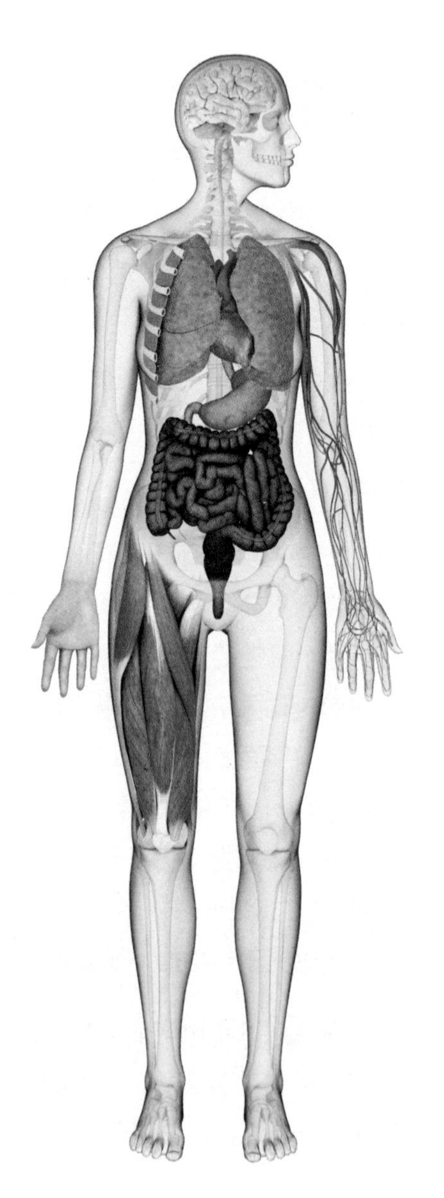

图2　神经系统、肌肉系统和骨骼系统

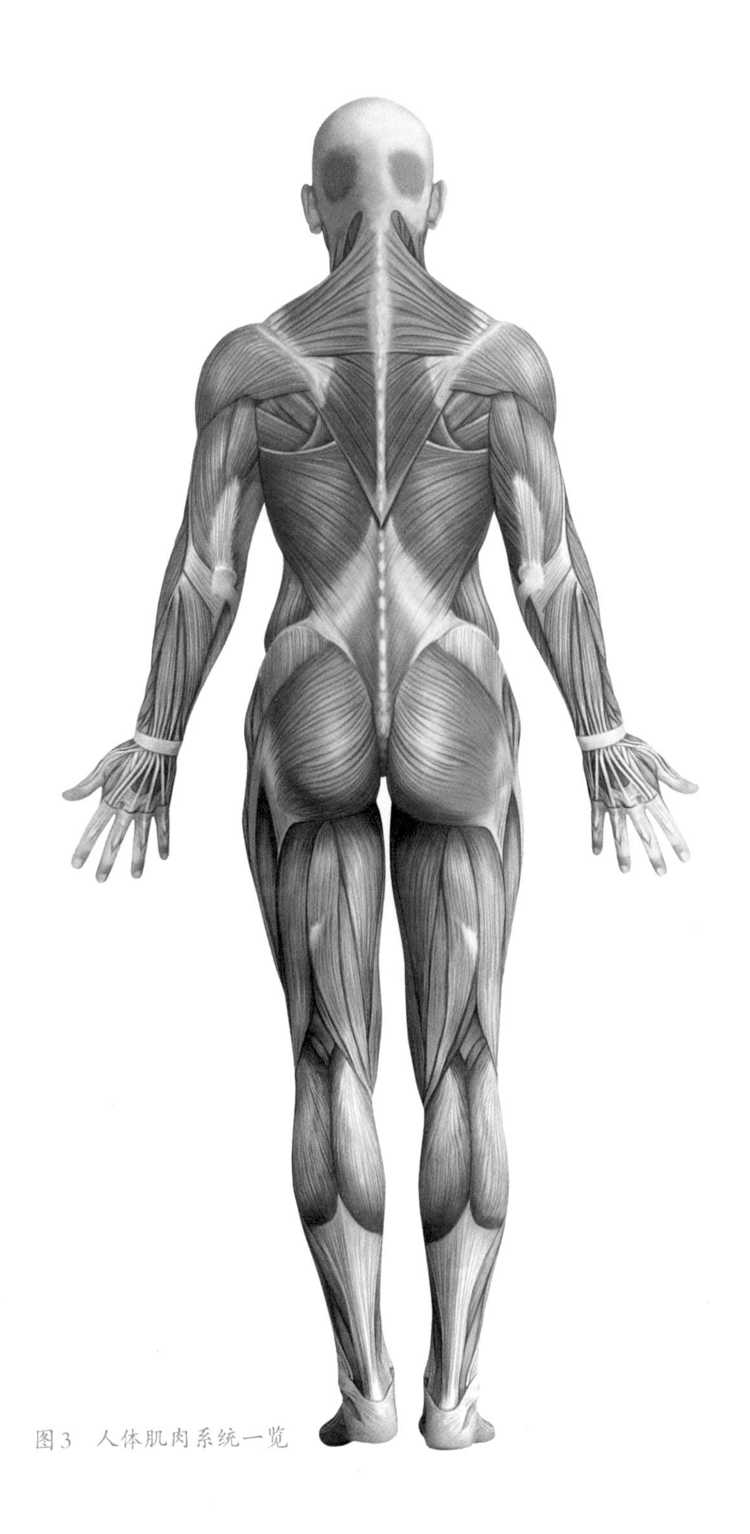

图3　人体肌肉系统一览

为保持这种相互作用的完整性，人体的各个器官必须直接或间接相连，就像电路与汽车零部件的关系一样。支撑身体和塑造体形的骨架让这种连接成为可能。几乎所有器官都是相互连接的，与此同时，软骨和骨骼通过一种结构得到保护，这种结构也就是遍布人体的筋膜网络。重要的物质（如负责运输氧和矿物盐的红细胞）为我们的骨骼提供营养。此外，筋膜中的大量受体为我们提供广泛的信息交流。

2.2.1 肌肉系统

关于解剖学、各个肌肉系统及其功能，不是一下子能讲清楚的。考虑到本书的重点是训练，因此有关这方面的知识，可参考专门针对这些主题的现有文献。本书只是介绍了一些重点内容或是与实际训练相关的内容。

一个成年人的骨架大约由206块独立的骨头组成，它们通过真实的关节或人工关节连接起来。我们的身体由650块左右的肌肉组成，没有它们，我们将不能活动。

“智能”人体系统中存在如此大量的肌肉，如果都静止不动，那是无法想象的。相反，人体系统是由基因构造的，可以运动和连续负重。我们的肌肉质量超过了我们的骨架。实际上，肌肉约占人体质量的40%，而骨骼只占约14%。肌肉、骨骼和神经系统的相互作用让人体运动成为可能。

人体的每一个动作或姿势都需要一定的肌肉运动。肌肉运动只能在神经系统的参与下才能发生。感官让我们能够感知刺激并形成感觉，通过神经传递给大脑。大脑再通过发出合适的“命令”予以响应，然后通过神经传递给肌肉。这些肌肉是一个个独立的器官，包括骨骼肌、血管、肌腱和神经。肌肉组织也出现在心脏、消化器官和血管中。在这些器官中，肌肉负责全身的物质传输。它们是持续处于活动状态的，无法被有意控制。呼吸肌就是一个典型的例子，我们不能有意控制它们来活动。因此，我们必须了解三种类型的肌肉组织。

- 内脏或不随意肌（平滑肌）。
- 骨骼肌或随意肌（横纹肌）。
- 心肌（特殊的横纹肌）。

内脏肌肉系统

内脏肌肉系统可以在器官（如腹腔、结肠和血管）中被发现。它是最弱小的肌肉组织，用于确保相应器官收缩以运输物质。由于内脏肌肉组织是无法有意控制的，所以它也被称为不随意肌。由于具有光滑性，即使在显微镜下的图像也是平滑的，所以它也被称为平滑肌。相比之下，心肌和骨骼肌则是呈横纹状。

心肌

心肌确保将血液输送到全身。它不能被有意控制，因此是一种不随意肌。心肌天生就是激活的，不断地舒张和收缩，但收缩频率是由大脑激素和信号来调节的。人体的心脏由激活其他的心肌细胞并促进它们收缩的心肌组织组成。由于这种自我激活的特性，心肌的功能是有自主节律的，或者说是自我调节的。

心肌的细胞是横纹状的。在显微镜下观察它们时，它们似乎有明暗条纹。这些明暗条纹是由细胞中的蛋白纤维排列组成的。呈横纹状表明肌细胞相对于内脏肌肉系统来说是强有力的。

骨骼肌肉系统

骨骼肌是人体中唯一可以有意控制的随意肌。每个人自觉进行身体活动（如交谈、散步或写字）都需要骨骼肌。骨骼肌收缩使身体某些部位更接近它所连接的骨头。大多数骨骼肌都附着在跨过关节的两块骨头上，这样肌肉就能够将这些骨头移至更加靠近的位置。骨骼肌细胞由许多较小的前体细胞构成，捆绑成又长又直的多核肌纤维。

与心肌一样，骨骼肌是横纹状的，并且骨骼肌纤维十分强大。顾名思义，骨骼肌至少附着在骨骼的某个部位上。

训练相关性：什么最重要

在进行解剖学研究时，如果我们仔细观察肌肉组织，很容易发现大多数肌肉是沿斜向或水平方向运动的。它们的主要功能就是旋转运动。表1显示了旋转运动所使用的肌肉区域。大多数躯干肌分为垂直和非垂直两类肌肉群。有时，我们也按肌肉的大小和它们参与旋转或支持旋转的程度对它们进行区分。有些腿部肌肉也可以以此区分，因为它们是连接骨盆底的，并且当它们参与运动时有助于身体转动。

观察表1会发现，身体的主要功能是旋转。然而，标准的训练理念很少或根本没有提及旋转。

表1 肌肉位置与功能

肌肉	非垂直	垂直
身后肌肉		
斜方肌	X	
菱形肌	X	
背阔肌	X	
竖脊肌		X
腰方肌	X	
臀大肌	X	
臀中肌	X	
臀小肌	X	
阔筋膜张肌		X
髋部回旋肌	X（6x）	
身前肌肉		
胸大肌	X	
胸小肌	X	
前锯肌	X	
腹外斜肌	X	
腹内斜肌	X	
腹直肌		X
腹横肌	X	
腰大肌	X	

续表

肌肉	非垂直	垂直
髂肌	X	
缝匠肌	X	
股直肌		X
外展肌	X（4x）	
耻骨肌	X	
股薄肌	X	
总计	28对=56块	4对=8块

旋转是人体运动系统的常用要素（图4）。我们的身体建立在相同功能原则的基础上。因此，几乎所有的训练都会包括旋转，并且旋转是各种训练动作中的一项重要功能。

训练复杂性

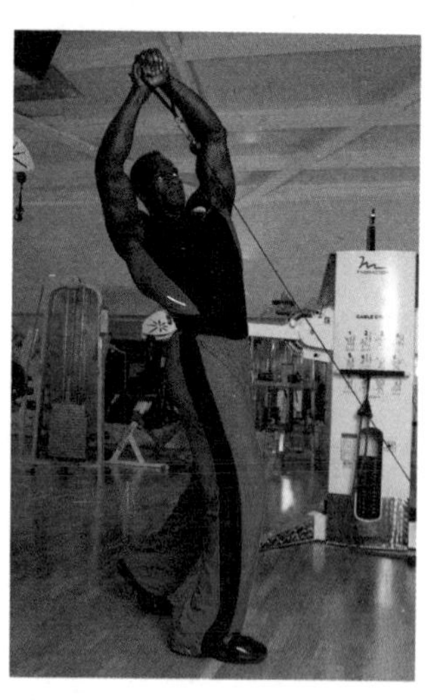

图4

1. 姿势。
2. 协调性。
3. 平衡性。
4. 生物力学轴。
5. 速度。
6. 强度组成。
7. 灵活性。
8. 耐力。

2.2.2 骨骼系统

尽管骷髅有时象征着死亡、邪恶和可怕的事物，但人体骨架仍然是支撑身体存活的系统之一。与其他生命器官相比，骨骼是坚实有力的，有自己的血管、淋巴管和神经。

骨骼由以下两种不同类型的组织构成。

- 骨密质：这种坚固、紧凑的组织构成大多数骨骼的外层和长骨的干骺，如手臂和腿部。在此组织中遍布了神经和血管。
- 骨松质：这个组织由较小的骨小梁构成，内部是红骨髓。它存在于长骨的末端（如股骨两端）和其他骨头内部。

一个成年人身体里有206块骨头，其中近50%分布在手部和脚部。关节或间隙将骨头彼此连接起来，为我们身体的所有内部器官提供稳定性和保护。我们要区分移动范围很小或根本不能移动的骨纤维、骨质和关节之间的区别，而真正的关节都有不同程度的运动范围，这主要取决于关节的类型。

许多关节可以同时在三个平面上运动。例如，一个关节可以在同一时间弯曲、拉向身体和内旋。即使是位于踝部的复杂小关节也可以进行运动，但这些是我们甚至感知不到的。图5~图7和表2~表6将有助于我们更好地理解功能性运动。

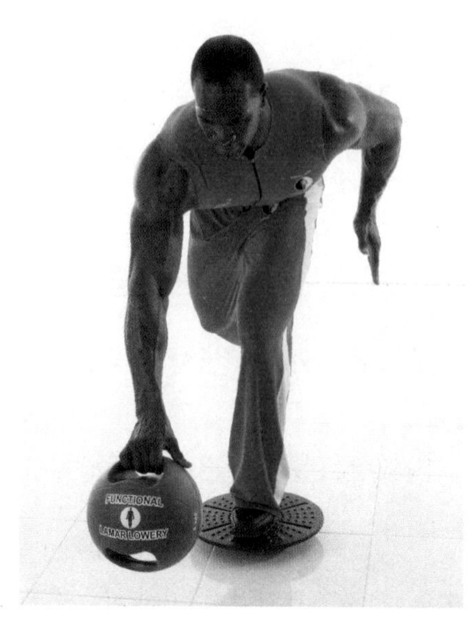

图5　矢状面——前后运动

表2　关节面运动（矢状面）

关节	运动
髋关节	屈曲/伸展
膝关节	屈曲/伸展
踝关节	背屈/跖屈
下踝	背屈/跖屈
跗骨间关节	背屈/跖屈

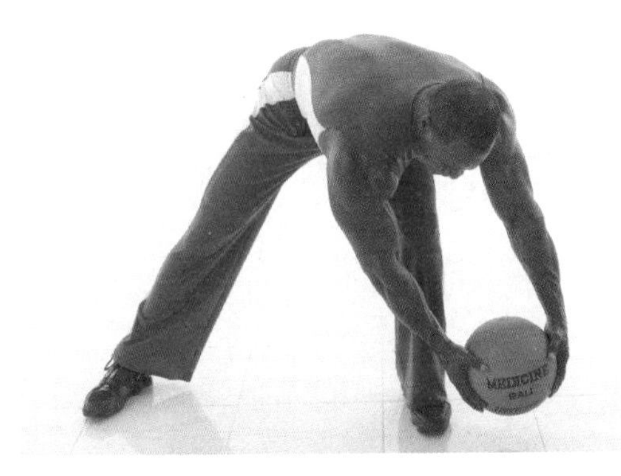

图6　额状面——左右运动

表3　关节面运动（额状面）

关节	运动
髋关节	外展/内收
膝关节	外展/内收
踝关节	—
下踝（距下关节）	内翻/外翻
跗骨间关节	内翻/外翻

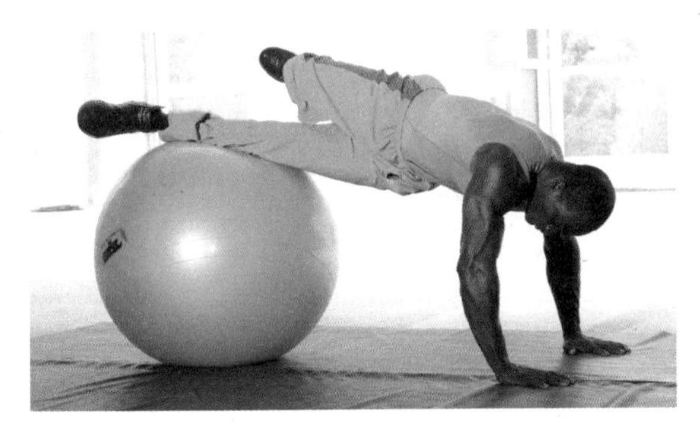

图7　横截面——旋转运动

表4 关节面运动（横截面）

关节	运动
髋关节	外/内旋
膝关节	—
踝关节	—
下踝（距下关节）	—
跗骨间关节	—

表5 关节面运动（旋前）

关节	矢状面	额状面	横截面
髋关节	屈曲	内收	内旋
膝关节	屈曲	外展	内旋
踝关节	背屈/跖屈	—	内收/外展
下踝	—	外翻	内收
跗骨间关节	背屈	内翻	外展

表6 关节面运动（旋后）

关节	矢状面	额状面	横截面
髋关节	伸展	外展	外旋
膝关节	伸展	外展	外旋
踝关节	背屈/跖屈	—	内收/外展
下踝	—	—	内收
跗骨间关节	跖屈	—	内收

训练相关性：什么最重要

出于解剖结构原因，关节是人体的最薄弱之处。因此，关节的稳定性、移动性和肌肉控制应该在训练中被考虑。围绕关节的肌肉形成一堵“防护墙”，它们具有良好的神经肌肉控制功能，可以减少甚至避免关节受到伤害。

2.2.3　神经系统

神经系统包括脑、脊髓和一个复杂的神经网。该系统负责发送、接收和处理来自身体各个部位的信息。神经系统负责监督和协调内部器官并对环境变化做出反应。它可以分为两个部分：中枢神经系统和周围神经系统。

中枢神经系统是神经系统的处理中心。它接收来自周围神经系统的信息，并把信息传递到周围神经系统。中枢神经系统的两个主要器官是脑和脊髓，脑负责处理和解释由脊髓传递过来的感知信息。

训练相关性：什么最重要

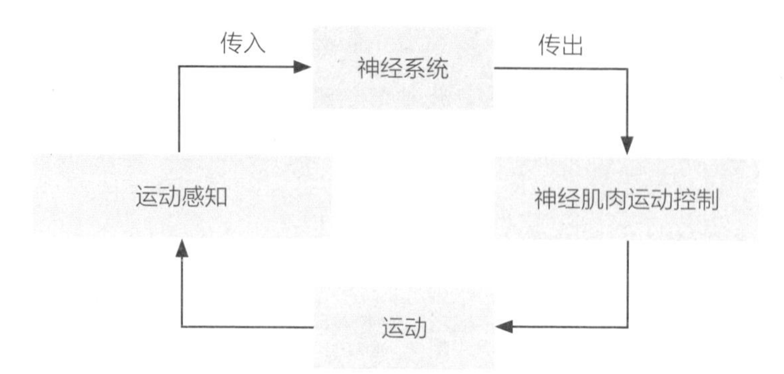

图8 布鲁恩和高豪夫（2001年）关于感知调节线路的简单说明

一次运动中断可能会导致运动姿势不正确或不能继续进行运动。从长期来看，这些可能会限制成绩发挥甚至导致受伤。随着感知运动训练的开展，这往往是可以避免的（图8）。

2.3 功能性训练能达到的目的

现在，我们已经了解了很多关于功能性训练的信息，但这种形式的训练只是我们必须商榷的另一个“健身路径”，或者说它值得我们进行长期训练，使其成为我们训练实践的一部分吗？作为一名教练，经过14年的努力工作，我相信，在我们现有的训练实践基础上结合功能性训练，对基本的健身和健康来说是非常重要的一个阶段。任何认为可以在没有健康的前提下取得成功的观念都是错误的。体能训练不仅锻炼肌肉，还影响着人的幸福感和成就。耐力、适当的强度和灵活性是身体健康的基础。传统的举重运动，通常每次练习只锻炼一处肌肉，而功能性运动可以对身体的多个部位产生影响，当然也包括肌肉链。

在我看来，个性化功能性训练最相关的积极影响有以下几点。

- 增加（内部）力量。
- 增加耐力。
- 改进、优化基本稳定性和灵活性（移动性）。
- 提高生活质量和平衡性。
- 提高身体感知意识。

这些改进将会提高运动表现和降低应力敏感性，它们是让我们受益一生的重要基础。

功能性训练使肌肉、筋膜、关节更健康且更稳定，就像我们每天刷牙一样，我们也应该这样对待我们的身体，通过功能性训练“移除人体垃圾”。

功能性训练让肌肉在不同的平面得到锻炼，因此，各个角度是不同的。它旨在提高身体的稳定性和锻炼固定的肌肉。应预先准备好健身器械，只要让身体在预定的角度和平面运动即可。除此之外，上半身和下半身经常是分别锻炼的，不会将躯干作为一个稳定点进行考虑。多平面锻炼的目的是模仿我们在日常生活中进行的更复杂和更精确的运动行为。

将功能性训练整合到体能训练中的一个简单方法是，记下客户每天做的运动以及他身体遇到的挑战是什么。观察客户是否注意到在工作日结束时腿和背部受伤了，因为他经常整理活页夹并将它们从地板上搬到办公桌上或是把它们放在架子上。这些部位应该是他工作时用得最多的身体部位。功能性训练中运用多个关节和肌肉链的例子如下。

- 多向弓步。
- 站姿肱二头肌弯曲。
- 负重上台阶。

多向弓步一般是许多不同日常活动（如吸尘清理或庭院工作）的预备性运动。做多向弓步时，弓步不只是朝向前方，而要以不同角度朝向不同方向。建议开始锻炼时只使用自己身体能够负荷的重量。随着健身水平的提高，负重和阻力可以融合到该运动中。

2.4　功能性训练私人教练需具备的特质

定义成功的方式各不相同，对于个人训练也是这样。我认为的成功不是看安排得满满的预约单，而是让自己具备作为一名健身教练的能力，这会让客户更希望从你那里获得更多意想不到的成果。此外，成功意味着提供优质的服务，尤其是对那些需要有效帮助的人来说。在这个懒散的年代，背部容易出现问题，在不饱和市场中提供优质的身体运动服务无疑保证了数十年不间断的客源。

从我的角度来看，做一名成功的教练需要具备5个关键要素。

1. 引导而不是哗众取宠。

一名成功的教练会让他的客户实现健身愿望，并具备进行健身的能力，而不管客户是什么人。一个好的教练不是让客户进行“魔鬼训练”，然后告诉他做得不错——即使这不是真的。引导客户进行健身，意味着要使用自己现有的资源，让他们朝着正确的方向锻炼，为他们提供全面的指导，而不仅仅是简单的训练。让自己与时俱进，开发一些既有乐趣又有健身效果的运动。客户将对这类特殊的健身“上瘾”，以一种你无法想象的方式迅速成长。然后，他们应定期完成有一定强度的锻炼（即“艰难的运动”），你也将获得客户完全的信任。那是因为你帮助客户找到了适合他们体质的个人健身，而不仅仅是进行锻炼。如果能够用一种积极的方式改变客户对自己身体健康的态度，他们的身体也将以一种积极的方式发生改变。

2. 打破“热量摄入和消耗”的神话。

最糟糕的谎言是包含公认真理的谎言。

物理和热力学定律使这个神话似乎成为一个坚如磐石的发现，但人类个体是具备自我意识的存在。就是这个不起眼的心理因素，严重制约了我们的生理健康。耶鲁大学在2011年所做的一项研究中，让参与者食用相同的奶昔，但告诉他们不同的消耗热量的信息（比实际热量更少或更多），从研究角度（实验室）来看，获得的结果是让人意想不到的。

在食用“健康”奶昔后，胃饥饿素的抑制只是短暂且轻微的；而食用“不健康”奶昔后，胃饥饿素的抑制时长会明显增加。因此，食用“健康”奶昔比食用“不健康”奶昔更容易饥饿。一定要意识到人类意识和个性的力量！

3. 提供适合客户的训练方法和器材。

避免成为“BOSU球家伙”或“壶铃女孩”，不要仅通过使用的设备来定义自己。当然，这并不意味着运动器材不重要，除了用于体能训练之外基本没用，这一点将在稍后讨论。应通过训练效果来确定自己的训练方法！在训练中如果只有受限的少数器材或采用很少的方法，那将会限制你的能力和创造力，也会减缓客户进步，降低客户满意度。此外，并不是每一种器材都适合每一位客户，哪怕出于个人喜好也是如此。对于技术也是如此，比如运动监测设备、脉冲监视器和智能手机应用等。始终采用能够引导客户以最快且最简单的方式达成个人目标的器材和技术。这项工作本身就已经够辛苦了。

4. 首先是运动。

当今世界有两大事实：庞大数量且越来越多的人超重甚至肥胖，或是患有其他所谓的“生活方式病”；整体人口老龄化。每个人都想感觉更好一些，他们会选择通过某种途径来增强幸福感和改善运动能力，让日常生活得心应手，重新在日常事务中找到快乐。为帮助我们的客户实现这一目标，通过根据每个人的不同健身水平设定一个合适的起点，以提供全面的培训体系，我们将创造一种全新的健身范式。基于下述两方面的原因，这种方法有巨大的成功潜力。

首先，我们未来的成功取决于我们能够直面“生活方式病”和人口老龄化。如果我们成功了，说明我们已经进入了一个充满前景且有待开发的市场。

直到现在，我们仍期望这些人来找我们，但我们必须以一种特定的方式来满足这一目标群体的需求，从他们的立场来单独与他们沟通。

其次，科学研究不断发现，继续教育的机会不断增多，知识转化的水平因而不断提高。今天的学生就是明天的教练。如果我们不断改进训练方法，使之适应当前现状和知识体系，未来的教练将具备更丰富的基础训练知识。近几年来，我一直关注在改善人体运动能力方面的训练成果。我不得不说，随着时间的推移，我已经在客户心目中树立了一个类似于“信仰治疗师”的地位。你也许会经历许多“我认为这种运动会受伤”的时刻，但更好的结果是，客户口口相传，让你的生意源源不断。

5. 要动脑子。

在健身行业，公众经常会产生目前私人教练是否过剩的疑问。一些教练仍然认为艰苦的锻炼后，呕吐、肌肉酸痛或磨出老茧都是值得庆祝的训练成效。任何形式的身体伤害，无论是哪种类型，从来都不是值得庆祝的理由！没有智慧或知识的高强度工作，在哪个领域都是最大的问题之一，当然这也包括健身行业。是的，有些身体伤害是训练强度过高导致的后果。但是低、中或高强度也取决于每个人当前的身体素质。在健身行业，这种类型的教练是迟早会消失的，他们用高强度的训练在门口接待客户，并用流淌的汗水量来衡量效果。如果你是这类极端刻板的教练，那么当客户资金紧张时，你的预算是最先被削减的。我们几乎可以在每一本健身杂志和图书、每一个在线视频和健身网站中找到“艰苦训练”这几个字。这些都是不值钱的东西。陪伴客户进行个人运动规划，不仅需要善意和力量，还需要培养他对运动能力的自信。正是这些让我们成为一名真正的专业健身专家，让我们有能力在这个行业长期发展并走向成功。

在我看来，除了上述5个关键要素外，一名私人教练还应具备下面的特点。

1. 富有同情心且诚实可靠。

必须热爱你所从事的职业，这是成功的前提条件。只有这样，你才有信心和力量去面对它。

2. 包容和理解。

每个人都各不相同。找出什么是客户认可的，他的目标、梦想、恐惧和局限是什么。理解是走向成功的关键。了解客户的生活方式，观察他精神和身体上的变化，但是，一定要意识到对你而言是正常的事物，对客户而言不一定是正常的！

3. 愿意不断学习和挑战极限。

健身行业的软件和硬件是不断变化的，因此，作为一名健身教练，要始终跟随潮流，这一点非常重要。它让我们保持鲜活和积极进取，始终为客户提供最新的健身知识。向优秀的教练学习并选择他们作为自己的老师，这将会激励自己不断进步。要持续接受教育，包括企业管理、心理学、健身疗法和所有健身知识，这会给我们带来独特的改变契机。在工作中，成功的关键是把自己所知道的复杂知识用客户可以真正理解的一种方式传达给他们。

4. 具有识别细分市场并加以利用的能力。

每个人都有特殊的能力和资质。使用这种细分定位来为自己命名，并专为客户提供这方面的知识。此外，这种能力让你能够通过行业杂志文章、图书或作为会议演讲者等来分享你的知识。这是一种提升形象和展现商业技能的方式。

5. 回馈社会的能力。

因为一次绝佳的机会，我通过举办慈善活动捐赠了约47 000美元，同时将新的目标客户群体带入了健身行列。这是一种奇妙的感受，我增强了自信，相信自己正在做一件正确的事情。

6. 走自己的路。

如果自己达成目标的同时也让别人实现了目标，这样的事情才更有意义，不管目标实现的过程是多么艰难曲折。你就是自己的名片。活学活用！生活方式，与客户工作的方式和说话的方式也反映了你的态度、品性等。

2.5 成功的私人教练应具备的业务素质

曾经有人问我成功的私人教练应具备的前10个业务素质。说实话，刚开始我不知道该怎么回答这个问题。有很多因素会影响成功，但前10个是哪些呢？下面是我认为的作为一名成功的私人教练应具备的前10个业务素质，这是经过深思熟虑后整理出来的，但我真的很想听到其他人心中的前10个业务素质！

第1个

教育

专业性和继续教育。

第2个

诚信

价值观和原则的一致性。

没有诚信，就不会讲信用，是个“小人”。

第3个

经验

经验越多，为客户定制的计划就越多。经验让你不仅有创意，而且可以有效地与客户互动，创造出最佳的环境。

第4个

教学方法

有很多人可能具备健身教练的体形，并且拥有成为一名顶级私人教练的知识。但是，如果他们不会教学，则他们的体形和知识在这一领域将毫无用处。

第5个

沟通

不管在哪个行业，良好的沟通都意味着良好的业务水平。沟通能力可将客户带至训练场地，并让他们迷上这里。

第6个

激情

对客户要热情，对自己的工作要充满激情。

第7个

组织能力

在规划客户的个人健身计划时，你必须培养与客户的关系，协调他们的训练时间。此外，还有许多必须组织的业务运营事项。

第8个

激励能力

让每个人都做到最好的自己。将他们带出安乐窝，定期进行健身。不激励他们，他们就很难坚持下去（至少在刚开始的时候是这样）。

第9个

职业道德

优秀的职业道德让合格的培训师成为专业教练。

第10个

助人为乐

优秀的教练热爱帮助他人。让客户达成目标的满足感是一名专业教练的最大财富之一。

当然，专业教练还会有其他一些重要特征，因为一名完美的健身专家往往还有许多其他头衔。

第3章

训练内容

3

训练内容

3.1 人体运动的四大支柱

当我们客观地看待人类运动时，我们能以一种非常简单的方式来描述人体天生的功能。这些都是我们与生俱来的：移动方式、用处及其功能。当我们熟悉了身体的功能后，就能很容易确定如何进行功能性训练了，图9~图12将有助于我们更好地理解人体运动的四大支持。

第一支柱：站立和移动

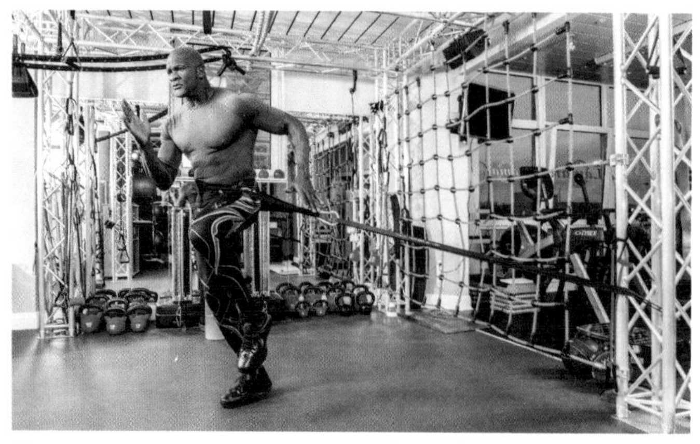

图9

我们运动的第一支柱是站立和移动，这样我们就可以平移人体的重心。

第二支柱：改变重心的平面

改变重心平面的过程非常重要。平面变化是躯干和下肢的运动，或两个运动过程的结合，即升高或降低身体重心。在这样做时，运动难度可以随体位的不同而随意增加。

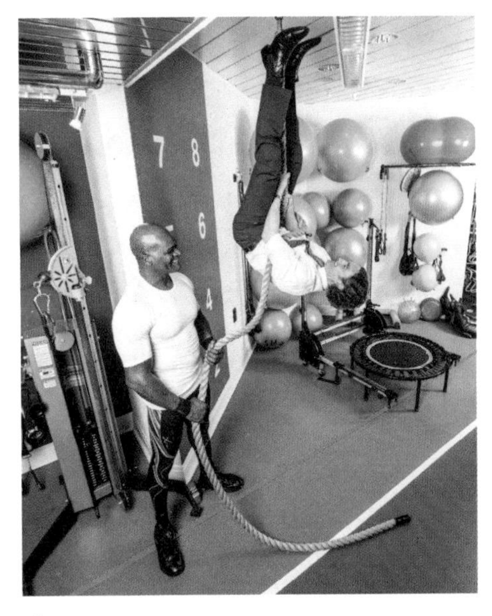

图10

第三支柱：推拉

人体运动的第三大支柱是推和拉。

对于这些运动，我们可以通过上半身平移来改变身体的平衡性。

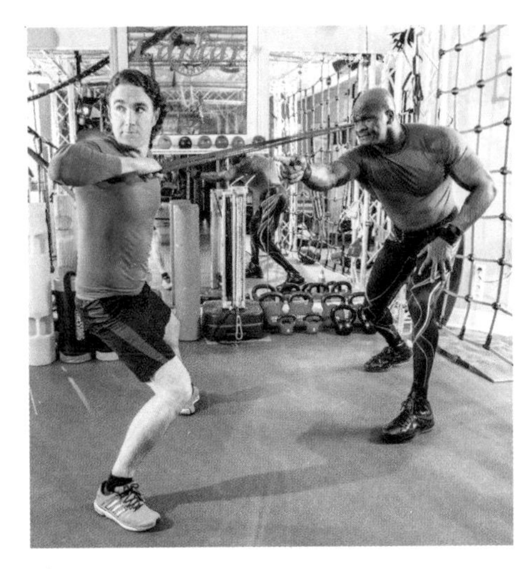

图11

第四支柱：旋转，改变方向和力矩

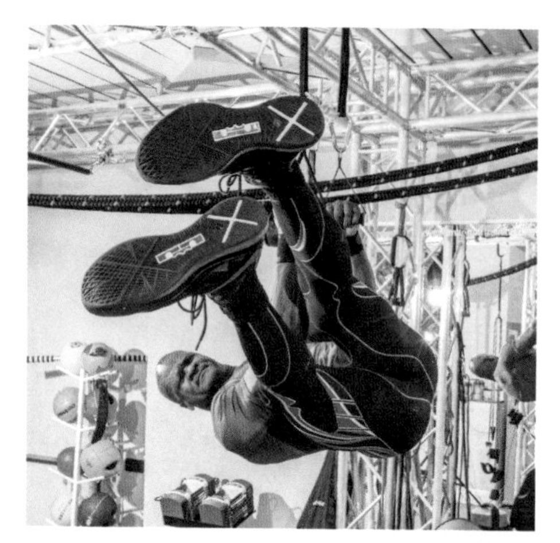

图 12

大脑的交错让我们能够实现人类运动最重要的支柱：改变方向和力矩。这个支柱反映了人体运动的交叉神经末梢部分的功能。

3.2 人体运动的三大平面

现在，我们来关注一下我们所处环境的三个天然维度，即人体运动的另一要素。在选择正确的动作和制订有效的训练计划时，我们应了解身体的位置和方向术语，以及它们在功能性训练中的意义，这一点很重要（表7和图13）。

表7 身体的位置和方向术语

腹部	在下腹
背部	在背部
侧面	向两侧
中间	向中间
头部	向着头部
尾部	向下
近端	靠近身体
远端	远离身体
前面	在前面
后面	在后面
上面	上方
下面	下方
同侧	在身体的同一侧
对侧	在身体的另一侧
脚底	脚底部
掌	掌部

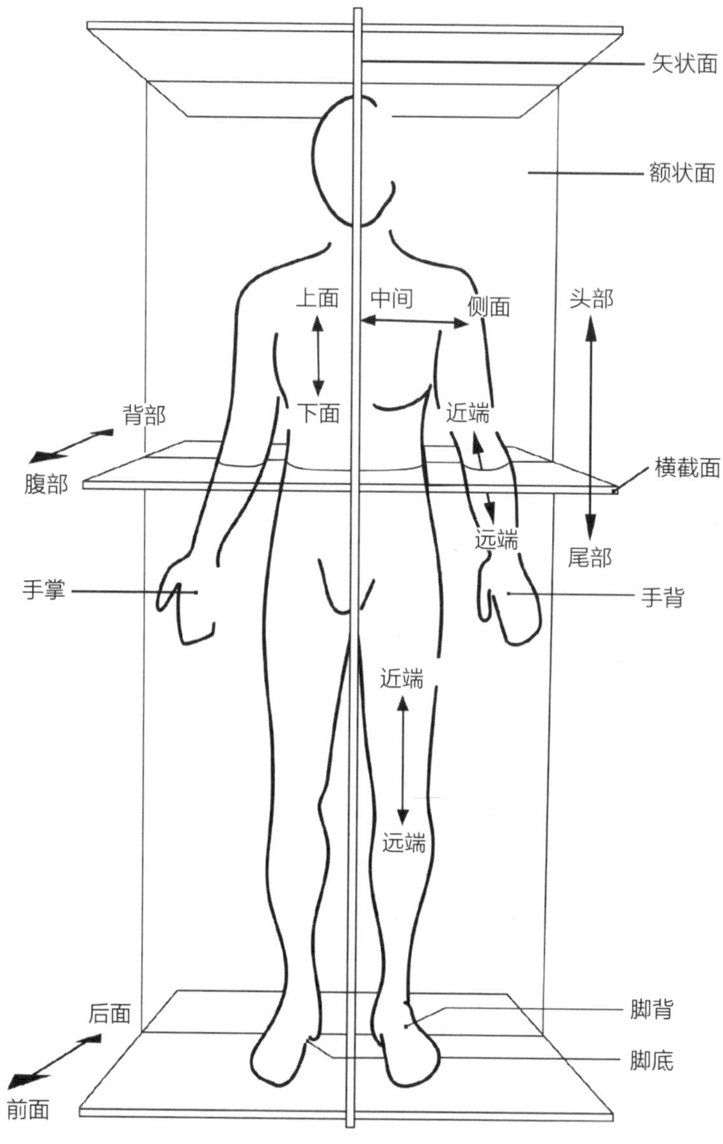

图13 位置和方向术语以及平面

根据关节的不同类型，可以完成表8中的一个或几个基本动作。

表8　基本的关节运动

屈曲	弯曲
伸展	伸直
外展	向外移动，远离身体或四肢的中心
内收	向身体或四肢的中心移动
前曲	前举（手臂或腿）
后曲	后举
前伸	向前推（如肩胛骨）
后缩	收回
抬高	提高到水平线以上
下降	降低到水平线以下
旋转	旋转（向内和向外）
旋前/旋后	旋转（手/脚）

在健身训练中，正常的关节功能（完整性）和移动性是正常人体感觉和自我稳定的重要基础。囊内感受器必须传递正确的信息（如关节姿势）来调节运动功能。

每天，我们生活的环境允许我们进行360度运动。这符合我们所生活环境的三维性，可以将我们运动的平面划分为三个平面：矢状面（垂直面）、额状面（正面）和横截面（水平面）。

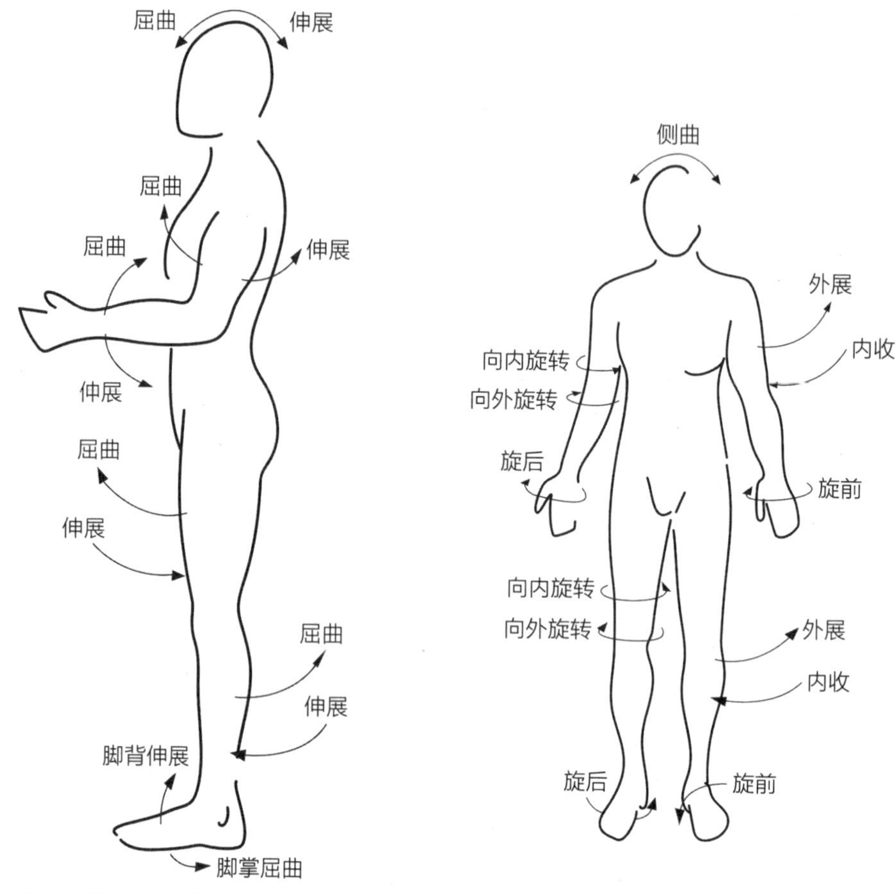

图14 基本的关节运动

人体解剖图的姿势是笔直站立的，脸向前，双臂放在两侧，手掌朝前，手指和拇指伸展。人体各个平面和轴的定义及描述正好适用于该姿势。矢状面将人体分成左侧部分和右侧部分，额状面将人体分为前面部分和后面部分，而横截面是一个旋转平面，将人体分成上面部分和下面部分（表9）。

表9 三平面

矢状面	右侧部分和左侧部分
额状面	前面部分和后面部分
横截面	上面部分和下面部分

虽然这三个平面各自不同，但人的运动基本上涉及每个平面，大部分的运动都发生在多个平面上（图14）。即使最初是想要在一个平面上运动，也可能会通过移动四肢来增加其他平面的运动。这个观念为我们提供了各种不同的训练方案和进度，我们将在第5章中更详细地讲解。

3.3 环境

上述四大支柱为具体练习的设计和整合到训练中提供了强大的基础。不过，只有当我们对自己周围的环境有一个基本了解时，我们才能对训练进行改进，并以此提高训练者的成绩。所以，我们应仔细地考察环境。

3.3.1 重力或重量

人类所处的环境由要面对并适应的几个基本参数来定义。其中最强大和最恒定的参数是重力。它是真实存在的，而且对我们的世界有重大影响。它是使得一个物体被拉向地球的力量。

重力每天无处不在地为我们带来阻力，使每个生物的骨骼能够得到连续矿化，肌肉不断增强。此外，它可以帮助我们不断使用我们的肌肉，加强或改变我们的肌肉收缩能力。它是我们能够进行更大范围的横向跳跃的原因之一。例如，我们可以从一个预备性反向运动开始，而不是从静态蹲位开始跳跃。重力影响着我们的活动，给我们施加向下的阻力（矢量）。这种惯性成分允许我们站在（或坐或卧在）一个地方，直到外力改变该位置。因此，重力影响着我们运动时的重量，以及外部重物（如力量训练器材和其他小型器材）的重量。

重力也影响我们的姿势。姿势指的是身体各部位的适当位置，以及重力作用下的关节。因此，姿势是每次运动的一个关键因素。正确的姿态能够保护关节和身体组织免受损伤和超载，并且方便省力传递。因此，确定一个正确的姿势应该是每项训练计划的基础。

3.3.2　质量、惯性、加速度（推动力）

许多科学家和哲学家都提供了有关我们活动范围的物理元素的详细描述。

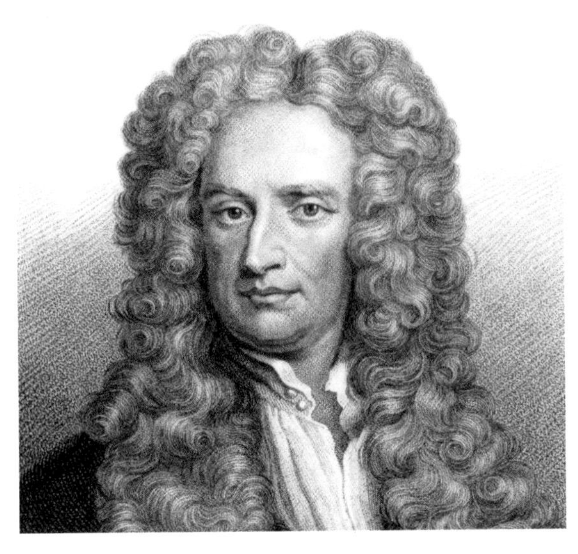

图15　艾萨克•牛顿爵士（1643~1727年）

艾萨克•牛顿爵士（图15）用生物力学过程演示了在受外力影响或没有外力的情况下，物体会发生哪些变化，也就是说如何移动物体、彼此接触的物体会有哪些变化以及物体之间的动能传递。换作人体运动，则意味着以下参数始终会影响我们的体能训练。

- 在重力的影响下身体用力（靠着墙推东西，阻挡对手，举重）。
- 接触（拳击，碰到东西）。
- 起动/加速和减速/停止（赶超对手，发球/回球）。

这意味着牛顿的基本主张增长了我们对人体功能方面的知识。

牛顿第一定律（惯性定律）告诉我们，一个物体将保持静止或直线匀速运动，除非有外力改变它的状态。因此，如果我们想在所处的环境中行动，那么我们必须通过站立、挥动高尔夫球杆或踢球来克服或打断我们身体的惯性状态。相反，在健身训练中，我们可以受益于这一定律造成的主动干扰。那么，运动员在进行侧向牵引或必须举起额外重量时，仍能保持直线运动吗?

动力学的基本定律告诉我们，由合力产生的加速度（a）与合力（f）的大小成正比，与物体质量（m）成反比（$f=m\times a$或质量×加速度）。作用力越大或冲力越大，加速度就越大，或者说我们跑得越快，我们或对象（如球、重物）越重，则产生的力越大。

由于质量是常数，所以力只能受到加速度的影响。这里的加速度或减速度应该相当于动力行为。力的影响从来不会放缓或可控，也不会发生在单一的运动平面上。

自2014年以来，流行的产品（如装满颗粒物的管子、麻袋或杆子）大量遍布健身市场，它们是体验训练中动力和速度所带来力量的出色工具，更重要的是学会去控制这种力量。

作用力与反作用力定律告诉我们，在对一个物体用力的时候，同时会受到这个物体的反作用力。我们每天都会用到这个规律，例如当我们抱起孩子站立时，或者当我们从起跑线上跳跃、冲刺时。在动态训练中，这个规律也是恒久不变的。

这些基本的生物力学知识为我们提供了有效地对客户进行训练的重要信息。

生物力学的目标是基于机械和生物知识的运动序列来描述和分析。运动和身体的机械特性可以测量出来，并给出定性的描述。

这个结果转移到人体生物系统后，它以机械定律为基础，以确定行为的机械要求为目标来进行。

由此产生的知识对动力学技术、方法论和训练器械的评估是至关重要的。

除了这些基本规律，下面的生物力学概念也在制订训练计划方面发挥了重要作用。

3.3.3 杠杆和力矩

肌肉是一种收缩器官，它能使身体的各个部位相互运动。这些运动发生在支点或轴线的周围。实际上，力的执行非常重要，因为身体各部分和关节的旋转会不断创造不同的力矩或力臂比率，它需要不断变化的肌肉运动。肌肉组织与所处条件相适应，可确保一致的运动序列。因此，如果一个力（f）被施加到一个支点上，从力的作用线到支点的垂直距离（力臂）为i，则力矩（M）定义为力和力臂的乘积，这里的公式为：$M=f\times i$（N•m）或力矩=力×力臂。

这意味着同样的力矩可以用较长的力臂和较小的力来实现，或用较短的力臂和较大的力来实现。在力上“节省的”必须在距离（力臂）上补回来，反之亦然。这是选择锻炼方式时的一个重要因素！

生物力学（尤其是指力矩）在弹性阻力装置（如弹性管和弹力带）的使用上发挥着重要作用。

肌肉在运动范围的终点处最弱。出于这个原因，此时有一个小的力的角度很有必要。在这里，适当使用阻力可以创造最佳的训练条件（图16）。

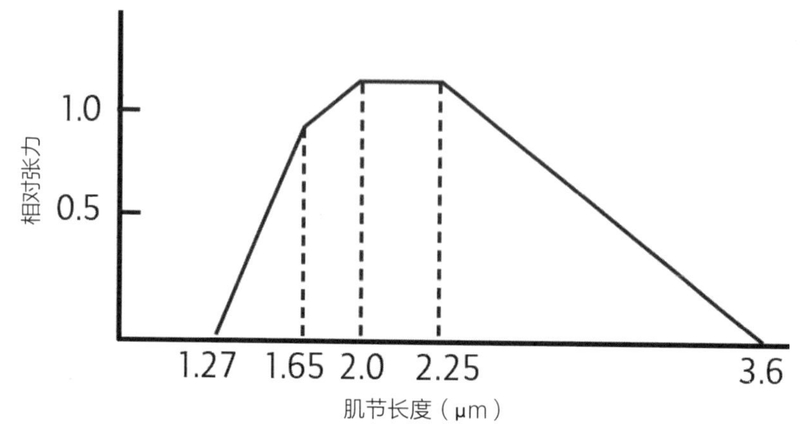

a 肌肉强度曲线

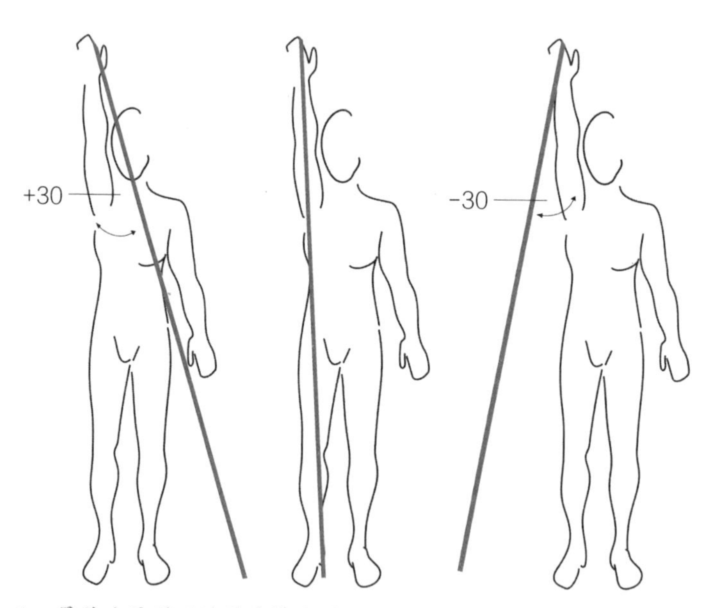

b 最佳力量利用的弹力带位置

图16

为了获得最佳力量利用，弹性阻力的开始位置应该与旋转轴位于同一条线上（图17）。这样仅在运动开始和结束时所用力最小，这在物理治疗和康复中尤为重要。

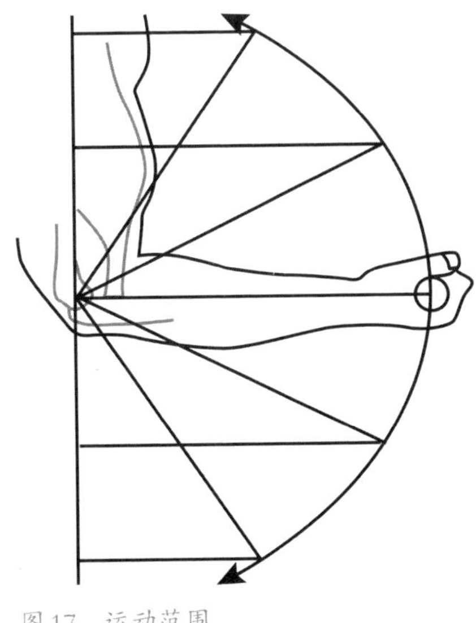
图17　运动范围

总而言之，考虑在训练开始阶段恰当地增加阻力是非常重要的。只要是基础运动，关注的是促进运动和调整肌肉失衡，那么你就要充分考虑到这些知识。在增强体能的复杂功能性训练中，这方面的知识可以先放在次要地位，因为客户在其运动方案中有足够的力量和稳定性来承受利用极端关节姿势的较高强度运动。

因此，对于教练和理疗师来说，在日常实践中，利用生物力学的知识处理下面这些因素是非常重要的。

- 运动表现取决于哪些生物力学因素呢？
- 如何提高运动表现？
- 如何改善身体条件？
- 哪些因素影响运动器械的张力？
- 如何避免运动强度过大和强度不当造成的损伤？
- 训练器械在这里有什么作用？

3.4 力量和核心稳定性：适当的运动和测试

许多日常活动需要使用多个关节，而且发生在不同的平面上。它们是动态的运动模式，需要四肢之间的力量转移。在这里，躯干在传递力量的过程中发挥了重要作用。

在动态和弹性运动中，一个虚弱的、不健全的躯干会增加身体下背部受伤的危险。而与此相反，一个健全的躯干能够达到以下成效。

- 增强运动效果。
- 提高肌肉的平衡性和协调性。
- 改善姿势和步态。
- 增强腰椎、骨盆、骶髂关节部位的力量和灵活性。
- 最大限度地减少能量的损失，增强力量的转移。

在通过练习确保具有足够的躯干稳定性之前，你应该在训练设计中反复尝试练习，不断增强力量。这相当于建造一栋房子，只有在建成几层楼后基础才会稳固。

姿势的练习、伸展和基本的躯干稳定性练习非常重要，应该是每个训练项目的首要练习。

3.4.1 躯干（练习示例）

第一阶段：躯干稳定性

运动的特点是多次重复；运动强度不要太大；逐步延长时间（图18a~f）。

目标： 锻炼内部稳定性，改善神经肌肉的控制。

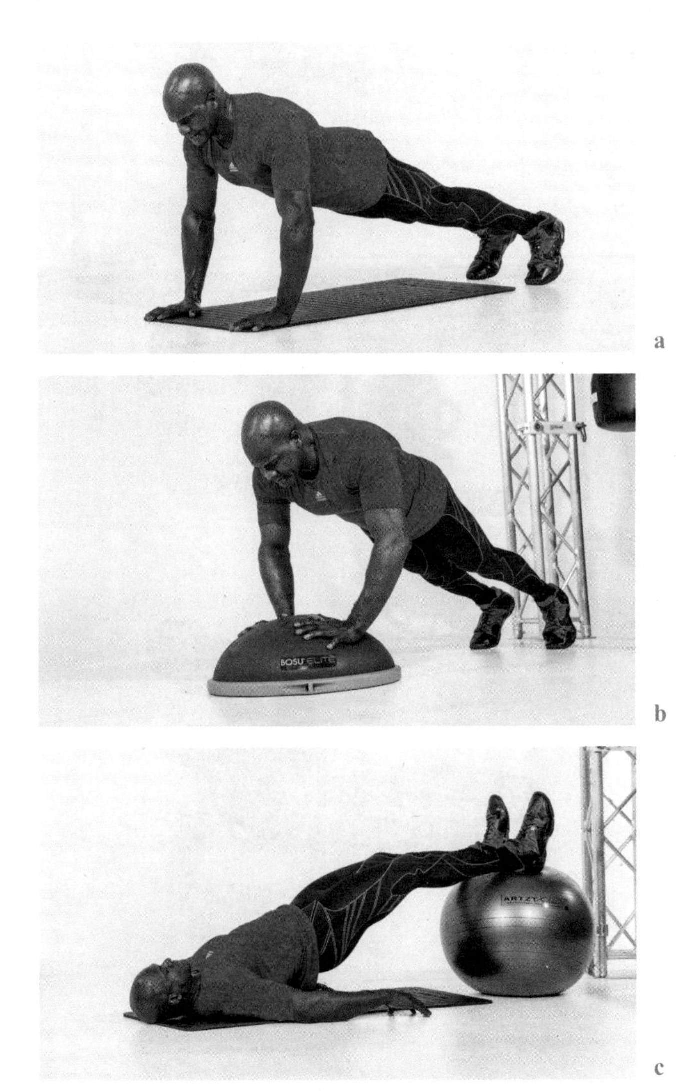

图18a~f　练习示例

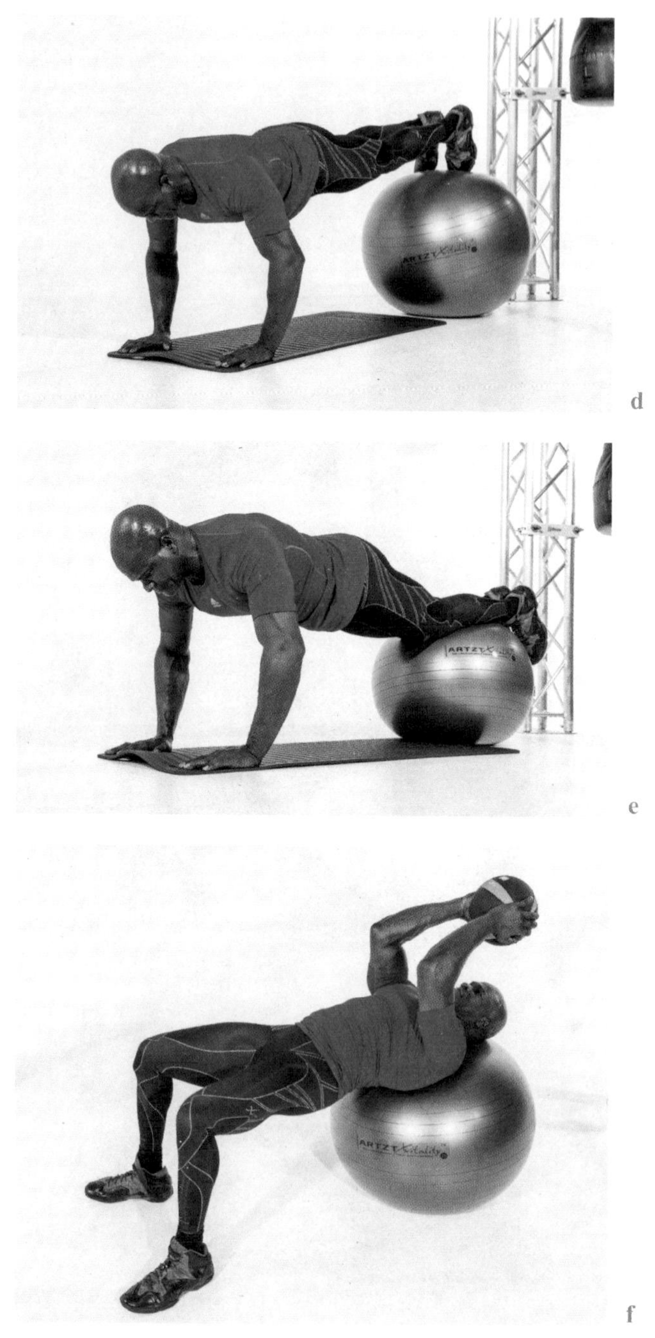

图18a~f 练习示例（续）

第二阶段：躯干强化

运动更具动态性。可以使用所有平面上的特殊ROM（关节活动度）练习，与体重或外部阻力训练形成对比（图19a~g）。

目标：强化肌肉和整体运动。

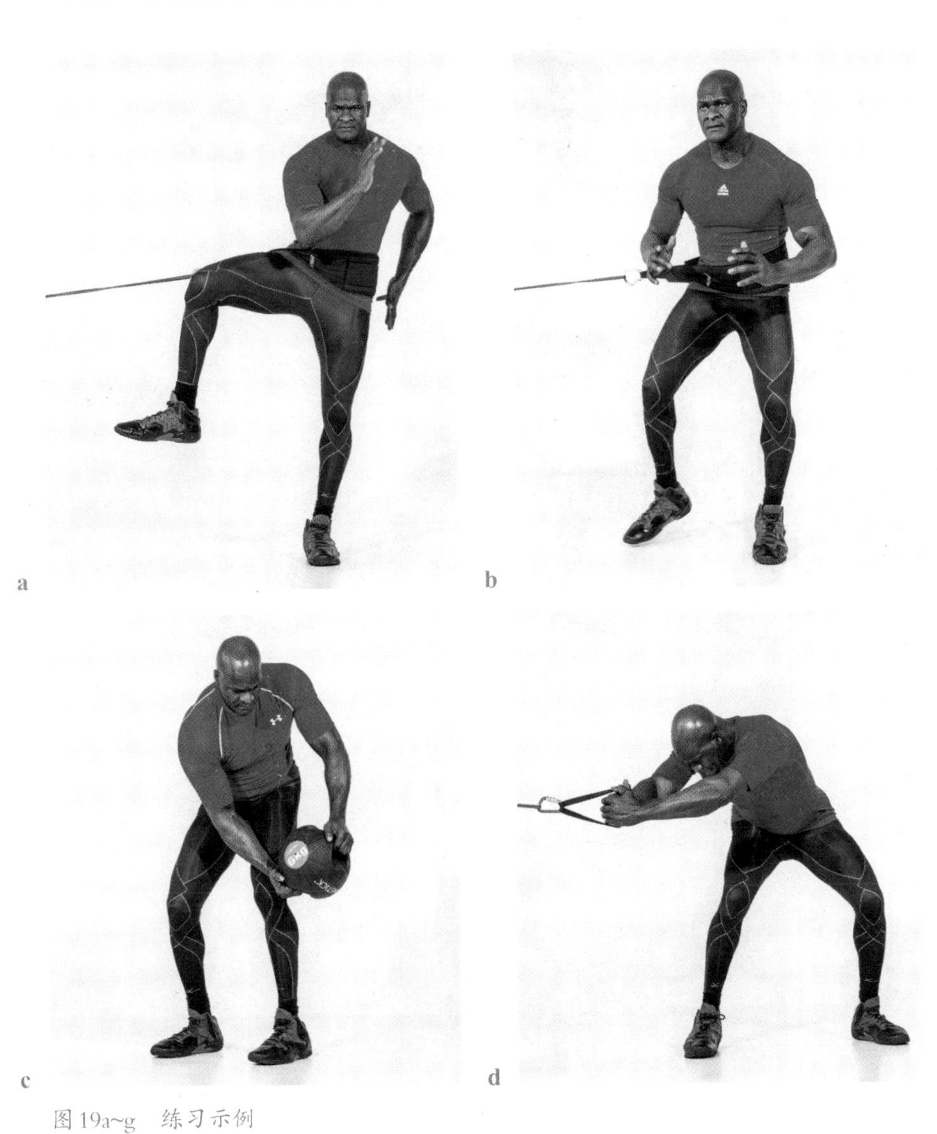

图19a~g 练习示例

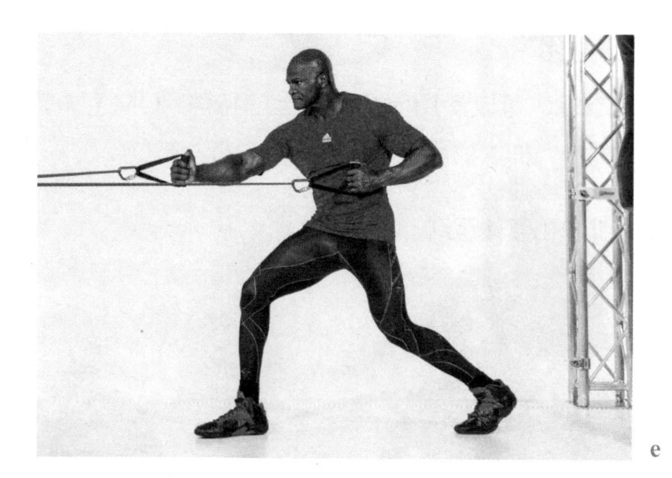

e

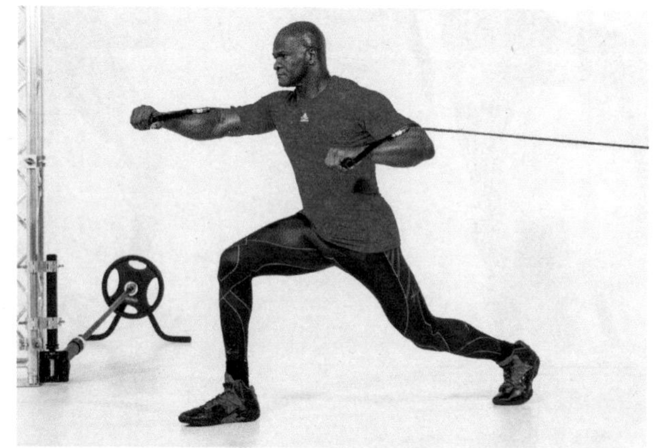

f

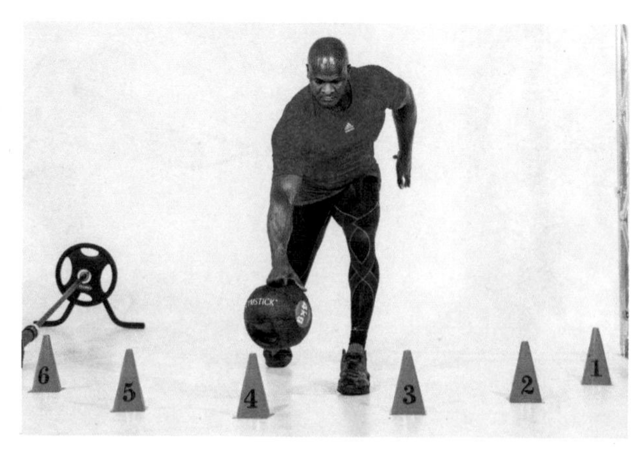

g

图19a~g 练习示例（续）

第三阶段：躯干力量

产生力量并可实时传递（图20a~i）。

目标：重复日常活动。

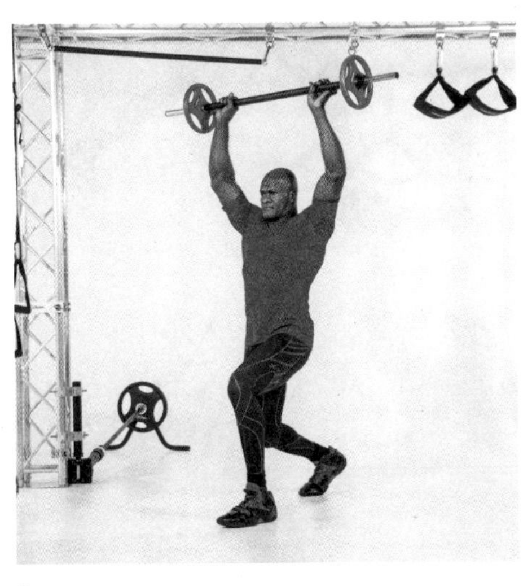

a

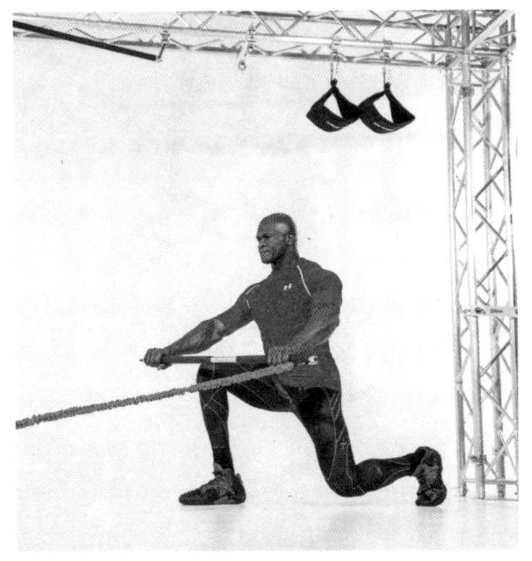

b

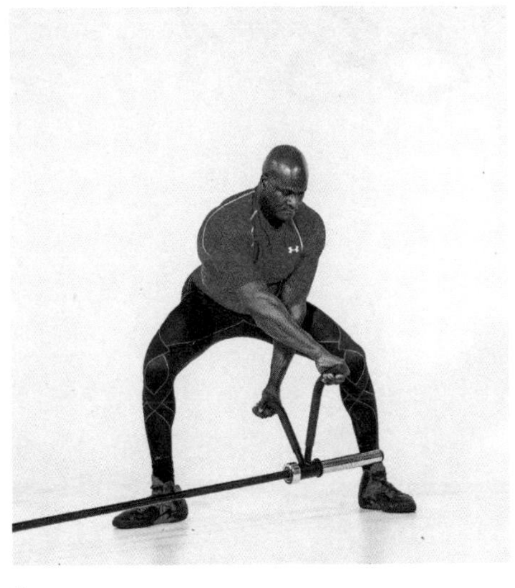

c

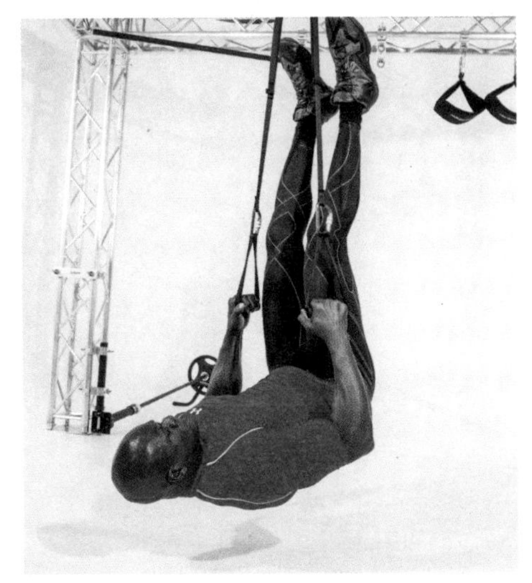

d

图 20a~i 练习示例

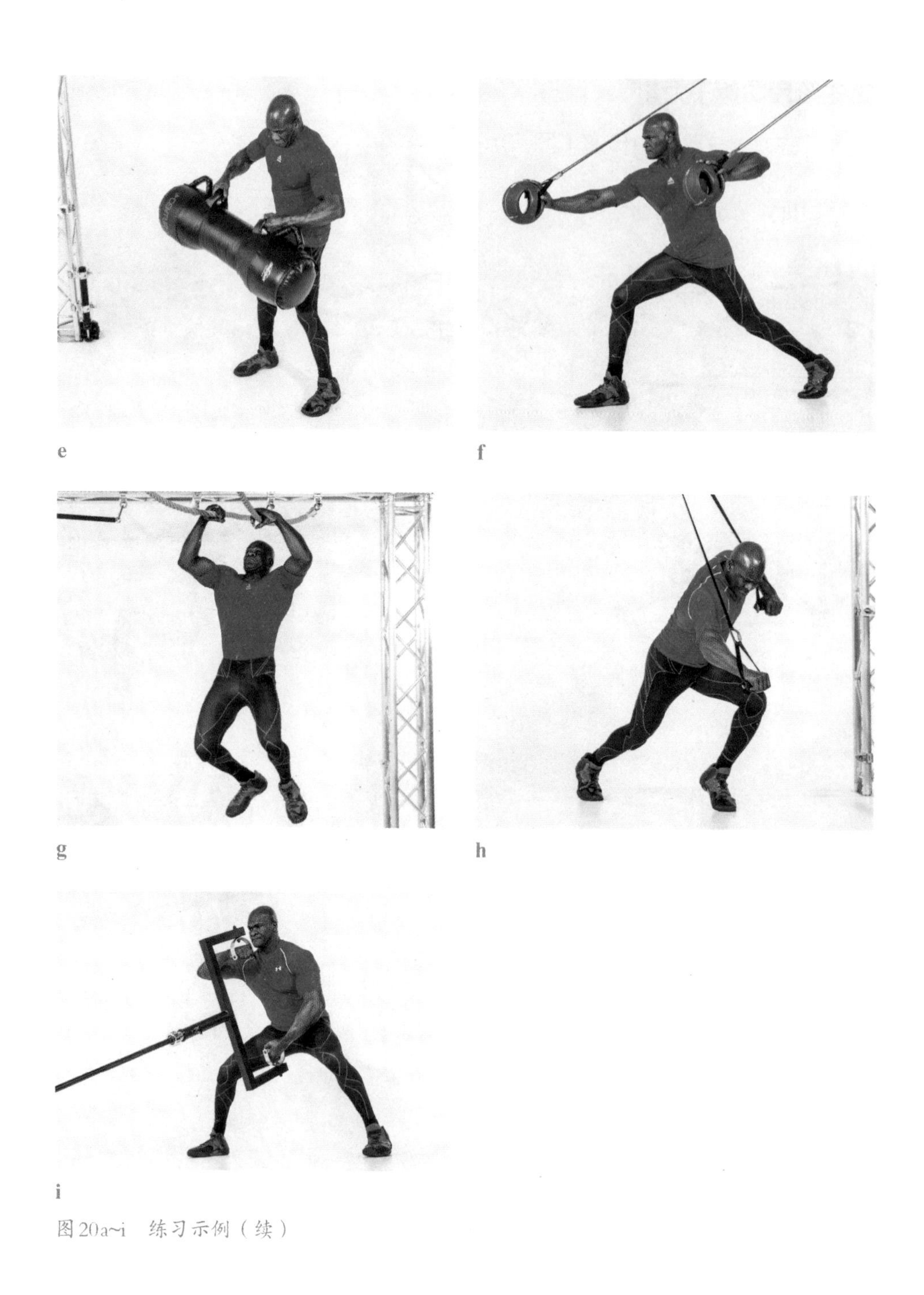

e f g h i

图20a~i 练习示例（续）

但即使有了良好的基础力量，其他身体素质在实现良好健身水平上也发挥了作用。如果良好的健身水平严格通过一个人保持某个稳定姿势的能力来衡量，那么专业健美运动员将是世界上最好的运动员。在静态姿势下保持躯干稳定性是平衡躯干稳定性和良好体能水平的第一步。这是重要的一步，但不是唯一的步骤。移动性是另一个关键因素，你可以通过以下方式进行测试。

进行锻炼时，如果上下肢需要一定量的关节运动，你能保持躯干稳定性吗？最好的测试方法是通过奥林匹克举项目进行测试。在这项运动中，重物被举过头顶。先站起来，双臂伸展，躯干挺直。在蹲下的过程中，手臂仍保持伸展，上半身挺直。当上半身不能保持直立时，会发生哪些明显变化呢？躯干上方和下方的关节活动在这里是一个限制因素。它限制了运动的范围，不能做最佳的运动和让身体有效地执行运动。

非力量型运动员可以在不负重的情况下很好地完成这个运动，只需一根杆子或一把扫帚。要做到这一点，需要靠近墙站立，面对墙壁，并尝试做下蹲姿势而不会向后倒下。通常，在开始阶段时墙壁会阻止运动，髋关节和踝关节不灵活也会阻碍你进入深度姿势。

3.4.2 下半身力量

力量和爆发力是两种不同的东西。力量体现的是肌肉施加较大力量的能力，而爆发力则是瞬间产生力量的能力。但实际上，两者是紧密相连的。顶尖运动员两者都会用到：他们通过举起重物来锻炼更大的力量，也通过快速移动较轻的物体来锻炼爆发力。这使他们能够快速移动（爆发力）和重击。硬举可能是考察基础力量的最好指标，因为它与许多日常工作息息相关，例如举起重物、推沉重的箱子或家具。

这项练习可以锻炼身体后部的肌肉（腘绳肌、臀肌、竖脊肌、斜方肌）力量。

你需要这些肌肉来行走、跳跃或遭受撞击时支撑住身体不倒下。此外，它们是身体上最大也是增长最快的肌肉，所以，硬举无疑有助于提高肌肉质量。

在杠铃上添加重量，并把它们放在地面上。双脚分开与肩同宽，脚尖向前。髋关节和膝关节弯曲，在腿旁用正握握杆，并把杠铃抬高到小腿高度。现在臀部向后，双腿伸直，并且从脚到手收紧整个身体。垂直抬高杠铃直到完全站直为止，杠铃位于大腿前方。接着降低杠铃放回地面，尽可能靠近身体。热身时，从较低重量开始练习，逐步增加每次举起的重量，直至达到自己能举起的最大重量为止。

3.4.3　下肢力量与表现

很少有运动是双脚一直放在地面上进行的。大多数运动都需要跳和跑。运动时需要动一条或两条腿，以获得最大高度、跨度和最快速度。

垂直跳跃是确定下肢能力表现的最常用方法之一。不过，由于不需要任何特殊设备，立定跳远更容易测量。因此，跳远是测试一个动作中力量与爆发力结合能力的最简单方法。

在地面上站着。两脚打开，宽度比肩宽略窄一点。蹲下，同时向后摆动手臂。现在，跳的同时尽可能手臂向前摆动。必须双脚着地，否则这次跳跃是无效的。最好是先做一些测试跳跃来找到运动的感觉，然后全力以赴。标记你的脚后跟触地的地方（如果一只脚稍微超过另一只脚，则必须标记距离起跳点较近的那只脚），然后再尝试几次。最后，测量你的最远跳跃距离。

3.4.4　全身

仰卧推举是锻炼胸部肌肉和力量的最好运动。不过，基本的俯卧撑运动也能锻炼较多的肌肉，但不是所有的肌肉都能达到最大锻炼强度。就像仰卧推举一样，俯卧撑能够锻炼胸部、肩部肌肉和肱三头肌。腹部、臀部和下背部的肌肉也参与其中，因为它们必须保持一个稳定的脊柱位置。俯卧撑最大的好处可能是可以锻炼肩胛骨周围的肌肉，因为这些肌肉支撑着肩关节。相比之下，当运动总是采用同一姿势时，仰卧推举只能锻炼局部部位。

3.4.5　上半身力量

进入俯卧撑姿势，手位于肩膀正下方，双脚打开与髋部同宽，身体重量落在双手和脚趾上。身体必须从脖子到脚踝形成一条直线。现在身体下降，直到胸部贴近地面只有几厘米的距离。保持该姿势一秒钟（非常重要），然后返回起始位置。用正确的姿势尽可能多地重复该运动。

就像在许多训练项目中仰卧推举已经取代了俯卧撑一样，引体向上可能也要为高滑轮下拉运动让路。这真是一种遗憾。俯卧撑和引体向上这两种运动都使用上背部肌肉（背阔肌）、下斜方肌和三角肌，但引体向上还会用到额外的肌肉。由于是靠单杠悬挂，而不是坐在软垫上，所以中背部肌肉必须与臀部和下背部肌肉协同工作，以维持稳定的脊柱姿势。引体向上非常适合进行测试。高滑轮下拉运动的确更容易，但生活经验告诉我们，往往克服困难，才会取得更好的效果，因为任何好的结果都不会凭空而来。

3.5　耐力

对于生存而言，没有比跑步更重要的运动了。然而，许多人对此有误解。大多数人都知道慢跑是有氧运动，这意味着身体使用氧气提供了运动所需的能量。相比之下，短跑是一种无氧运动。短跑的速度如此之快，以至于肌肉来不及使用氧气，因此必须利用其他物质来提供能量。但是，跑步也是对肌肉耐力的一项测试。1000米跑正好可以测试这两个方面。你需要做有氧健身并在适当时间跑完这段距离，你的肌肉必须健壮，这样腿才能承受住这个运动。

耐力和人体机能

许多运动（如网球、篮球、手球、排球、壁球、羽毛球和足球）都需要结合大量的耐力、人体机能和力量。

当感到疲惫或筋疲力尽时，运动的方向通常会变得不精确或不可控。这不仅会使运动员的运动能力下降，还会增加受伤的风险。

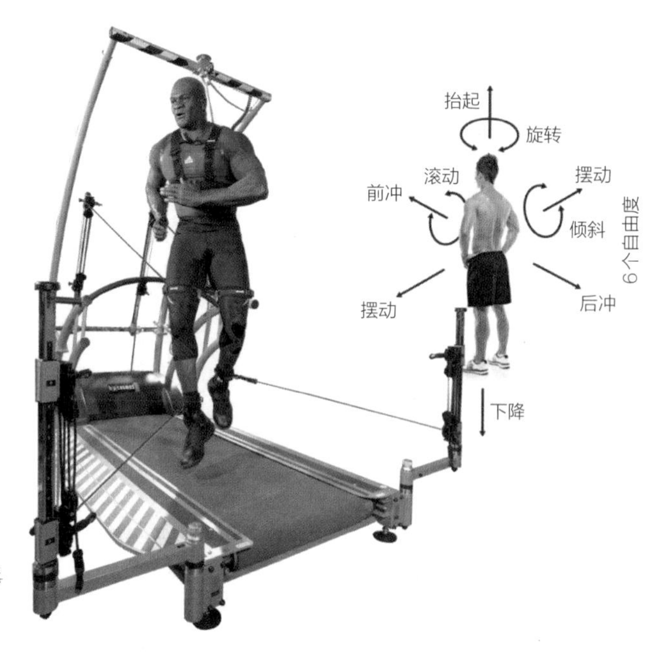

图21　高性能跑步机h/p/cosmos pulsar 3p，带有机器慢跑/机器快跑扩展装置

特殊的跑步机能够完美且安全地使用机器慢跑和机器快跑来模拟和训练这些运动的能力（图21）。为此，跑步机必须功能强大，采用三相驱动，并且至少有190厘米长、65厘米宽的防滑跑动表面，这样使用者才能在运动过程中快速安全地跳起或侧身。机器慢跑可模拟同心、偏心、横向载荷等锻炼方式。

这一章涉及的原理性内容非常复杂，我们在本书中只做简单介绍。

3.6 关节稳定性、平衡和姿势控制

一些定义

关节稳定性是指关节收缩（主动肌和对抗肌）以支持关节在运动过程中不移动并保持固定的能力。当这种姿势保持住时，我们称之为平衡。

在运动学和锻炼科学中，平衡是“在移动时保持直立姿势以抵抗重力和其他干扰（动态平衡）”的能力。

冯•波洛克等人把姿势控制定义为“在任何姿势或活动中保持、实现或恢复平衡状态的行为”。

许多日常活动都包含动态运动模式，它们在不同平面上都会用到多个关节，需要四肢间的力量传递。关节稳定性、平衡和姿势控制在这里发挥着重要的作用。因此，教练应注重这方面的训练，因为许多旨在为人们提供更多功能的运动都需要在产生力量的过程中维持稳定性。

稳定性训练是训练形式的一种。在这种训练中，力量受限于稳定所必需的结构，因为这些力量不能被用于执行运动。这种形式的训练可以在不稳定的表面上进行，如抗力球、平衡板、平衡垫，或者利用较小的支撑面，如只做一条腿而不是两条腿的深蹲。这样深蹲的做法如下（图22~图29）。

1. 首先要有支撑，没有支撑会不稳定。

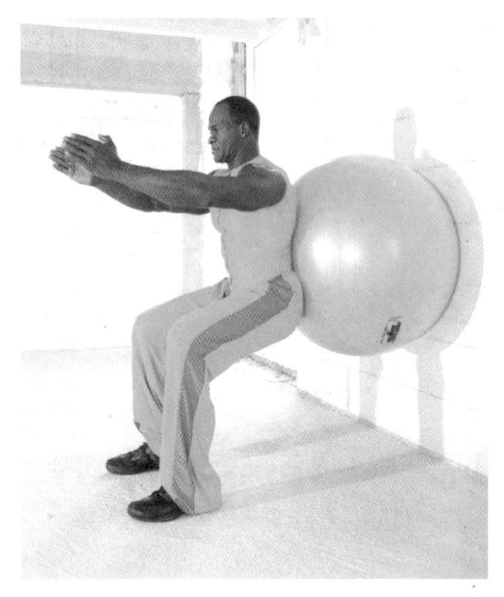

图 22

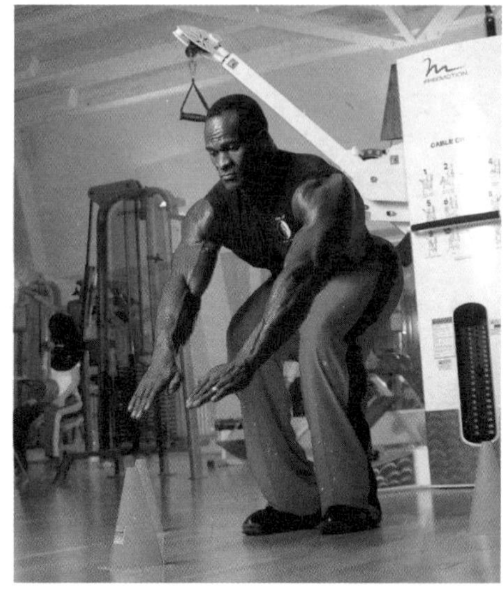

图 23

2. 先是双侧，然后是单侧。

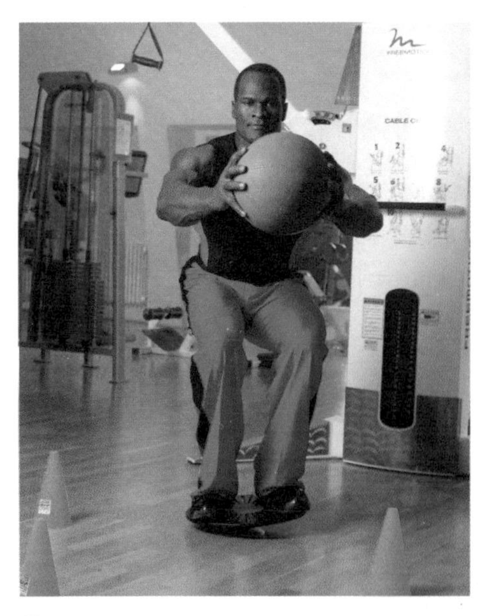

图 24

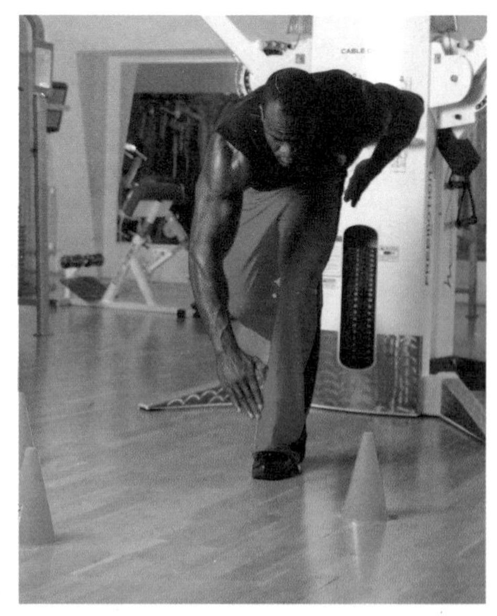

图 25

3. 首先是固定力臂，然后是自由移动。

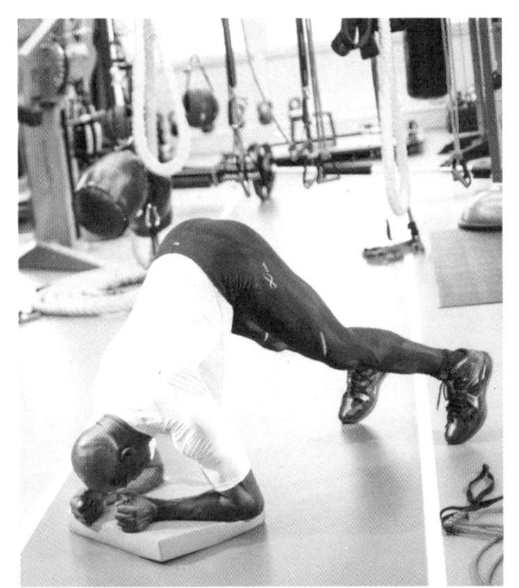
图 26

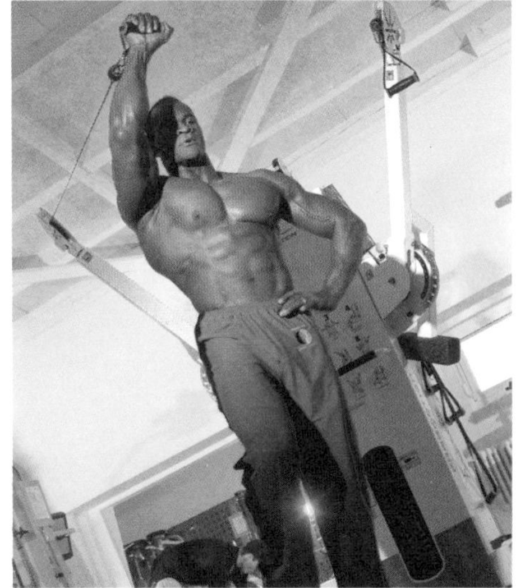
图 27

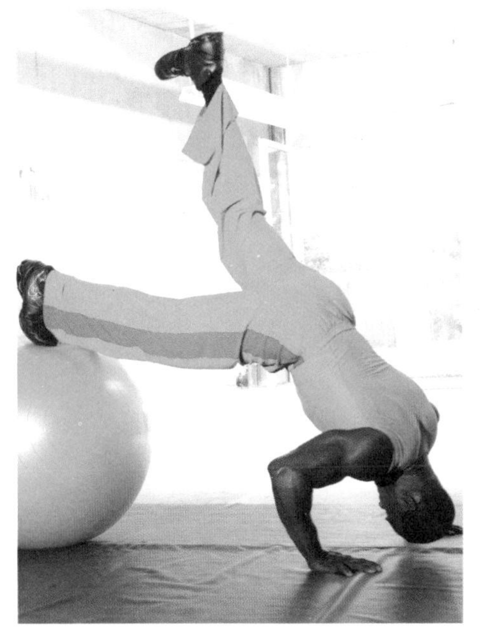
图 28

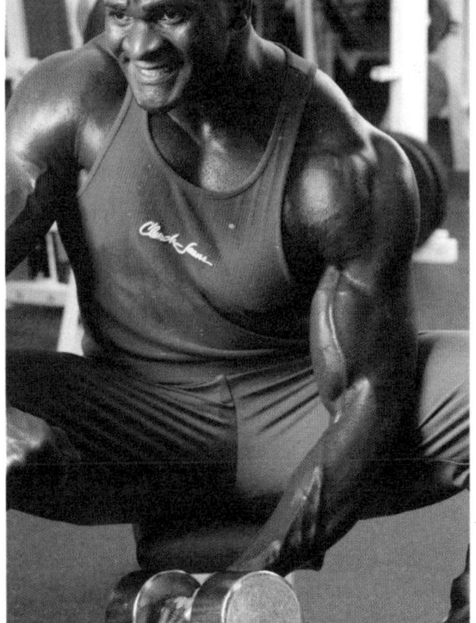
图 29

在这类功能性运动中，推动力只能传递躯干和稳定部位能够支撑的力。这种形式的训练也可以有效用于提高躯干和其他稳定部位的整体性，而这往往会削弱力量或阻碍力量的产生。这种方法可提高神经肌肉的效率，改善力量传递和关节稳定性，因为它提升了参与运动的许多关节的整体性。

稳定性训练是功能性训练的一部分。此外，它可以很容易地与传统的健身训练相结合。它是一种提前消耗身体一部分力量的运动。例如，可以先在一个抗力球上做杠铃推举，紧接着是斜板推。如果这样锻炼的话，有利于增强稳定性和促进肌肉增长，因为肌肉从之前的训练中获得了足够大的刺激。

3.7　本体感知

成功的训练取决于神经肌肉通路的协同作用，这就是为什么要做如下几项训练：平衡、本体感知和力量控制。

“本体感知”一词来源于拉丁语。谢灵顿将它描述为“通过特定的感觉器官感知和改变关节角度的能力”。对自己身体（本体）的感知或认知也称为本体感知。在心理学中，认知被认为是一个整体性的过程：信息加工的整个过程，从接收（通过受体得到的外部和内部刺激）到选择和解释，也包含组织信息的方式。肌肉、关节和结缔组织中的特殊受体可以帮助身体接收信息、处理信息并对其做出反应。

本体感知是一种自动的、内在的、特别敏感的机制，简单地说，就是通过神经传递信息。中枢神经系统或其高级结构会传递信息并引发反应（神经肌肉反应），如增加肌肉张力。进行本体感知训练能够有效地促进人体日常运动。本体感知很大程度上是自动的。在训练中，我们的目标是通过人体意识使运动感知更具有意识性。理想情况下，可通过以下方式进行训练。

- 双重任务（外部关注点）。
- 应用干扰刺激。
- 改变训练刺激。
- 使用弹射的反应性运动模式。
- 移去感官信息（如闭上眼睛）。
- 限制对训练情境的预期。

举例来说，双手举起15磅（约6.8千克）重的药球，重复这个动作10次。接下来，拿起一个较轻的药球，不过它看起来与之前的药球完全相同。你会注意到身体所承受的张力是相同的，因为它预期的重量和之前是一样的。这是一个直接的本体感知体验的结果。身体的记忆预先决定了特定的运用情境，但在这个例子中却不是这样。

意识感知和认知加工（如身体在空间中的位置）可以通过训练神经肌肉来控制。皮肤、手掌、脚底和其他感官一起运作，与大脑一起协调肌肉张力、改变重量和运动范围。身体重心在支撑表面上方的每一个功能锻炼都有助于训练整个身体的受体，从而训练本体感知。需要平衡、协调、流动性、力量、运动和活动，使客户的运动超过他平常的运动范围，这是训练本体感知适应性的一种好方法。

有关这方面的最新一个例子是：当某人外出旅行不能很快恢复身体平衡时，可能是因为身体的反应过程太慢，无法快速应对失去平衡的问题。人的本体感知能力可以通过使身体的反应更快来训练。这种类型的训练目的是缩短身体的反应时间和身体执行这项任务的时间。快速有力移动的能力会影响神经系统向所需肌肉更准确地传递指令，这使得身体反应更迅速、准确。

以下运动和身体机制对本体感知反应有影响。

- 不同模式和范围的运动，以及不同肌肉张力和负荷程度的运动（如舞蹈、瑜伽、芭蕾、跳绳、交错前进）。
- 传统的耐力、力量和移动性训练。
- 睁眼和闭眼平衡运动。
- 旋转运动（如对角线、水平、上下、交叉）。
- 视觉精度：使用视觉来恢复平衡；不允许向下看，保持目视前方。
- 听力：内耳像内置水平仪一样记录头部和身体的运动。为了保持功能正常，头部和颈部必须处于平衡的脊柱之上。
- 节奏：心跳、呼吸，甚至走路都遵循自然规律。每个人在从事体育活动和表演活动时，都应该试着感受节奏。
- 姿势：动作应从运动姿势（脚踝、膝盖和臀部略微弯曲）开始。

3.8 小型器械

训练趋势和小型器械快速地更新换代，但哪些能保留下来呢？那些被吹捧的小型运动器械中，哪一种对你的客户真正有效、有帮助？运动器械只有在使用得当和单独使用时才有效。就像训练计划一样，必须有意识地为不同个体做出选择。你可以为客户制订最佳训练计划，以解决他们的个人问题和诊断问题 ，并确定好哪些器械对他们有效，提供在此之前你已经熟悉的器械。小型运动器械通常看起来像玩具，因此，可以用一种友好的方式让客户进行相关训练。有乐趣才会持续下去。小型器械可以为你和客户提供新的动力，促进运动的强化和更新。有针对性地使用小型运动器械，可以达到以下效果。

- 预防纠正。
- 进行矫正练习。
- 应用新刺激。
- 增加功能需求。
- 产生多样性和创造性。

我最喜欢的运动器械是弹性阻力设备（带、环、管）、配重、绳索和不稳定的表面。

3.8.1　弹性阻力

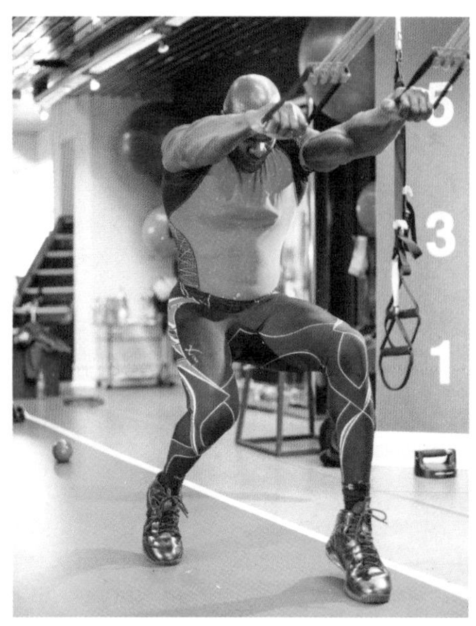

图 30

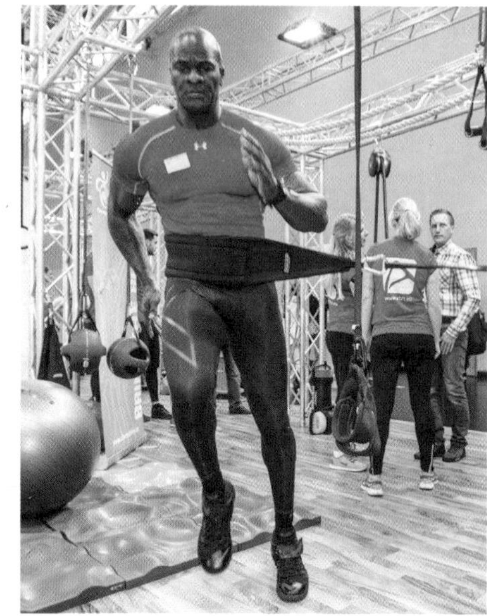

图 31

迄今为止，阻力带作为功能性训练工具，其作用已经被大大低估（图30~图31）。它们在康复领域明显有限的应用并不能代表其真正的潜力。例如，阻力原地跑有助于加强力量训练和有氧运动。在协调性和力量训练中，你可以为每个客户选择适合其训练目标或目标组的运动强度。很少有作为弹性阻力装置的产品在使用中既灵活又多样化。此外，许多案例研究多次证明，在任何功能性训练中都不应缺少阻力训练。

3.8.2 （健身）球和配重

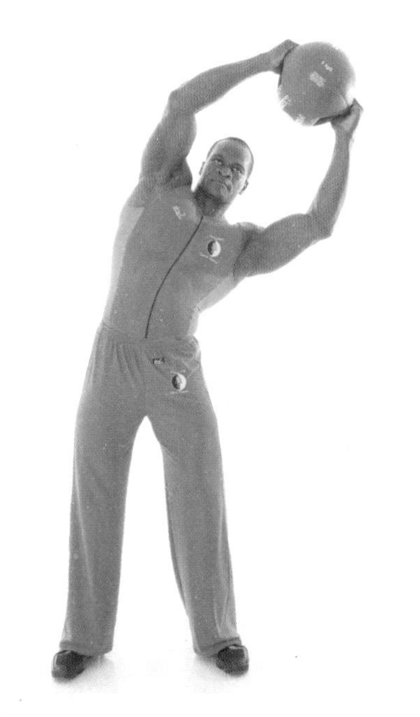

图 32

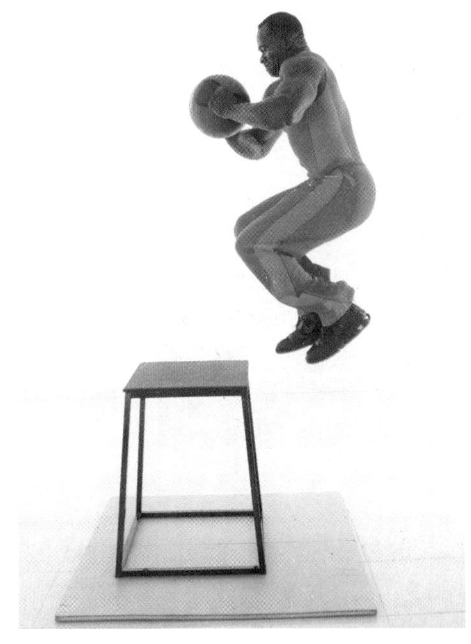

图 33

现在的药球是由橡胶制成的，大小不同，重量也不同，并且有抓握和内嵌的把手（图32~图33）。因为涉及全身训练，所以药球可以激活整个人体运动链。药球可以用作配重来加强任何类型的运动，也可以用来创建一个不对称和不稳定的训练环境。只要教练有想象力，就能设计出训练计划的极限。我使用瑞士球和BOSU球作为平衡性和稳定性的理想训练工具。即使许多锻炼看起来不像日常运动，但这些锻炼的稳定性要求也很适合训练重要的日常活动和运动模式，这对稳定性很重要。在训练中，使用这种小型器械的限制因素是恰当的稳定性，而不是最大强度的发挥。

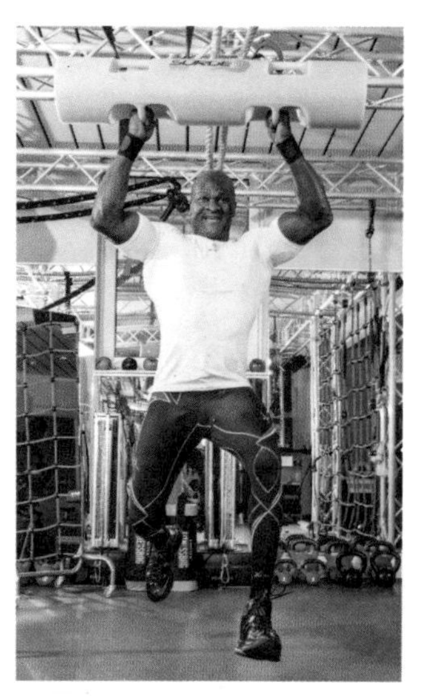

图34　水的力量

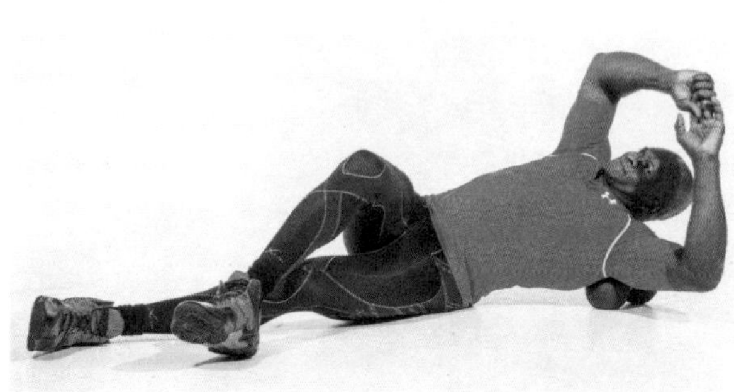

图35　筋膜放松

健身行业会不断出现新的器械，让人产生新的训练动机和新的刺激（图34~图35）。

使用小型训练器械的指导原则是：针对不同的客户使用不同的个人运动器械！

第4章

人体结构

4

人体结构

我们现在对运动模式有了更完整的了解，知道运动是如何生成的，不能只单独地锻炼肌肉。这并不是说肌肉不重要，而是也应考虑到神经系统的重要作用。据专家研究，肌间协调（肌肉共同作用以产生运动的方式）可改善功能主导的运动，对提高整体健康水平有着极其重要的作用。但是我们仍不能准确地了解功能性训练在实践中的意义以及如何去实现它。

大多数教练都知道以下运动模式。

- 下蹲。
- 弓步。
- 髋关节内收。
- 垂直推举。
- 垂直拉。
- 水平推举。
- 水平拉。
- 旋转。
- 躯干弯曲。
- 躯干伸展。

- 躯干旋转。

乍一看，这些似乎是可靠的力量训练方法。但事实上，这正是问题所在！我们通常仅站在健身房的角度来观察运动，而不是着眼于健身房之外我们必须达到的要求。上述运动是不错，但它们可以变得更好。身体是由许多运动链组成的复杂系统。当这些运动链正常运转时，它们帮助我们更好地移动，并产生更大的力量和更快的速度。但是，如果运动链中有一个薄弱环节，我们就不能只关注整个运动链，还要关注肌肉和常规运动模式。

4.1 功能性表现的途径

我们现在已经详细解释了功能性基础的原因。为了获得最佳表现，最好是逐步实现目标，并尽可能将每一步有机结合起来（图36~图38）。第一步是进行分析并确定哪些影响运动表现的元素最重要、哪些可以最快实现。接着，我们可以估计取得成效的时间，以及如何尽快地获得满意的效果。这对于私人教练和理疗师来说很重要。私人教练可能与客户只有三四次见面机会，理疗师可能与病人有6~12次预约机会来查找问题。因此，作为私人教练，我们必须尽快取得成果。我们没有3~6个月的时间来锻炼肌肉或纠正肌肉失衡。

最重要的第一步是产生神经肌肉能量。刺激客户的神经系统的最佳方法是平衡性和协调性练习。当客户进行力量训练时，他的力量会增强，神经系统元素也会得到很好的开发。因为教练的目的是提高客户的神经系统的效率，所以他应该尽可能快速且安全地解决这个问题，并努力地帮助客户获得以前不具备的稳定姿势。如前所述，人类运动由四大支柱组成，因此客户必须首先学会与之相应的4种基本技能。

把客户想象成正在学习走路的孩子。他已经这样尝试做了几周或几个月。刚开始，他需要支撑物，需要扶着墙或门才能行走。

接着，他可以慢慢地迈出第一步。随着信心的增加，他的步子变得越来越稳，直到最后能够独立行走。这期间发生了什么？客户感觉到变化了吗？他会变得强壮并且能够更好地完成某个动作了吗？客户不会花几个月时间遵守训练计划，但他的大脑会向某些肌肉发送特定的信号，这些肌肉继而协调大脑做指定的动作。经过多次尝试后，客户就能够协调完成该动作。

这正是所有其他运动都会发生的变化，从对称或非对称的胸前推举到使用哑铃的肱二头肌弯举。神经系统发出信号，肌肉接收信号并做出相应反应。最后，通过增加参与（利用肌肉纤维）和协调（主动肌和对抗肌一起运作）来完成任务。因此，如果你时间紧迫，那么让客户在较短的时间内增强肌肉并不是最好的方法。

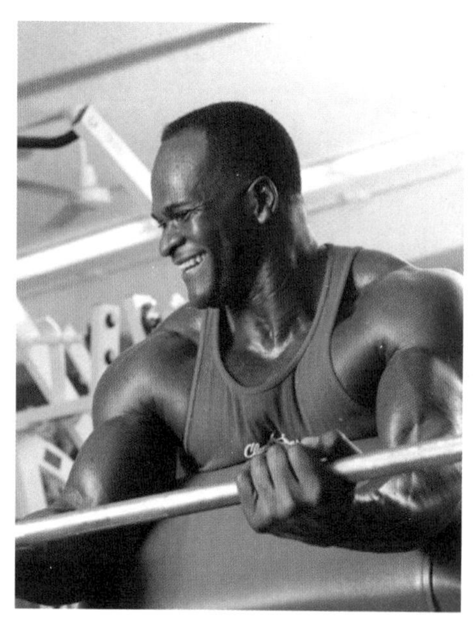

图 36

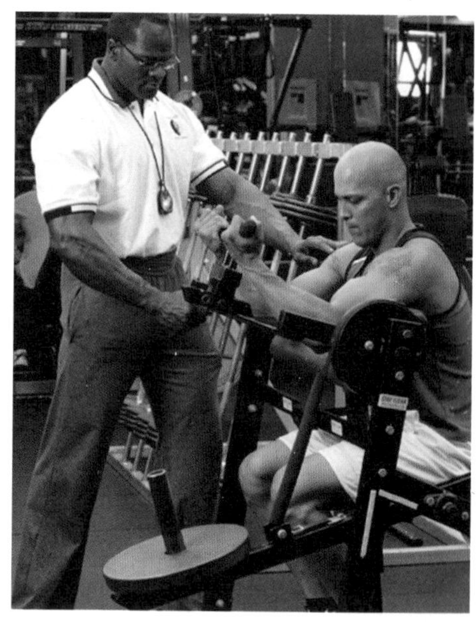

图 37

另一种训练的方式是在日常生活中改善人体机能，进一步开发客户已经具备的能力，并发掘对客户有用的新能力。要做到这一点，则需要从四大支柱和稳定性训练开始。

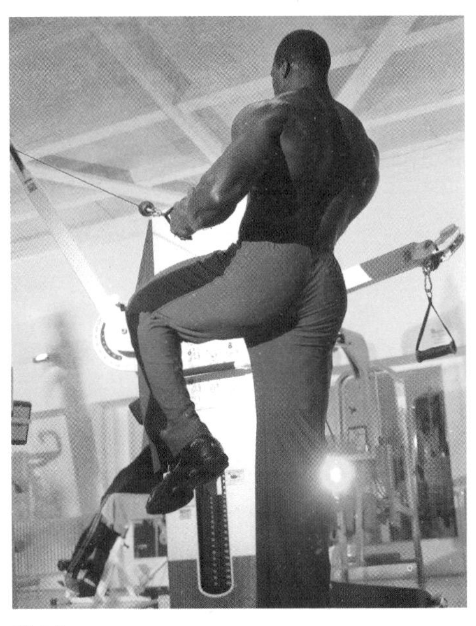

图 38

无论处于哪个年龄阶段，任何人都可以学习某些技能，如用一条腿站立和触摸后背。这种能力与生俱来，可以很快学会，就像走路或骑自行车一样。一旦你学会了这种技能，就不用再去考虑它。试想一下，一旦你学会了步行或骑自行车，那就不需要再花费过多时间和精力去练习它。

稳定性和平衡性是技能开发的必由之路。客户以一种不寻常但安全的姿势来练习稳定性和平衡性，进而训练他的姿势体系和反应能力。最后，它可提高客户从内而外发出力量的能力。这些是身体用于稳定和保护自身的自然过程。四大支柱的训练不是另一种理疗形式。通过艰苦的训练和练习，锻炼上述能力的功能性训练能够带来令人难以置信的成效，让客户取得明显的进步。

速度可以产生力量，它是人体协调性的另一个重要因素。有时，速度甚至比产生的力量更重要。生成力量的速度是运动表现的关键因素，就像爆发力一样，它与运动效率息息相关。这意味着运动表现在很大程度上取决于神经肌肉的效率。功能性训练对运动表现开发有着很大的积极影响。

通过相应的技能学习来改善神经因素意味着一个人可以变得更强壮，这样做不仅能够锻炼肌肉，还能锻炼人体的绝对力量。向客户展示更好地利用人体内部自然的功能性运动，将让客户能够更快达成目标，获得更好的身体健康状态。我们知道，即使没有体能训练，身体也能释放出很大的力量。例如，在意外的危险情况下，人们能够发挥平常无法掌握的技能。每个人都拥有近乎超自然的力量，也就是在正确的时间能够恰当地运用肌肉的能力。

随着时间的推移，客户掌握了四大支柱，身体结构也发生了变化。这是一个不需要计划的自然过程。汉斯•塞利的一般适应综合征的模型说明了这一点：如果人体系统遭遇附加压力，它会做出反应并适应压力。身体结构完整性也包括肌肉锻炼，但它可能需要几个月的时间，有些人甚至需要数年，才会有明显的可见成效和变化。因此，问题就是，如果你的客户锻炼出肌肉块的速度非常缓慢，会发生什么？这是否意味着他会对自身生理结构的完整性失去信心？有多种不同的方式可提高人体结构完整性，不一定要靠额外的人体结构（肌肉块）。例如，可以通过改善关节水平来提高身体结构的完整性。关节的改善会提升人体平衡性和灵活性。所有这一切都会将功能性训练的功效与神经因素巧妙地结合在一起。

此外，给予客户不断的挑战是非常重要的。为他们提供刺激与挑战，使他们能够保持训练的兴奋度。当身体不断摆出新的姿势时，它自然会意识到周围的事物。运动不一定非要有计划。成功是建立在稳定性、可控性和测试的基础上的，而不是特定数量的重复和组数。频繁或突然面对具有挑战性的活动，可能比长时间的练习能够更有效地锻炼身体意识。要做到这一点，需要把客户置于可提高他们能力的练习中，评估他们相对于某个固定点（如手或脚）的运动姿势和速度。

因此，进步是功能性健身中一个永恒的话题，因为这是唯一可以不断提供新刺激的方式。进步可通过以下方式实现。

- 减少支撑座的大小。
- 减少接触点。
- 增强耐力（静态运动）。
- 从静态运动模式过渡到动态运动模式。
- 从简单运动序列过渡到复杂运动序列。
- 增加重复次数（动态动作）。
- 从慢到快，弹道运动模式（复制日常活动）。
- 生成的力量越来越大。

总结

获得更佳运动表现的功能性训练路径

运动灵活性和四大支柱

1. 增加灵活性。
2. 增加强度。
3. 提高爆发力。
4. 改善机体完整性。
5. 精准对齐。
6. 提高平衡性。
7. 降低身体脂肪百分比。

4.2 训练适应性步骤和指导

下面是适应性健身训练的四个步骤和优先事项。所有组成部分都应一起训练，而不是完成一个再做另一个。

尽量多训练，不要依靠支撑物

这意味着大多数阻力训练都应当站着进行，而不是靠物体支撑自己做阻力训练。在进行带有支撑物（即躺在长凳上、坐在器械上）的所有训练时，你为自己的身体创造了一个可依靠的世界，于是躯体的稳定性和平衡能力就不再那么重要。此外，我们了解到，在站立时，运动员只能产生相当于仰卧推举时1/3的力量。因此，如果能做550磅（约250千克）的仰卧推举运动，那么再继续以这个解剖学姿势进行训练是没有意义的。

以自由重量为主的训练

自由重量的训练不仅涉及主要肌肉，还涉及次级肌肉。特别是哑铃，不仅能提升力量，增强耐力，而且由于其不稳定性，还能促进肌肉的平衡性和增加运动范围。这与上面提及的无支撑物训练效果是一致的。

尽可能频繁地剧烈运动

正如奥林匹克运动会的举重运动一样，它有许多优势。即使是奥林匹克举的简单变化，如翻腕、抓举和挺举，也能增强常规力量、爆发力、新陈代谢和健康水平，更不用说对平衡性、运动范围和灵活性的积极影响了。此外，在快速移动重物时，不管移至多高，都能为你带来巨大的好处。这些锻炼可以快速收缩肌肉，对增强力量和爆发力非常有用。

复合运动

进行多关节复合运动也非常重要。复合运动不仅有利于提升力量，还可以消耗更多的热量，并引发更强烈的内分泌反应，从而增加生长激素和提升睾酮水平。因此，复合运动增加了可提供更多力量的激素生成，相比仅激活孤立肌肉的锻炼更有效。

这种训练理念的另一个方面是运动员需要在矢状面和横截面两个平面上进行推举和拉伸，进行旋转运动，做膝关节和臀部运动，以及做双侧（双肢）和单侧（一肢）几乎所有的运动。

锻炼应该视个人情况而有所不同，因此功能性训练方法也应按上述原则施用。

第 5 章

练习

5

练习

重申一下，每天的重复训练量或体育运动顺序越接近，训练效果就越明显！但是为了完成复杂的训练，确保获得训练效果并且不受伤，我们首先要建立一个良好的基础条件。为了获得明显的运动成效和改善运动协调能力，我们也可以采用单独运动和支撑运动的方式。在这里，我们将遵循一些原则：隔离、刺激、整合、复杂。

因此，第一个练习模块由基本的治疗性运动来引导，侧重于锻炼单个肌肉群。除了运动说明外，我们还列出了主要的和辅助的肌肉或肌肉群，并使用肌肉解剖图提供可视化的参考（图39~图43）。

第二个练习模块讲述了复杂的运动。在绝大多数情况下，它们可通过使用小型锻炼器械来提高运动的复杂性，并在日常锻炼中不断优化应用。这里重点强调的是支柱和平面的概念。你将深刻体会到什么是“拉马尔式 ”练习，当然还包括你的客户、个人局限性和各种选择。

对于那些偶尔想回到预先制订好的锻炼计划的人来说，我在本章结尾列出了7个循环训练方案。此外，一些循环训练显示，最好选择一个装备优良、经过精心设计的训练室，如我的PT（个人训练）室。里面有各种高度和角度的简单安装选项以及小型器械，可促进训练的多样化和确保训练过程流畅，让你的功能性训练生涯更辉煌。

当我们开始练习时，当然会有一个最佳训练量的问题。这里最重要的是教练的经验和对客户的正确评估。训练量必须根据你的客户的目标以及习惯量身定制，因为这是使功能性训练取得长期成效的唯一途径。

我的建议如下。

训练量

1. 对客户进行评估并确定训练量非常有必要。
2. 选择适合客户性格的运动，包括他喜欢的运动或日常参与锻炼的运动，了解他的训练经验、你的训练器械以及他的时间安排。
3. 定制客户的训练强度时应考虑客户的健康水平、运动季节、训练种类，以及他现有的运动和日常生活的其他平行需求。
4. 每个训练单元的运动应该首要考虑客户受益，但也要有一个结构性进度（即力量协调性，先不使用器械，然后从轻型器械过渡到重型器械）。
5. 按照我的经验，最简单、最有效的推荐训练量的方法是建立在定期中途检查的最大负荷（重复最大次数）的基础上。
6. 始终考虑装备负荷、重复次数、训练目标的组数、客户的训练情况和可用时间量。
7. 合理、及时地推动进度。

合理的客户分类

训练现状

1. 初学者/初次参与者。（不适合）
2. 娱乐型运动员/中级健身者。（相对适合）
3. 运动员/高级健身者。（适合）

目前的训练强度

1. 没有或少于2个月的训练经验。（不适合）
2. 至少有2个月的定期训练。（相对适合）
3. 至少有12个月的频繁训练。（适合）

技术实施/动作技能

1. 低质量。（不适合）
2. 中等质量。（相对适合）
3. 高质量。（适合）

适用于功能性力量耐力训练的合理训练量（基本训练）

每周训练次数

1. 每周1~2次。（不适合）
2. 每周2~3次。（相对适合）
3. 每周3~4次。（适合）

重复次数和组数

1. 8~10次重复，两组。（不适合）
2. 10~20次重复，三组。（相对适合）
3. 20~30次重复，四组。（适合）

训练强度

1. 低强度：4~5种不同的运动，在矢状面运动，每完成5~10分钟的有氧运动，休息1分钟，再进行如跳绳、迷你蹦床的运动。（不适合）
2. 中等/适中强度：8~10种不同的运动，在矢状面或额状面运动，每完成15~20分钟的有氧运动，休息1分钟，再进行爆发式运动，例如跳绳、迷你蹦床、跳跃或波比操。（相对适合）

3. 高强度：10~15 种不同的运动，在矢状面、额状面和横截面运动，每完成20分钟的有氧运动，休息1分钟，再进行爆发式运动，例如跳绳、迷你蹦床、跳跃或波比操。（适合）

适用于功能性力量训练的合理训练量（中等训练）

每周训练次数

1. 每周1~2次。（不适合）
2. 每周2~3次。（相对适合）
3. 每周3~4次。（适合）

重复次数

1. 6~10次重复。（不适合）
2. 10~15 次重复。（相对适合）
3. 15~20 次重复。（适合）

训练强度

1. 低强度：每个肌肉群进行3组不同的运动。大肌肉（胸部）+小肌肉（肱二头肌）。重量必须视个人能力而定。
2. 中等/适中强度：每个肌肉群进行5组不同的运动。大肌肉（大腿和肱二头肌）+小肌肉（肩膀）。重量必须视个人能力而定。
3. 高强度：每个肌肉群进行8组不同的运动。大肌肉（背部）+小肌肉（肱三头肌）。重量必须视个人能力而定。

重量的大小取决于客户能力、所选身体位置和运动角度，或者更确切地说，要考虑杠杆原理。

测试或评估的目的在于收集每个客户的基础数据，为制订运动计划和确定训练目标提供客观依据。不同参数的编制和评价为作为私人教练的我们提供了更准确的客户评估。此外，测试可以更好地评估受伤风险，为个人客户提供最佳训练推荐，以及制订务实的训练目标（即运动选择、运动量）。

收集基础数据的提示

对客户进行评估的理由非常多。

- 为未来的训练计划或合理进度建立基准。
- 确定可能影响计划训练进度的当前训练条件、肌肉失衡或补救模式。
- 收集有用的数据以确定运动强度或训练计划。
- 利用有用的数据来确定短期、中期和长期目标。
- 在训练开始之前，明确医生建议就诊的危险因素。
- 在开始训练之后，找出当前情况的证据，这可能在受伤或生病的情况下有用。

现有的评估通常可以与所有客户一起完成，这对于教练来说是一笔额外的收入。与此同时，必须确保测试不会占用太多时间，并且结果也可以直接纳入计划制订中。这对客户而言也是有说服力的，否则客户可能会认为这些额外的测试违背了彼此之间的信任。

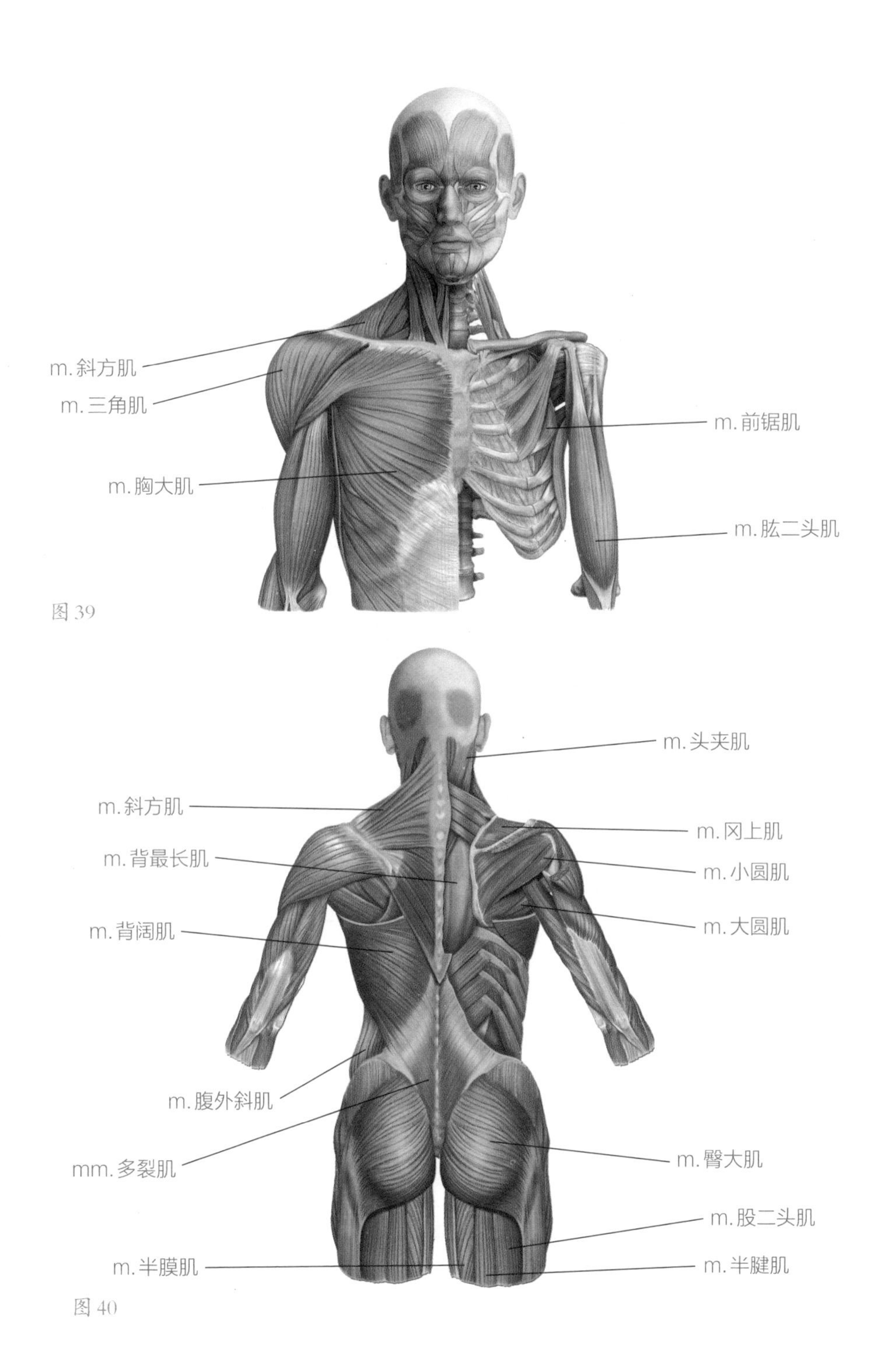
m.斜方肌
m.三角肌
m.前锯肌
m.胸大肌
m.肱二头肌
m.头夹肌
m.斜方肌
m.冈上肌
m.背最长肌
m.小圆肌
m.背阔肌
m.大圆肌
m.腹外斜肌
mm.多裂肌
m.臀大肌
m.股二头肌
m.半膜肌
m.半腱肌

图39

图40

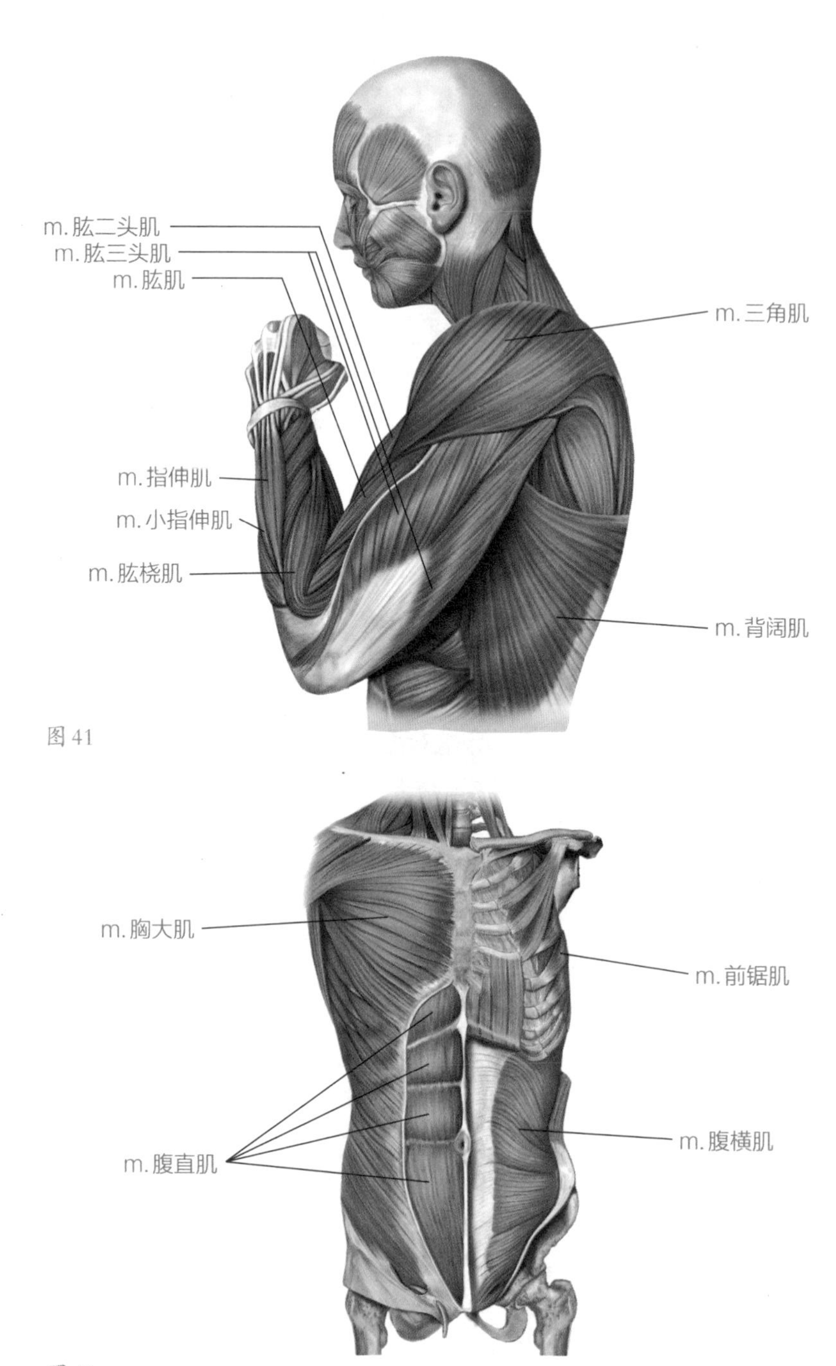
m.肱二头肌
m.肱三头肌
m.肱肌
m.三角肌
m.指伸肌
m.小指伸肌
m.肱桡肌
m.背阔肌
m.胸大肌
m.前锯肌
m.腹直肌
m.腹横肌

图 41

图 42

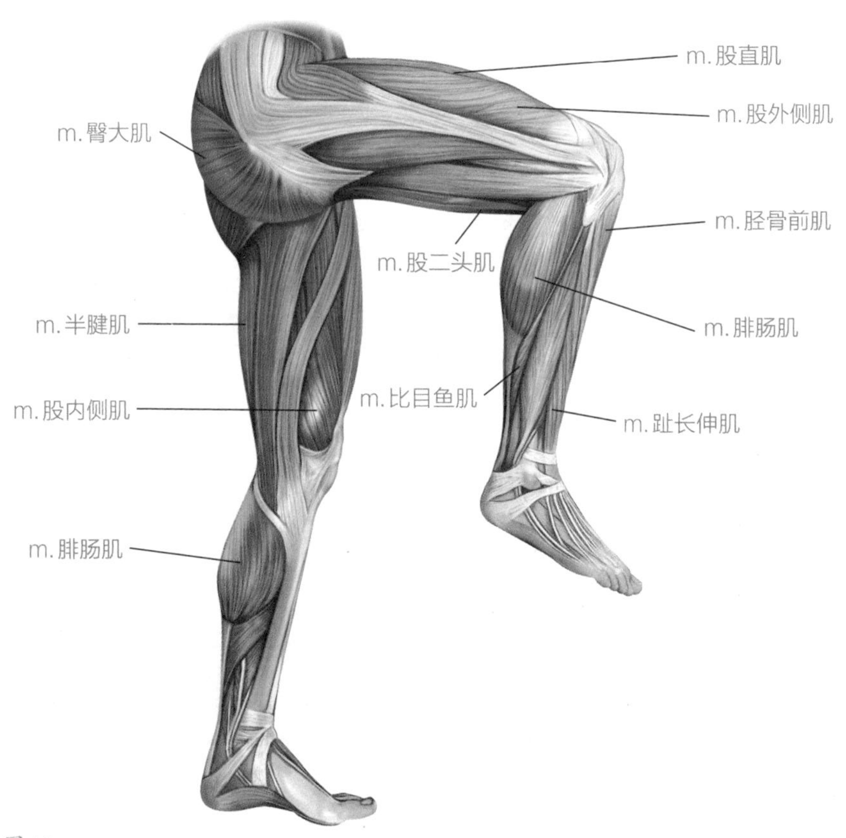

图 43

图 39~图 43 浅层和深层肌肉

5.1 基本练习

胸部/背部

m. 背最长肌

大范围伸展，用瑞士球进行腿部伸展

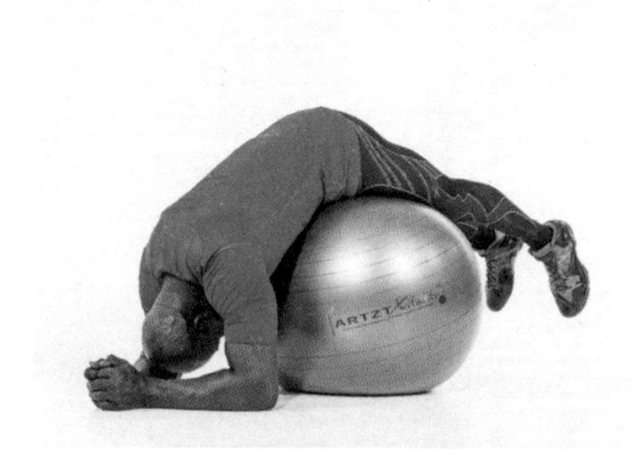

a

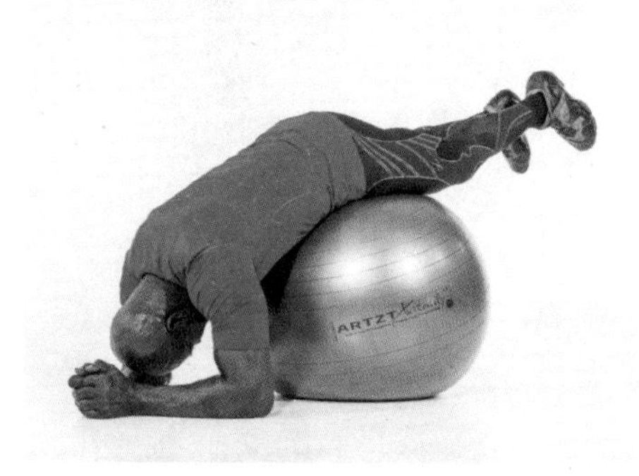

b

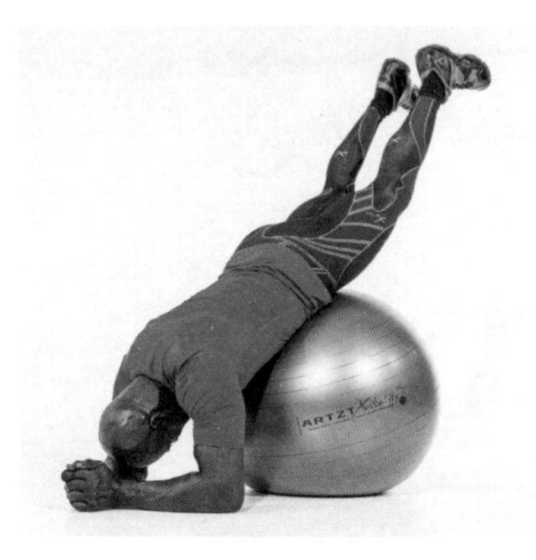

c

图 44a~c

起始位置

从腹部开始运动。球放置在骨盆下方。用前臂在地面上支撑身体，帮助保持身体平衡。见图44a。

执行动作

抬起双腿，直至大腿不再接触球，保持背部挺直（不要拱背）。当你抬起双腿时，将身体重量转移至前臂以保持平衡。保持一段时间，然后返回起始位置。见图44b~c。

参与的肌肉

主要肌肉

髂肋肌（m.髂肋肌）
背最长肌（m.背最长肌）
多裂肌（mm.多裂肌）

辅助肌肉

腓肠肌，外侧头（m.腓肠肌，外侧头）
腓肠肌，内侧头（m.腓肠肌，内侧头）
臀大肌（m.臀大肌）
臀中肌（m.臀中肌）
半腱肌（m.半腱肌）
股二头肌（m.股二头肌）
半膜肌（m.半膜肌）
比目鱼肌（m.比目鱼肌）

mm. 多裂肌

超人姿势，两侧交替

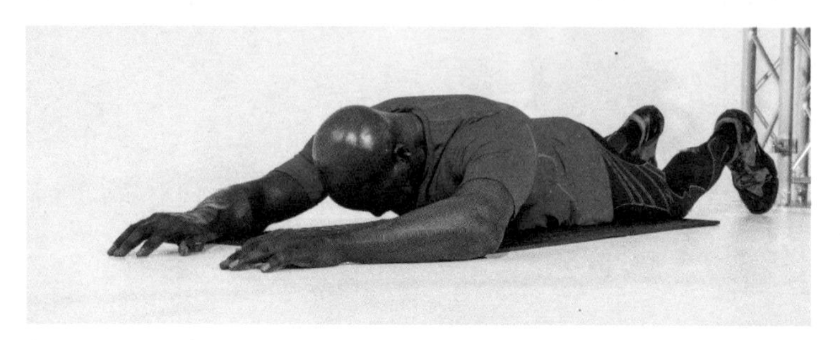

a

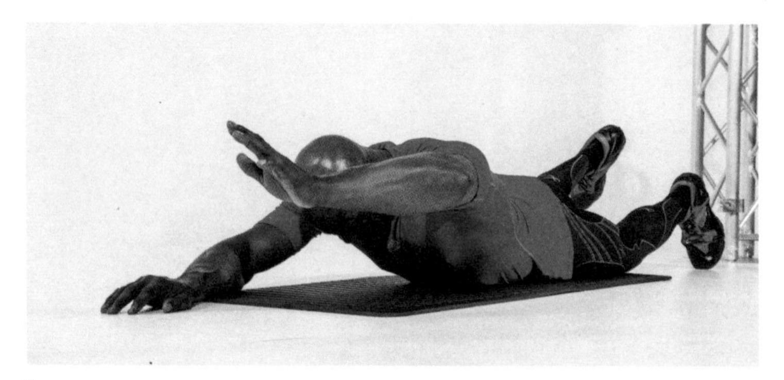

b

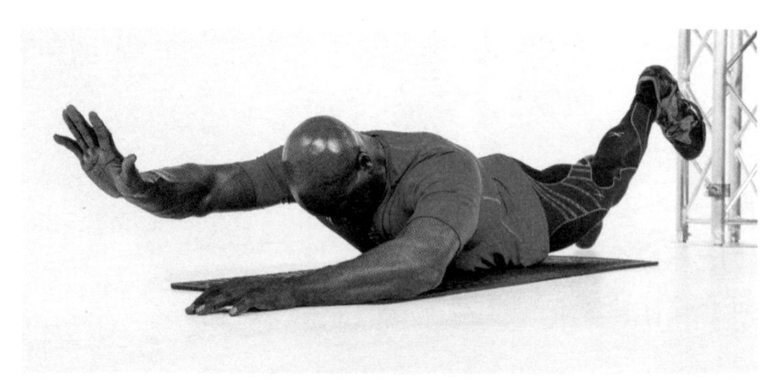

c

图 45a~c

起始位置

腹部朝地趴平（图45a）。

执行动作

同时抬起一只手臂和对侧的另一条腿（图45b~c）。

参与的肌肉

主要肌肉

髂肋肌（m.髂肋肌）

背最长肌（m.背最长肌）

多裂肌（mm.多裂肌）

辅助肌肉

臀大肌（m.臀大肌）

臀中肌（m.臀中肌）

半腱肌（m.半腱肌）

股二头肌（m.股二头肌）

半膜肌（m.半膜肌）

mm. 多裂肌

用瑞士球进行大范围伸展

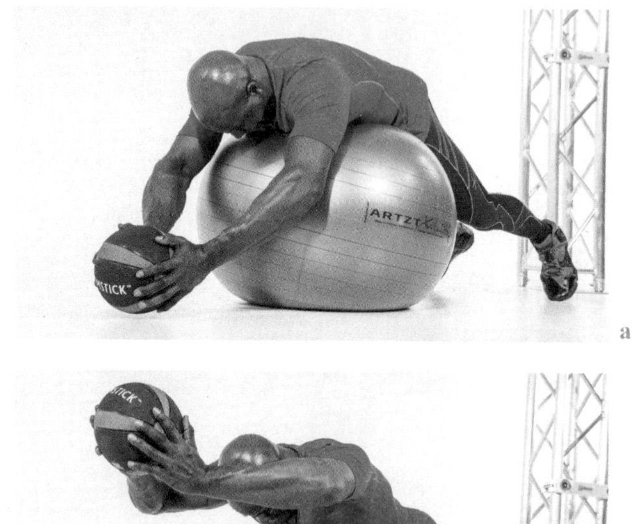

a

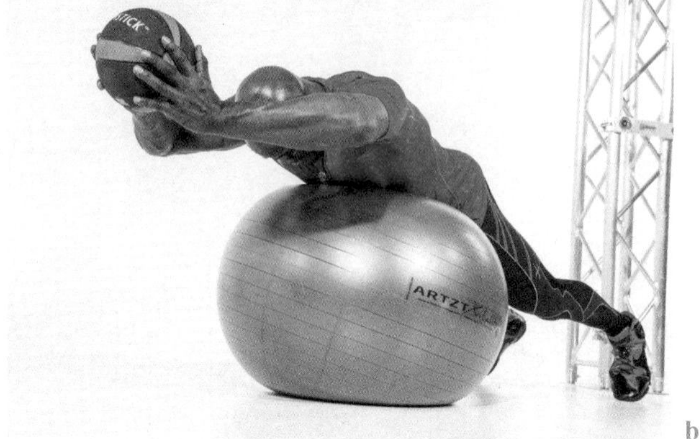

b

图 46a~b

起始位置

开始时腹部压在瑞士球上面。大臂在瑞士球上放松。双腿伸展，脚趾接触地板。见图46a。

执行动作

上半身稍微抬离球面，同时抬起手臂将药球举到肩部高度（图46b）。然后回到起始位置。

参与的肌肉

主要肌肉

髂肋肌（m.髂肋肌）

背最长肌（m.背最长肌）

多裂肌（mm.多裂肌）

辅助肌肉

腹直肌（m.腹直肌）

肩、颈和上背部

m. 夹肌－夹肌组

颈部负重伸展

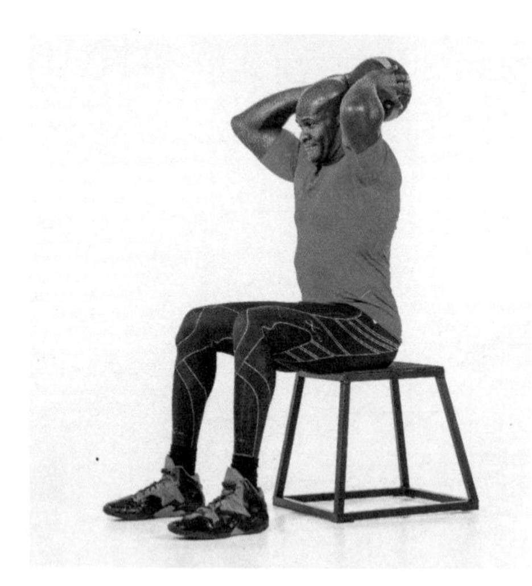

a

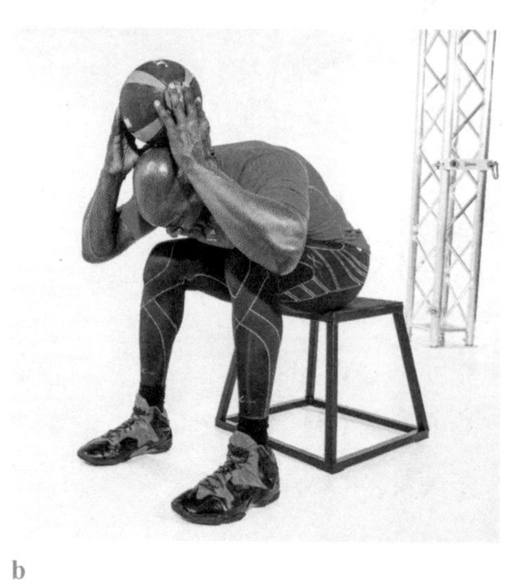

b

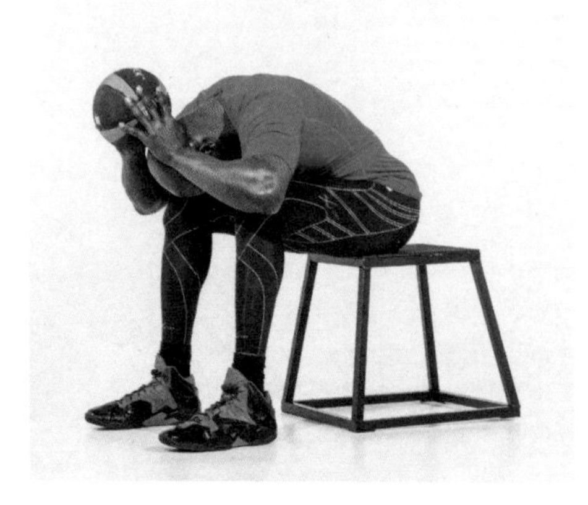

c

图 47a~c

起始位置

坐在凳子上，将药球放在头部后方（图47a）。向前弯腰，用双手将球保持在头后方（图47b）。

执行动作

尽可能地伸展颈椎，将头向后移动，现在弯曲颈椎再次向前，直到下巴碰到胸部（图47c）。重复该动作。

请注意

也可以使用杠铃片（在杠铃片下方放一毛巾）来替代药球。为了在运动过程中保持更大的负荷，在头部运动时，重量可以稍微移动。

参与的肌肉

主要肌肉

头夹肌（m.头夹肌）

颈夹肌（m.颈夹肌）

辅助肌肉

上斜方肌（m.斜方肌，下行部分）

肩胛提肌（m.肩胛提肌）

胸锁乳突肌（m.胸锁乳突肌）

m. 小圆肌

带实心球或哑铃的坐姿外旋

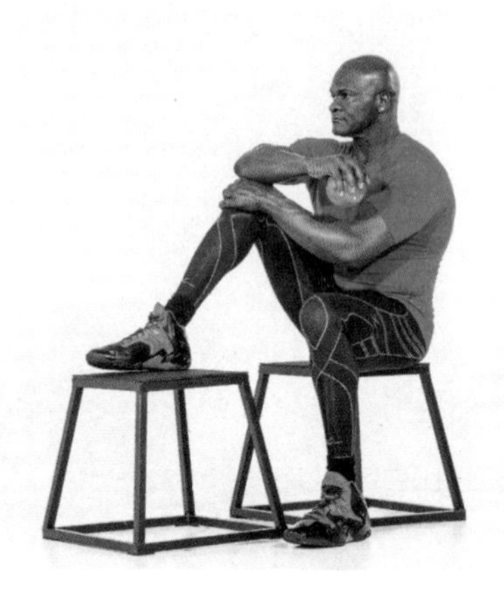

a

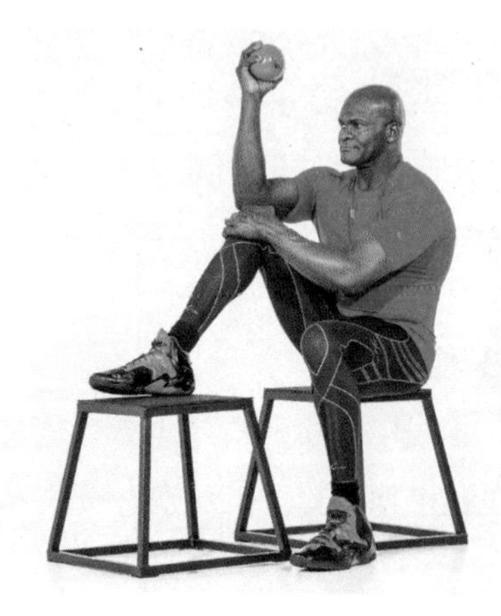

b

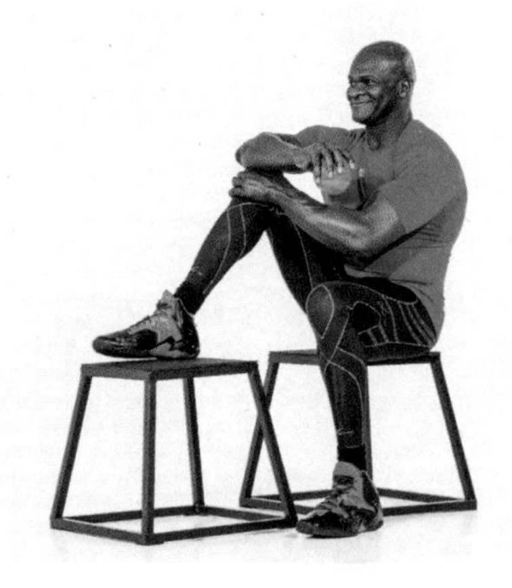

c

图 48a~c

起始位置

坐在凳子上或坐在多用途长凳靠后的位置。将一只脚放在另一个凳子上或长凳另一端，膝盖弯曲。用同侧的手握住实心球，肘部在弯曲的膝盖上放松。见图48a。

执行动作

通过向外旋转实心球来慢慢地抬高手臂，直到前臂处于垂直于地面的姿势，然后回到起始位置（图48b~c）。肩膀稍微伸展。重复该动作并交换手臂。

请注意

在整个运动过程中，肘部置于身体前方，在胸前或肩部保持90度夹角。

参与的肌肉

主要肌肉

小圆肌（m.小圆肌）

辅助肌肉

冈下肌（m.冈下肌）

m.斜方肌，下行部分

通过弹力带或线缆牵引耸肩

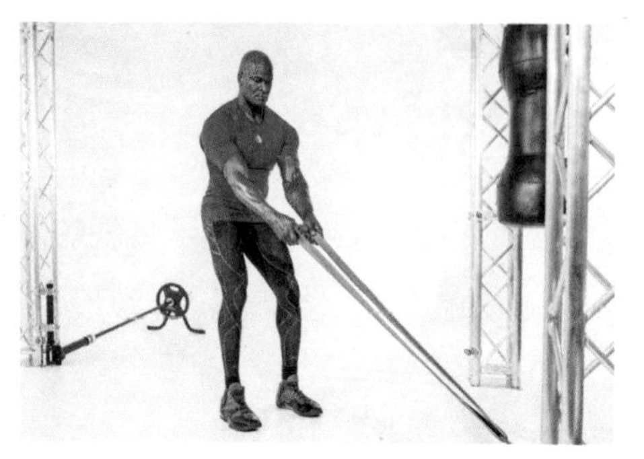

a

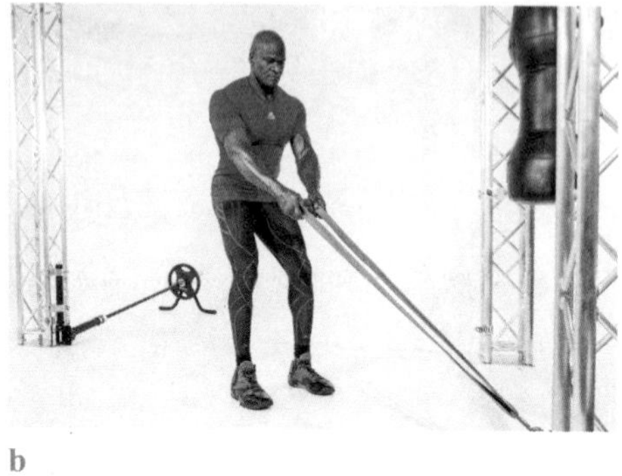

b

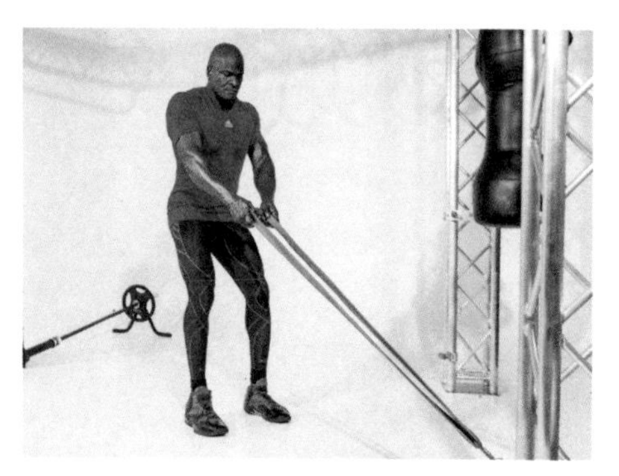

c

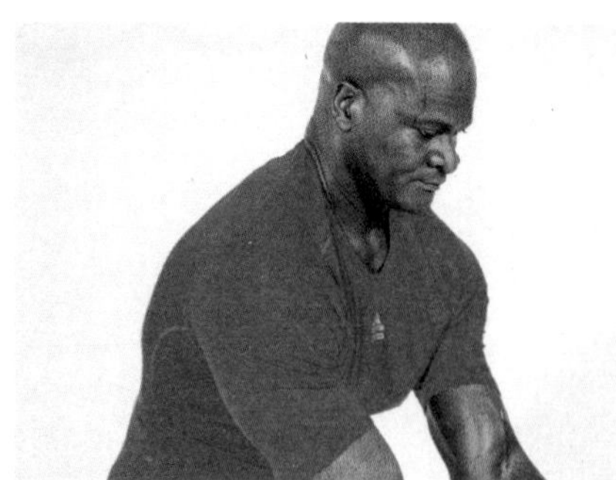

d

e

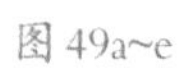

图 49a~e

起始位置

双手分开与肩同宽，面对着弹力带站立，正握抓住弹力带的末端（图49a）。

执行动作

尽可能地向后拉动肩膀，保持双臂伸展（图49b~e）。然后肩膀降低，重复该动作。

请注意

这一动作中肩膀抬到最高处会使活动变得更困难。根据个人的体格，将肩膀抬高到水平高度即可。

参与的肌肉

主要肌肉

上斜方肌（m.斜方肌，下行部分）

辅助肌肉

中斜方肌（m.斜方肌，横向部分）

肩胛提肌（m.肩胛提肌）

m.斜方肌，下行部分

用实心球或哑铃耸肩

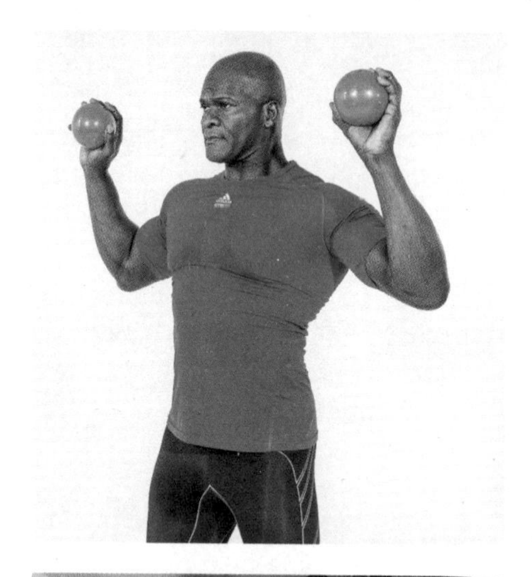

a

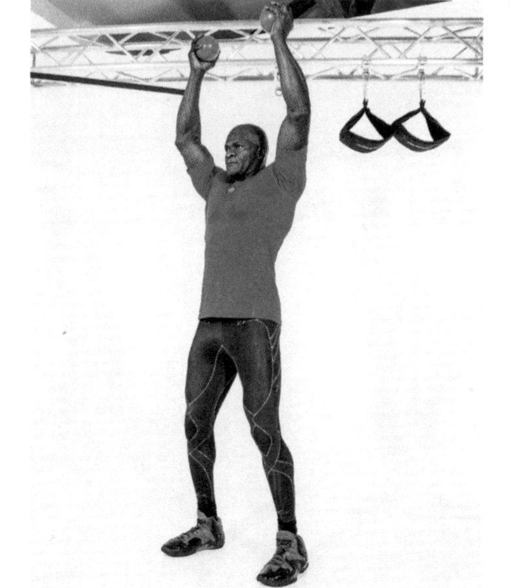

b

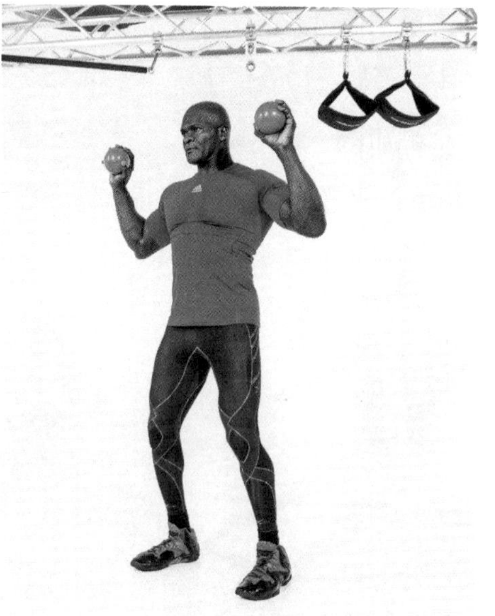

c

图 50a~c

起始位置

站直。肘部弯曲，在头部高度握住实心球，掌心向前（图50a）。

执行动作

向上伸展手臂，继而伸直肩关节，然后回到起始位置（图50b~c）。

参与的肌肉

主要肌肉

上斜方肌（m.斜方肌，下行部分）

辅助肌肉

三角肌，中束（m.三角肌，肩峰部分）

中斜方肌（m.斜方肌，横向部分）

m. 斜方肌，横向部分

回拉 – 悬吊训练

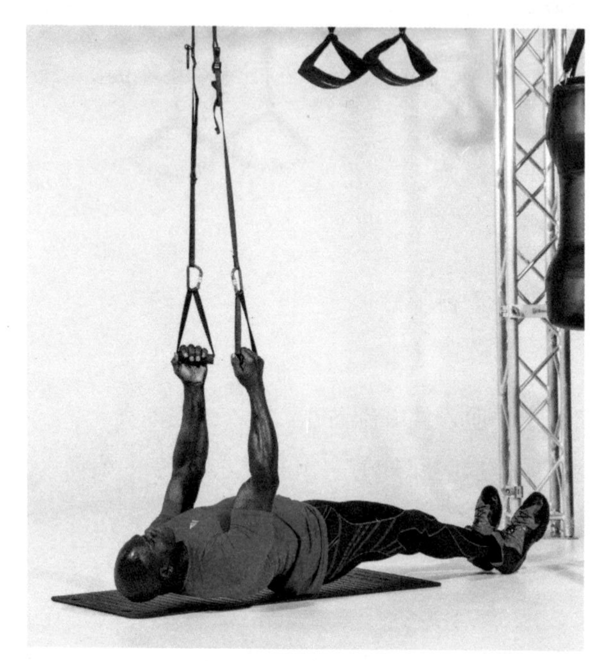

a

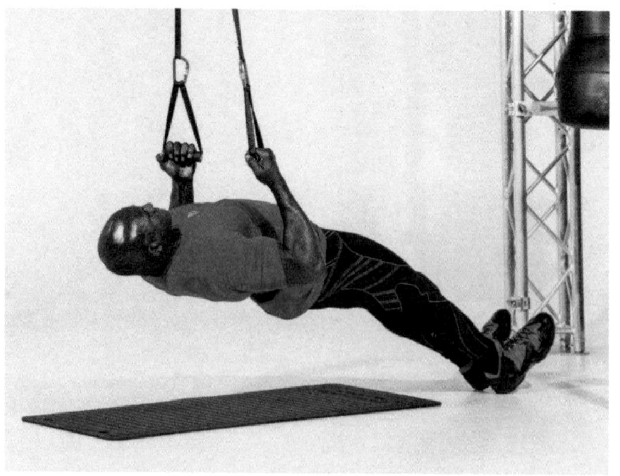

b

图 51a~b

起始位置

仰面躺在悬吊训练器下方，抓住手环，往上提升，使身体不再接触地面（图51a）。

执行动作

手肘弯曲，将身体向着天花板往上拉（图51b）。移动时，身体呈一条直线。然后身体降下来，直到手臂和肩膀得到伸展。重复该动作。

请注意

手环应该悬挂得足够高，这样当手臂完全伸展时，身体刚好在地面上。手环可以悬挂得更高，以降低阻力和难度，也可以采用坐姿进行锻炼。该运动通常在没有增加阻力的情况下进行，但可以在腹部或骨盆施加额外重量。

参与的肌肉

主要肌肉

中斜方肌（m.斜方肌，横向部分）

下斜方肌（m.斜方肌，上行部分）

背阔肌（m.背阔肌）

辅助肌肉

大圆肌（m.大圆肌）

三角肌，后束（m.三角肌，棘肌部分）

冈下肌（m.冈下肌）

小圆肌（m.小圆肌）

肱肌（m.肱肌）

肱桡肌（m.肱桡肌）

m. 斜方肌，横向部分

带杠铃俯身回拉

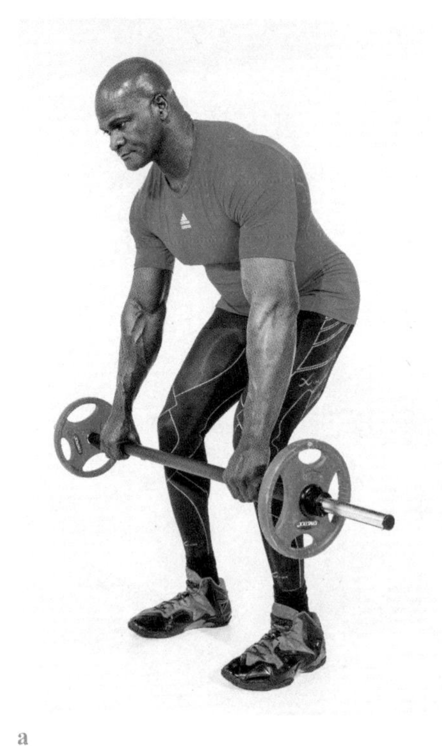

a

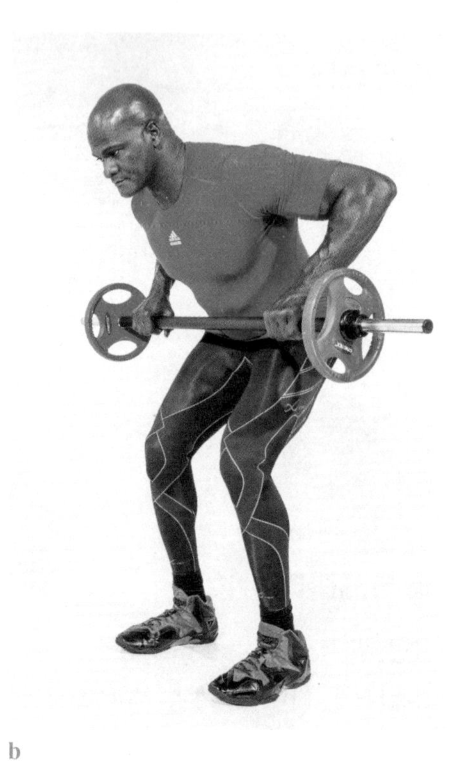

b

图 52a~b

起始位置

膝盖朝着杠铃方向稍微弯曲，后背挺直，双手张开抓住杠铃（图52a）。

执行动作

将杠铃抬高到腹部位置（图52b）。然后回到起始位置，使得手臂完全伸展，肩膀拉伸。重复该动作。

请注意

为了更准确地执行该动作，躯干可以处于接近水平的位置。膝盖弯曲，下背部保持挺直。如果下背部拱着，由于大腿后面的肌肉比较紧实，膝盖需要进一步弯曲，或者不能将上半身俯得尽可能低。这两种选择都会影响背阔肌的参与，因为这些姿势不可避免地需要肩膀横向伸展和较少范围的运动。如果由于身体体能不佳导致下背部拱着，则可先将静止重物提升到身体站立的位置，然后将躯干降低至水平位置。这时膝盖要弯曲，背部挺直。以肩宽的宽度正握或反握可以增加背阔肌的参与，因为此运动的重点在于肩部伸展。而宽于肩宽的正握有助于整个背部肌肉的参与，将重点稍微放在后三角肌、冈下肌和小圆肌的锻炼上。

参与的肌肉

主要肌肉

中斜方肌（m.斜方肌，横向部分）

下斜方肌（m.斜方肌，上行部分）

背阔肌（m.背阔肌）

辅助肌肉

大圆肌（m.大圆肌）

三角肌，后束（m.三角肌，棘肌部分）

冈下肌（m.冈下肌）

小圆肌（m.小圆肌）

肱肌（m.肱肌）

肱桡肌（m.肱桡肌）

m. 背阔肌/m. 大圆肌

引体向上

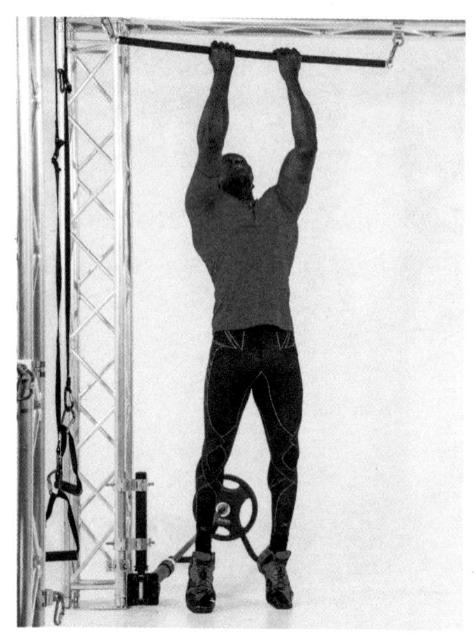

a

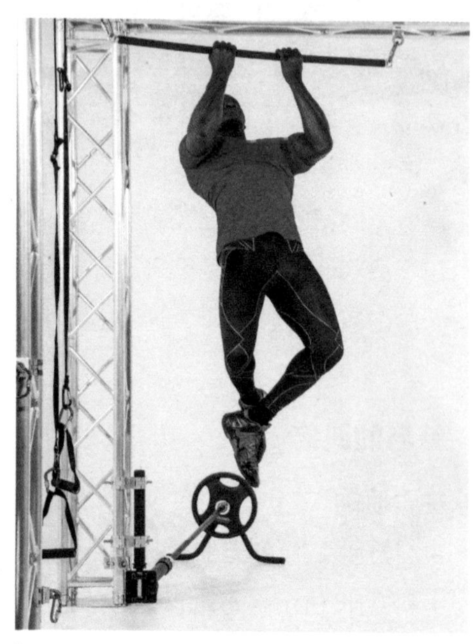

b

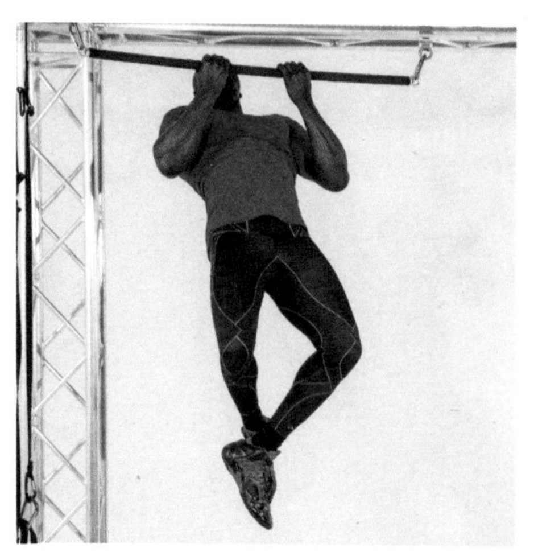

c

图 53a~c

起始位置

反手握杆，双手分开，与肩同宽（图53a）。

执行动作

弯曲手肘，将身体向上拉，直到下巴与杆高度一致或稍高于杆（图53b~c）。然后身体下降，直至手臂再次完全伸展。

请注意

上升和下降的过程中，速度应该是可控的，这意味着速度要慢些，而不是快速有力。

参与的肌肉

主要肌肉

背阔肌（m.背阔肌）

辅助肌肉

肱肌（m.肱肌）
肱桡肌（m.肱桡肌）
肱二头肌（m.肱二头肌）
大圆肌（m.大圆肌）
肩胛提肌（m.肩胛提肌）
下斜方肌（m.斜方肌，上行部分）
大菱形肌（m.大菱形肌）
小菱形肌（m.小菱形肌）
肩胛下肌（m.肩胛下肌）
三角肌，后束（m.三角肌，棘肌部分）

m. 背阔肌/m. 大圆肌

双臂后拉哑铃

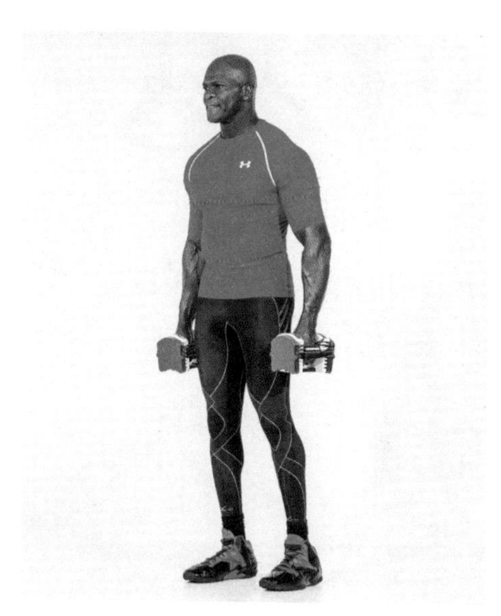

a

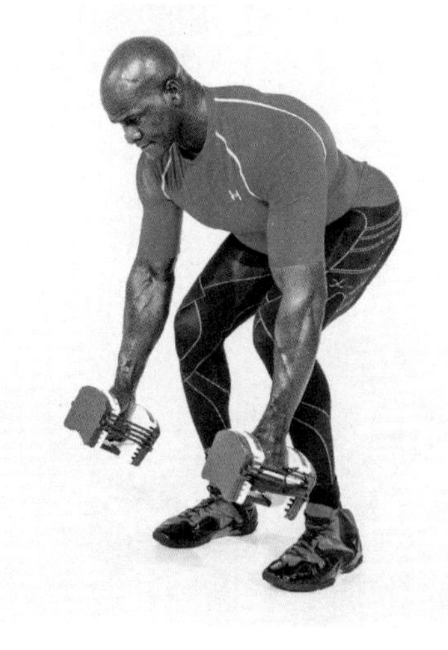

b

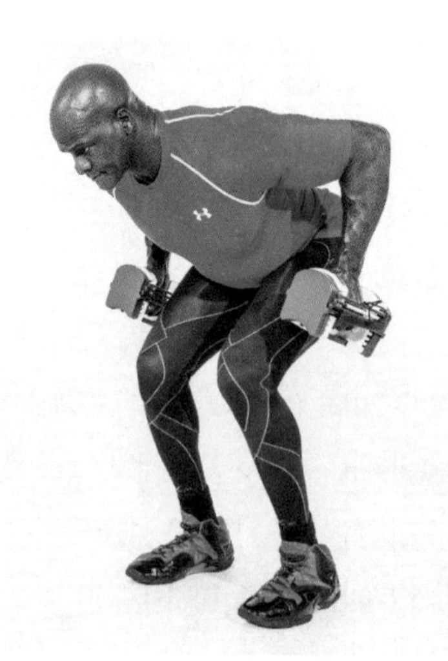

c

图 54a~c

起始位置

双手各握一个哑铃。弯曲膝盖，背部尽可能地后推。哑铃稍高于地面，位于身体前方的两侧。背部始终保持挺直。见图54a~b。

执行动作

抬高哑铃到腹部高度，同时，收紧肩胛骨，弯曲手肘（向后和向上拉），背部保持挺直（图54c）。然后回到起始位置。

参与的肌肉

主要肌肉

背阔肌（m.背阔肌）

辅助肌肉

肱二头肌（m.肱二头肌）

中斜方肌（m.斜方肌，横向部分）

大菱形肌（m.大菱形肌）

小菱形肌（m.小菱形肌）

m. 背阔肌

用弹力带和瑞士球下拉

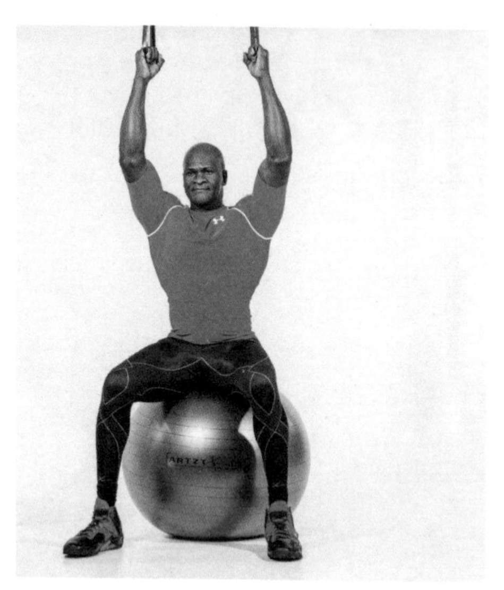

a

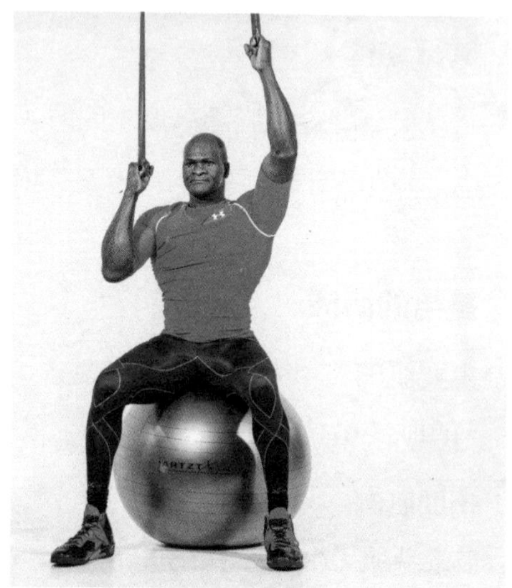

b

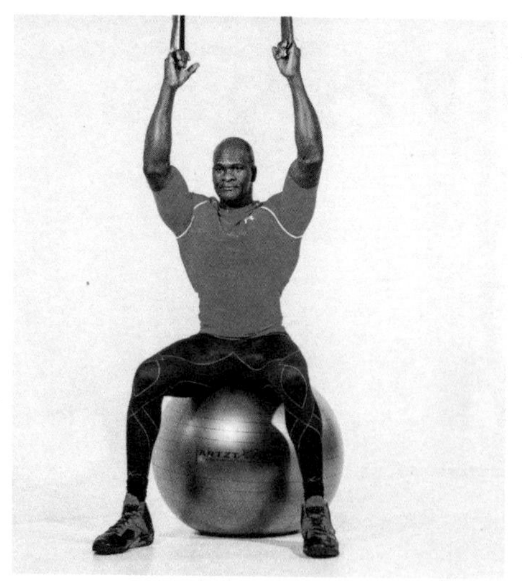

c

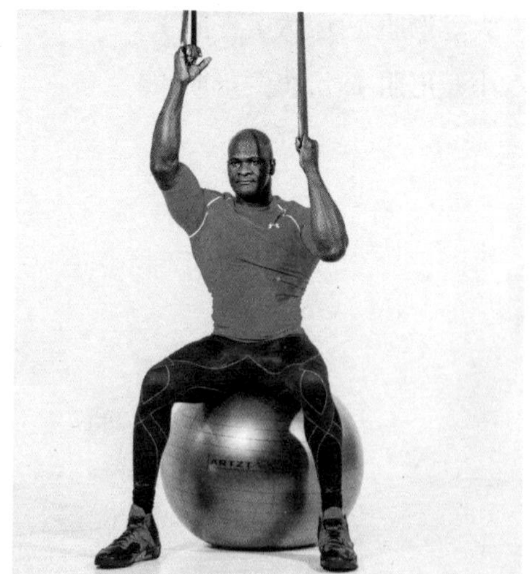

d

图 55a~d

起始位置

坐在瑞士球上，握着弹力带末端（图55a）。下肢的整个肌肉链绷紧。

执行动作

将弹力带一端从头部上方下拉至头部高度，然后回到起始位置，换另一侧重复上述的动作（图55b~d）。

参与的肌肉

主要肌肉

背阔肌（m.背阔肌）

辅助肌肉

肱二头肌（m.肱二头肌）

肱桡肌（m.肱桡肌）

大菱形肌（m.大菱形肌）

小菱形肌（m.小菱形肌）

大圆肌（m.大圆肌）

三角肌，后束（m.三角肌，棘肌部分）

肩胛提肌（m.肩胛提肌）

中斜方肌（m.斜方肌，横向部分）

下斜方肌（m.斜方肌，上行部分）

胸小肌（m.胸小肌）

m. 背阔肌

单手后拉壶铃

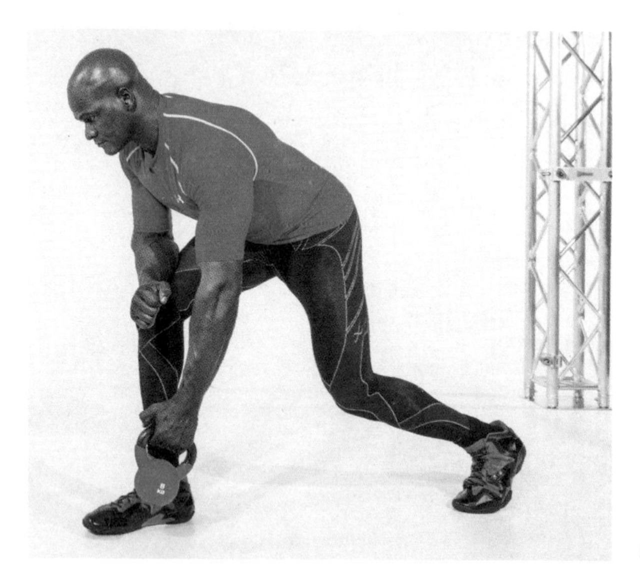

a

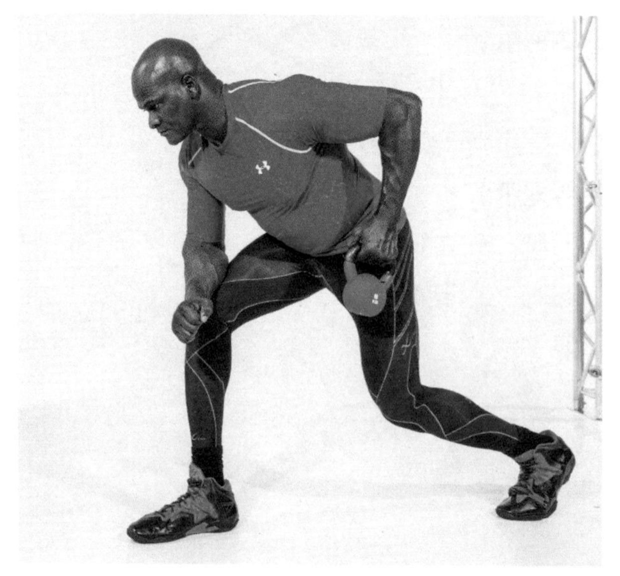

b

图 56a~b

起始位置

弓步。背部尽可能地向后推，将右手放在右侧大腿上。重心平均分布在双脚之间，背部挺直。左手握住壶铃。见图56a。

执行动作

将壶铃提至腹部一侧的高度，同时收紧肩胛骨，弯曲手肘（向后和向上拉），在运动过程中保持背部挺直（图56b）。回到起始位置。两侧交换锻炼。

参与的肌肉

主要肌肉

背阔肌（m.背阔肌）

辅助肌肉

肱二头肌（m.肱二头肌）

中斜方肌（m.斜方肌，横向部分）

大菱形肌（m.大菱形肌）

小菱形肌（m.小菱形肌）

m. 背阔肌/m. 肱三头肌

蟹行

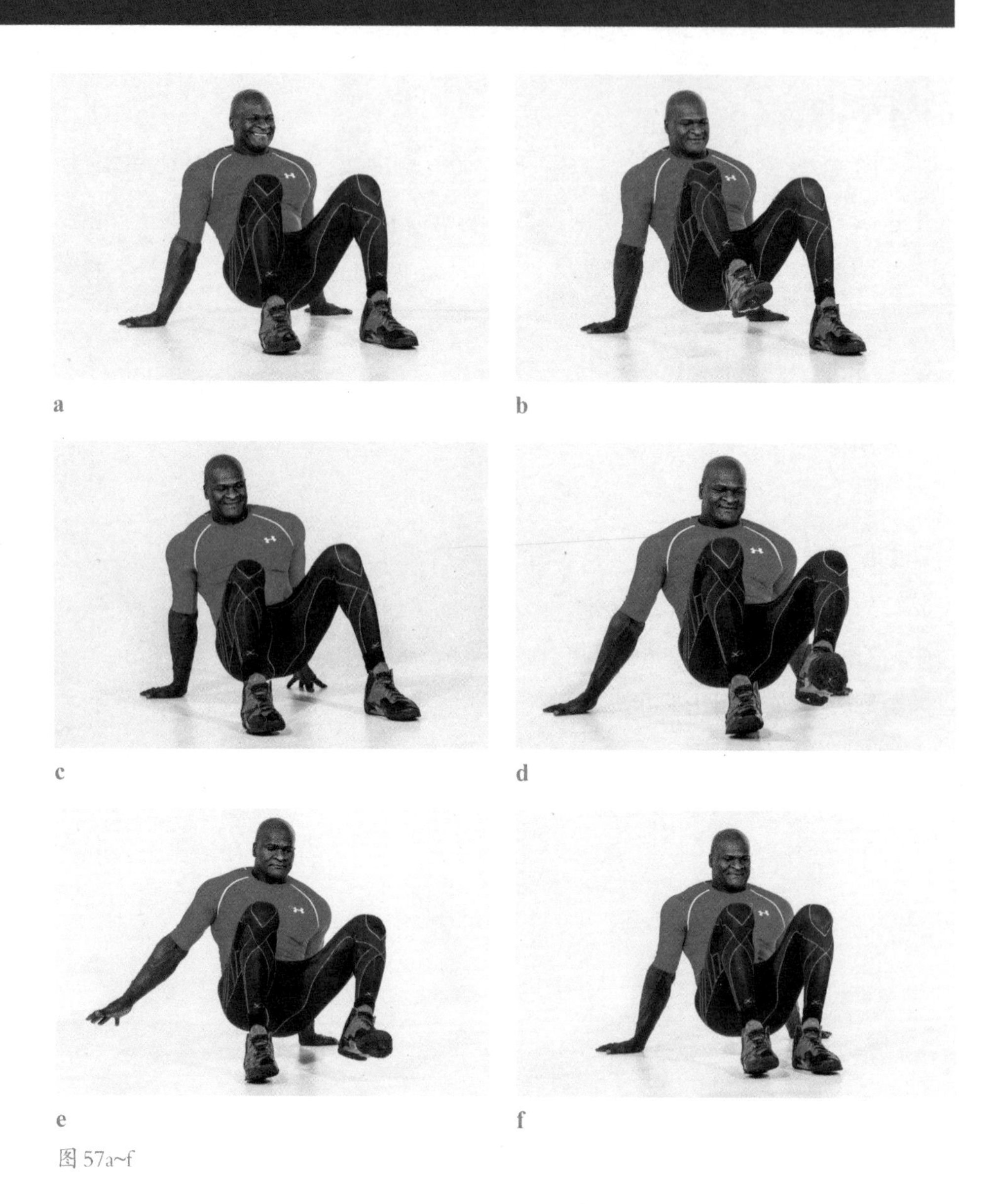

图 57a~f

起始位置

像螃蟹一样用手和脚支撑着身体。手臂充分伸展，膝盖弯曲呈90度夹角，头部是脊柱的延伸，躯干肌参与其中（图57a）。

执行动作

保持这个姿势进行侧身移动，先是从外侧臂、内侧脚开始，反之亦然（图57b~f）。向另一侧继续这种运动模式。

参与的肌肉

主要肌肉

三角肌，后束（m.三角肌，棘肌部分）
肱三头肌，内侧头（m.肱三头肌，内侧头）
肱三头肌，长头（m.肱三头肌，长头）
肱三头肌，外侧头（m.肱三头肌，外侧头）
背阔肌（m.背阔肌）
大菱形肌（m.大菱形肌）
小菱形肌（m.小菱形肌）
中斜方肌（m.斜方肌，横向部分）
下斜方肌（m.斜方肌，上行部分）
股二头肌（m.股二头肌）
半腱肌（m.半腱肌）
半膜肌（m.半膜肌）

辅助肌肉

多裂肌（mm.多裂肌）
背最长肌（m.背最长肌）
腹内斜肌（m.腹内斜肌）
腹外斜肌（m.腹外斜肌）

m. 背阔肌/m. 肱二头肌

腿举引体向上

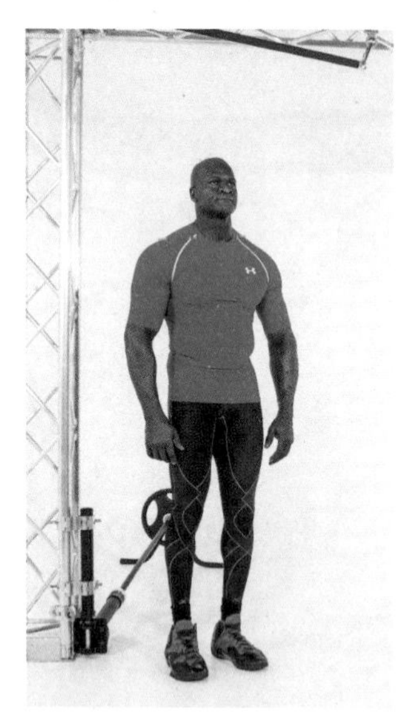

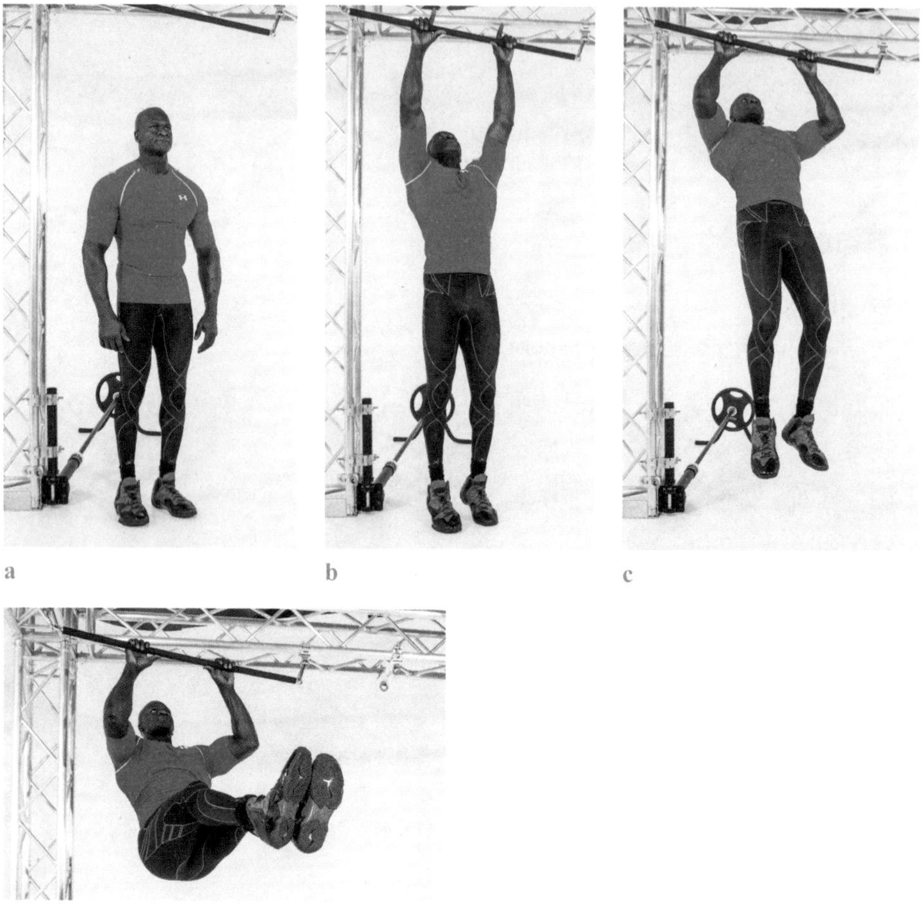

a

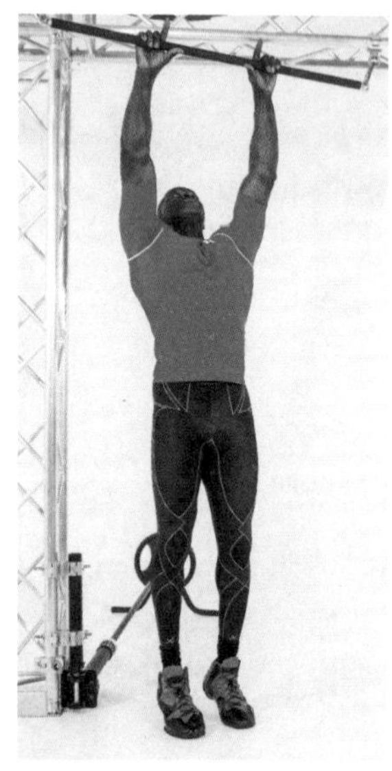

b

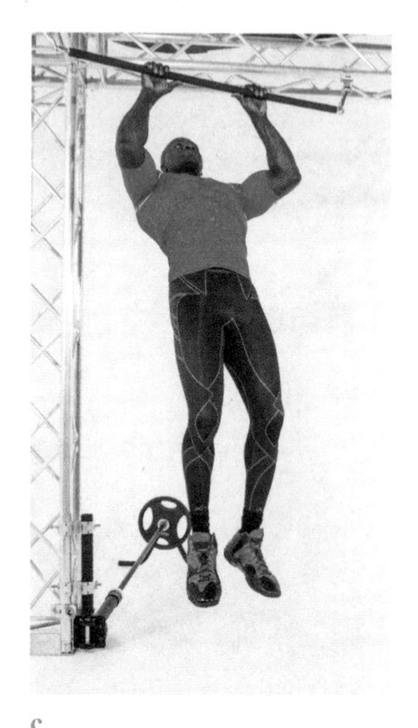

c

d

图 58a~d

起始位置

正手握杆，双手分开，与肩同宽，肘部弯曲大约呈90度夹角。双腿几乎完全伸展见图58a~c。

执行动作

在这个位置抬起双腿，直到它们与地面平行（图58d）。接着放下双腿，重复该动作。

请注意

躯干在整个运动过程中不移动（没有摆动动作）。

参与的肌肉

主要肌肉

肱二头肌（m.肱二头肌）
尺侧腕屈肌（m.尺侧腕屈肌）
尺侧腕伸肌（m.尺侧腕伸肌）
指伸肌（m.指伸肌）
小指伸肌（m.小指伸肌）
桡侧腕短伸肌（m.桡侧腕短伸肌）
桡侧腕长伸肌（m.桡侧腕长伸肌）
肱桡肌（m.肱桡肌）
桡侧腕屈肌（m.桡侧腕屈肌）
掌长肌（m.掌长肌）
指浅屈肌（m.指浅屈肌）
旋前圆肌（m.旋前圆肌）
背阔肌（m.背阔肌）
髂肌（m.髂肌）
腰大肌（m.腰大肌）

辅助肌肉

阔筋膜张肌（m.阔筋膜张肌）
耻骨肌（m.耻骨肌）
缝匠肌（m.缝匠肌）
长收肌（m.长收肌）
短收肌（m.短收肌）
腹直肌（m.腹直肌）
腹外斜肌（m.腹外斜肌）
腹内斜肌（m.腹内斜肌）

m. 三角肌

肩部90度动态旋转

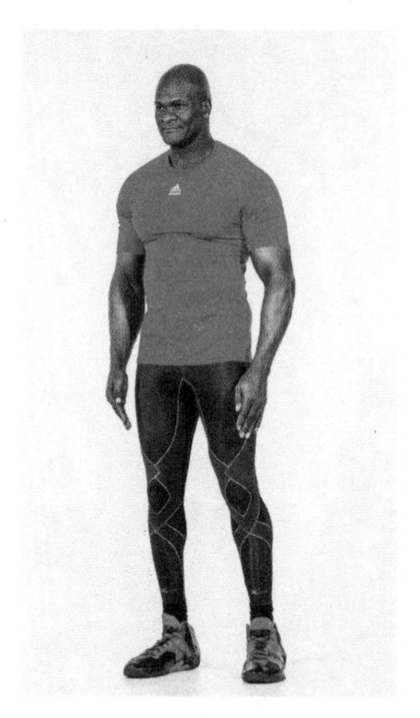

a

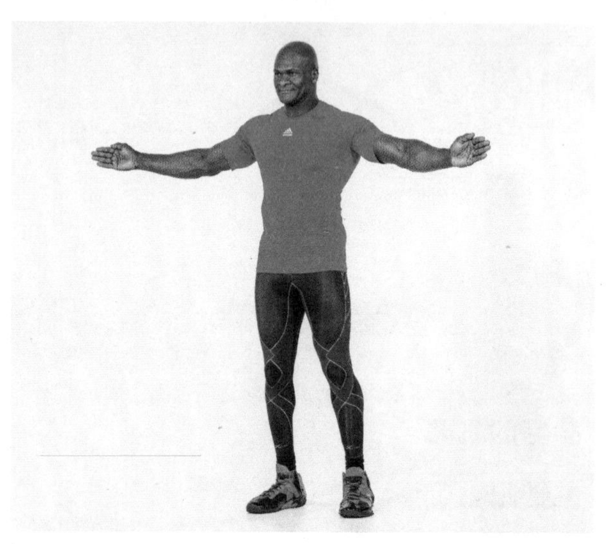

b

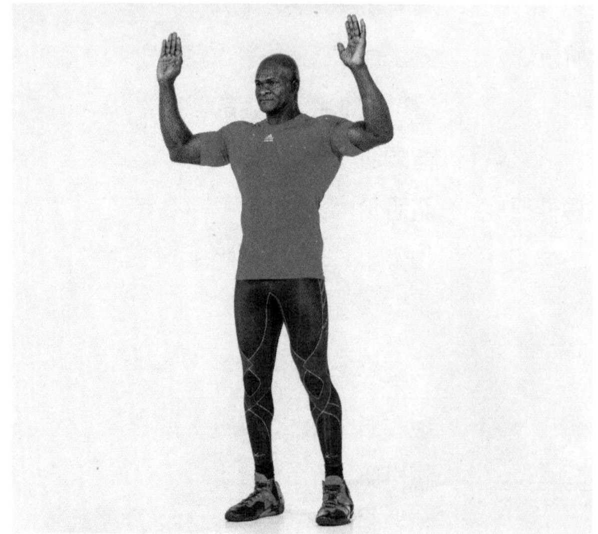

c

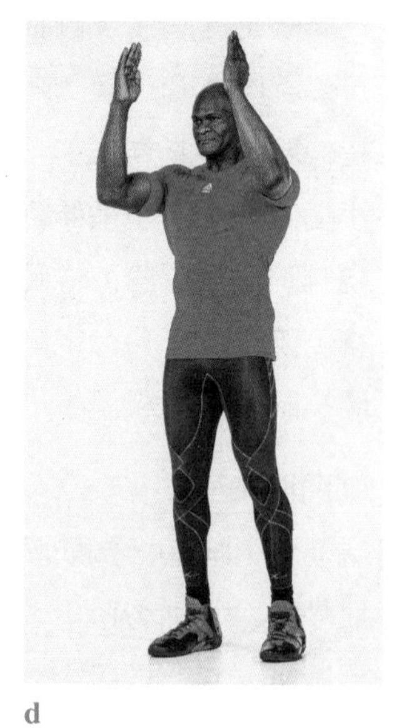

d

图59a~d

起始位置

站立，双脚分开，与髋部同宽，双臂垂在身体两侧（图59a）。

执行动作

手臂举向身体两侧，至肩部高度，肘部弯曲约呈90度夹角。保持手臂在这个高度不变，将肘部移至身体前方。见图59b~d。然后将手臂移至身体两侧，重复该动作。

请注意

肘部保持弯曲，颈部放松。头部是脊柱的延伸，眼睛直视前方。运动强度随运动速度的变化而变化。

参与的肌肉

主要肌肉

三角肌，中束（m.三角肌，肩峰部分）

三角肌，前束（m.三角肌，锁骨部分）

辅助肌肉

前锯肌（m.前锯肌）

肱二头肌（m.肱二头肌）

胸大肌，锁骨部分（m.胸大肌，锁骨部分）

大圆肌（m.大圆肌）

冈下肌（m.冈下肌）

冈上肌（m.冈上肌）

m. 三角肌

拳击练习－上勾拳

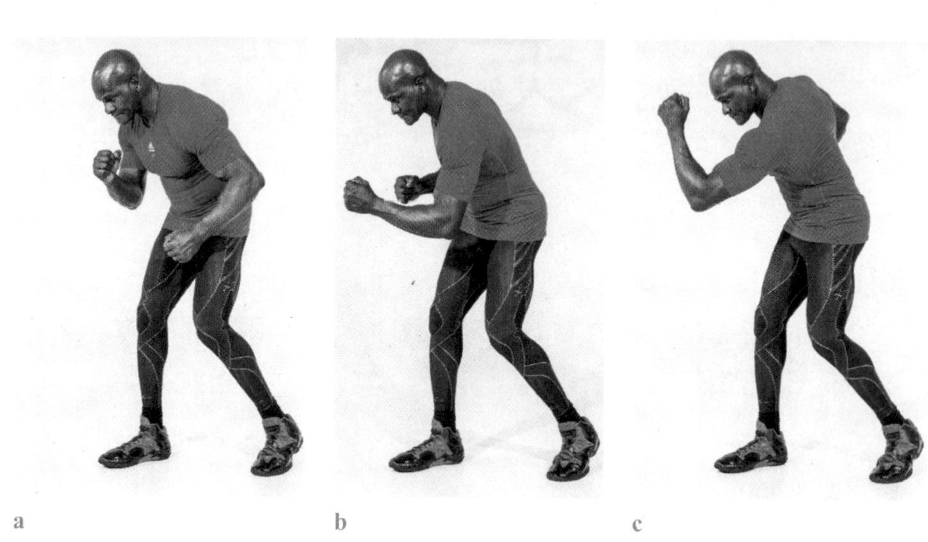

a　b　c

图60a~c

起始位置

双脚分开，与肩同宽，摆成一个有点像弓步的姿势。在身体前方弯曲肘部，像处于防守位置的拳击手。见图60a。

执行动作

向上冲拳，就像正在击打对手一样，每一次出拳都要转动身体，带动臂部向前（图60b~c）。紧接着，用另一只手重复该动作。每次出拳猛击后回到起始位置。

请注意

转动上半身来增加出拳的力量。在运动过程中要注意呼吸。

参与的肌肉

主要肌肉

三角肌，前束（m.三角肌，锁骨部分）
三角肌，中束（m.三角肌，肩峰部分）
三角肌，后束（m.三角肌，棘肌部分）
胸大肌，胸骨部分（m.胸大肌，胸骨部分）
胸大肌，腹部（m.胸大肌，腹部部分）
胸大肌，锁骨部分（m.胸大肌，锁骨部分）
大圆肌（m.大圆肌）
小圆肌（m.小圆肌）
背阔肌（m.背阔肌）
冈下肌（m.冈下肌）
旋前圆肌（m.旋前圆肌）
肱肌（m.肱肌）
肱桡肌（m.肱桡肌）
大菱形肌（m.大菱形肌）
小菱形肌（m.小菱形肌）

辅助肌肉

腹外斜肌（m.腹外斜肌）
腹内斜肌（m.腹内斜肌）
腹直肌（m.腹直肌）

m. 三角肌

瑞士球上用哑铃做稻草人运动

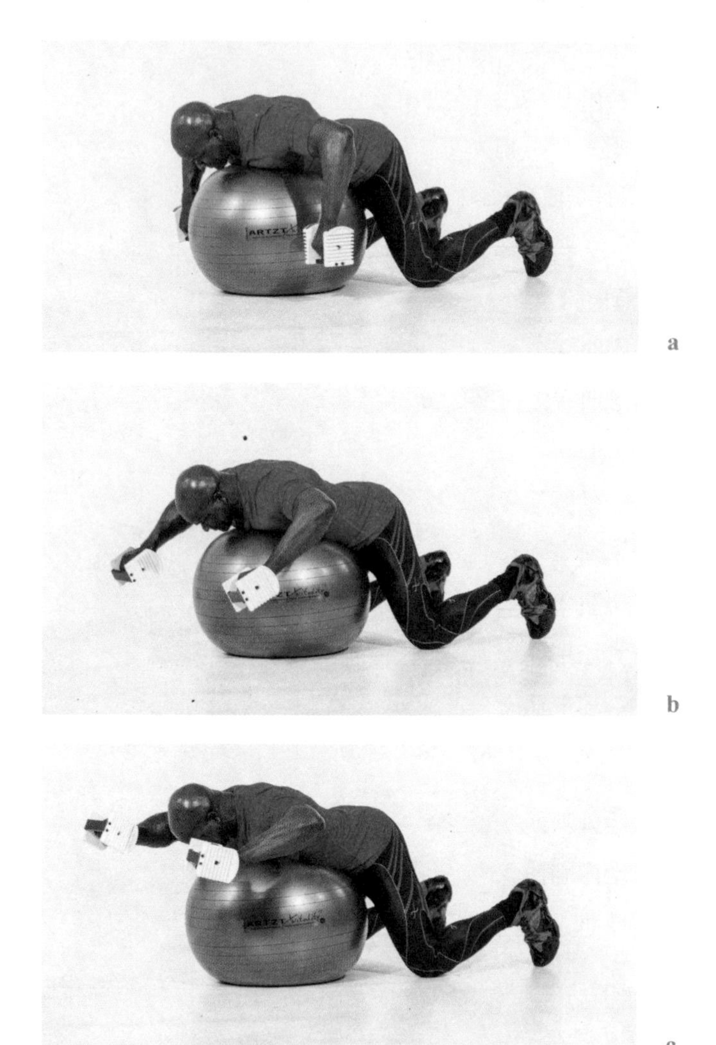

图 61a~c

起始位置

从将腹部置于球面上开始。每只手握着一个哑铃。双手放在瑞士球两侧，前臂呈垂直姿势。见图61a。

执行动作

向上和向前举哑铃，直到前臂与地面平行（图61b~c）。短暂地保持住，然后回到起始位置。

参与的肌肉

主要肌肉

三角肌，中束（m.三角肌，肩峰部分）

辅助肌肉

中斜方肌（m.斜方肌，横向部分）

上斜方肌（m.斜方肌，下行部分）

m. 三角肌

利用弹力带阻力做扭身推举

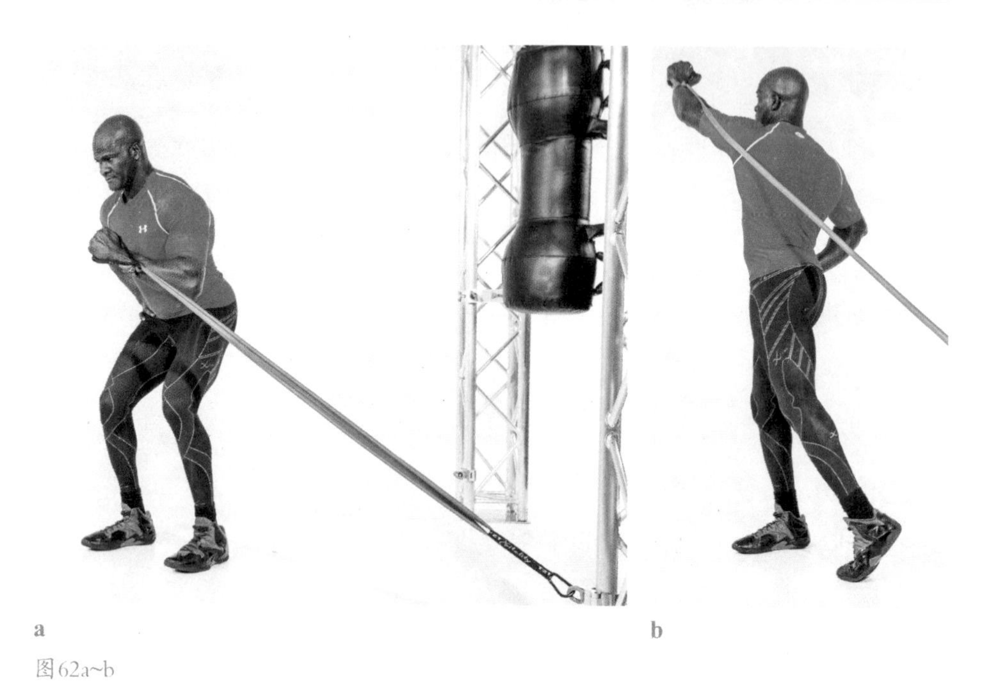

a　b

图62a~b

起始位置

站在低高度或中等高度的弹力带旁。利用离弹力带较近的手紧握其手柄，置于肩膀前方。肘部放在身体侧面。另一只手紧贴臀部。双脚分开，大约与肩同宽，进入一个稍微深蹲的姿势。见图62a。

执行动作

以连接点为轴转动身体，伸展腿部，并将手柄向身体的另一侧斜上方推（图62b）。然后慢慢回到起始位置，重复该动作。

请注意

髋关节的内旋要远远大于脊柱旋转。

参与的肌肉

主要肌肉

三角肌，前束（m.三角肌，锁骨部分）

肱三头肌，外侧头（m.肱三头肌，外侧头）

肱三头肌，长头（m.肱三头肌，长头）

肱三头肌，内侧头（m.肱三头肌，内侧头）

辅助肌肉

三角肌，中束（m.三角肌，肩峰部分）

肱三头肌，外侧头（m.肱三头肌，外侧头）

肱三头肌，长头（m.肱三头肌，长头）

肱三头肌，内侧头（m.肱三头肌，内侧头）

中斜方肌（m.斜方肌，横向部分）

下斜方肌（m.斜方肌，上行部分）

前锯肌（m.前锯肌）

臀大肌（m.臀大肌）

大收肌（m.大收肌）

股直肌（m.股直肌）

股外侧肌（m.股外侧肌）

比目鱼肌（m.比目鱼肌）

腹外斜肌（m.腹外斜肌）

腹内斜肌（m.腹内斜肌）

腰大肌（m.腰大肌）

髂肋肌（m.髂肋肌）

阔筋膜张肌（m.阔筋膜张肌）

臀中肌（m.臀中肌）

冈上肌（m.冈上肌）

股中间肌（m.股中间肌）

腰方肌（m.腰方肌）

m. 三角肌

快速举起 – 杠铃挺举

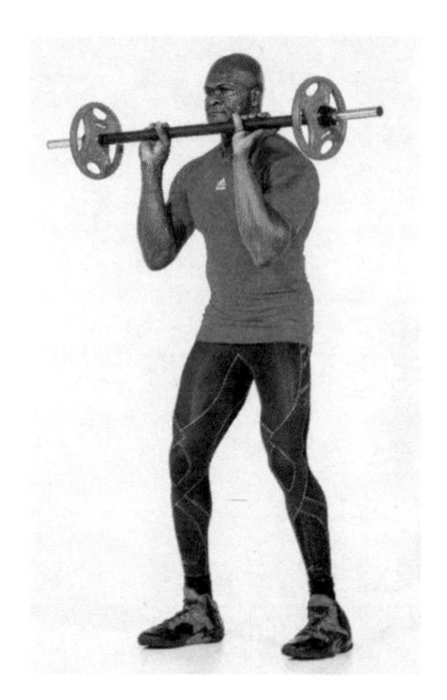

a

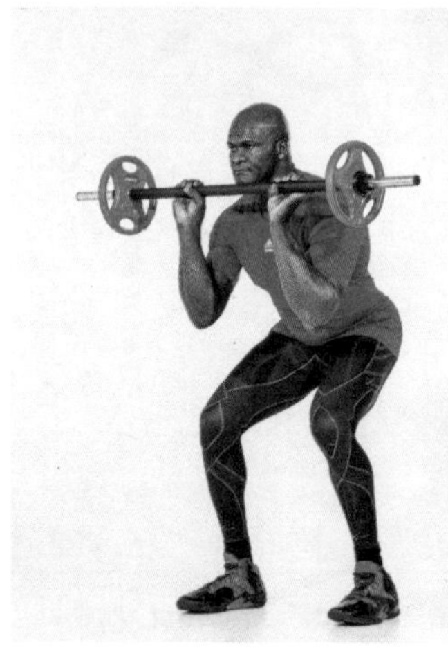

b

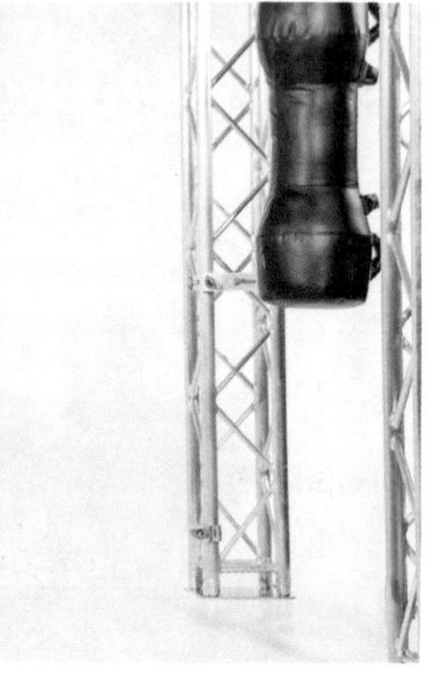

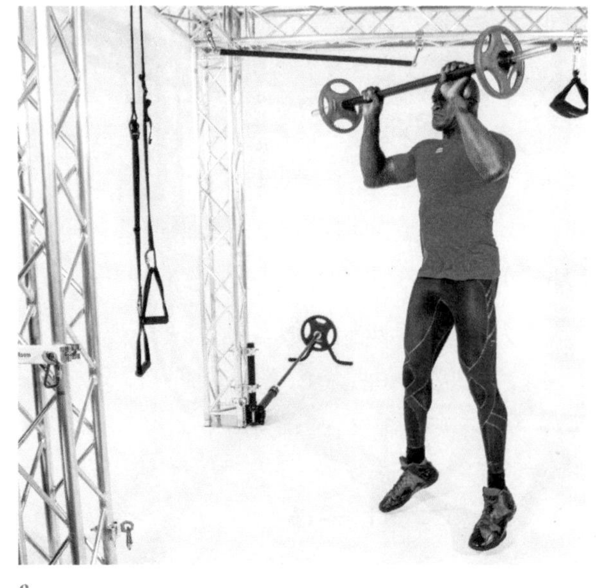

c

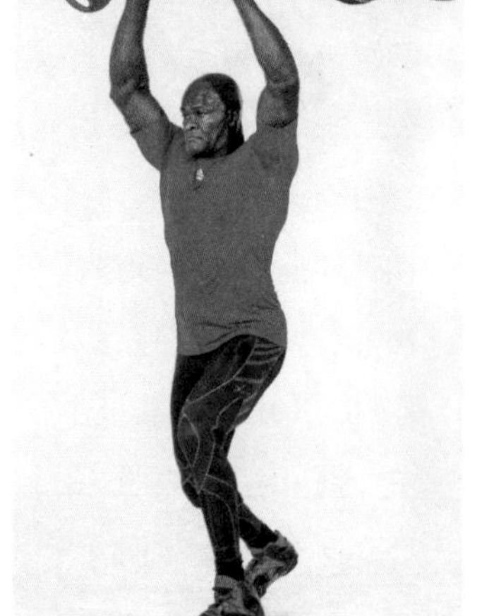

d

图63a~d

起始位置

站立，双脚分开，与肩同宽，双手托杠铃于肩部前方（图63a）。

执行动作

膝盖稍微弯曲，准备起跳，然后跳起，同时把杠铃推上头顶，落地时保持弓步姿势（图63b~d）。然后再缓慢回到起始位置。

参与的肌肉

主要肌肉

三角肌，前束（m.三角肌，锁骨部分）

辅助肌肉

腓肠肌，内侧头（m.腓肠肌，内侧头）

腓肠肌，外侧头（m.腓肠肌，外侧头）

臀中肌（m.臀中肌）

臀大肌（m.臀大肌）

股直肌（m.股直肌）

股内侧肌（m.股内侧肌）

股外侧肌（m.股外侧肌）

股中间肌（m.股中间肌）

比目鱼肌（m.比目鱼肌）

m. 三角肌

阻力侧举（健身棒/管子或绳子）

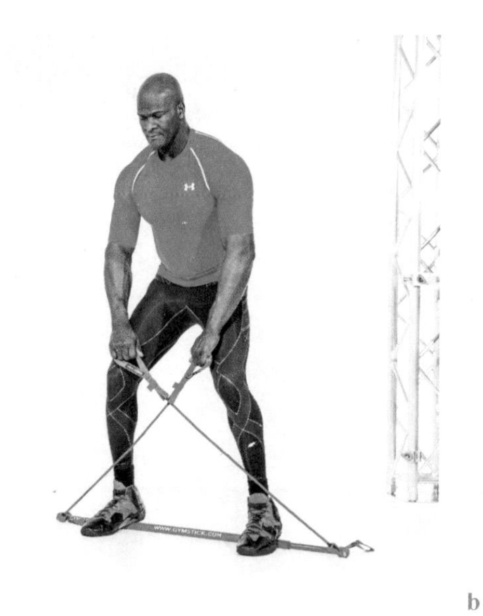

a

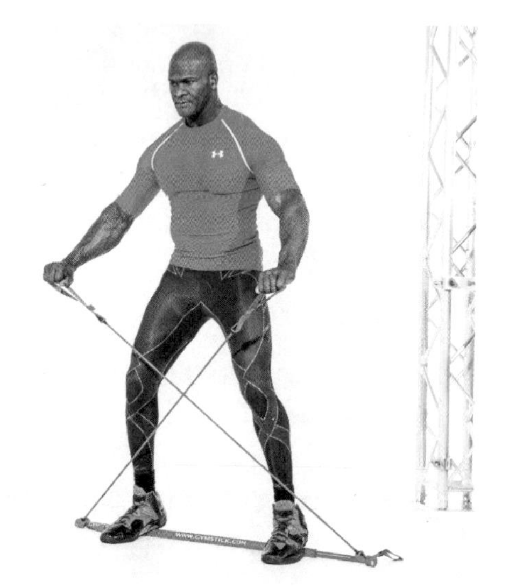

b

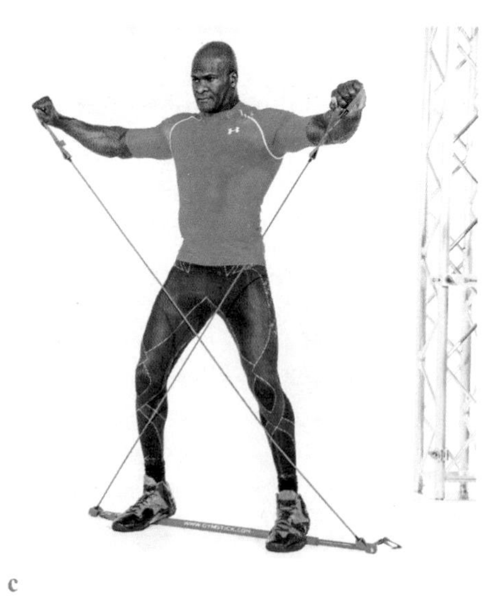

c

图64a~c

起始位置

在两根拉绳之间站直，右手抓住左边的绳子，左手抓住右边的绳子（图64a）。

执行动作

手臂抬到肩部高度，保持肘部稍微弯曲（图64b~c）。然后缓慢放下手臂，重复该动作。

请注意

在整个运动过程中，手肘保持略微弯曲。通过肩部外展拉起绳子，而不要外旋。

参与的肌肉

主要肌肉

三角肌，中束（m.三角肌，肩峰部分）

辅助肌肉

三角肌，前束（m.三角肌，锁骨部分）
中斜方肌（m.斜方肌，横向部分）
下斜方肌（m.斜方肌，上行部分）
前锯肌（m.前锯肌）
冈上肌（m.冈上肌）

胸部和肩部

m.胸肌/m.三角肌

壶铃地面推举－扩展范围

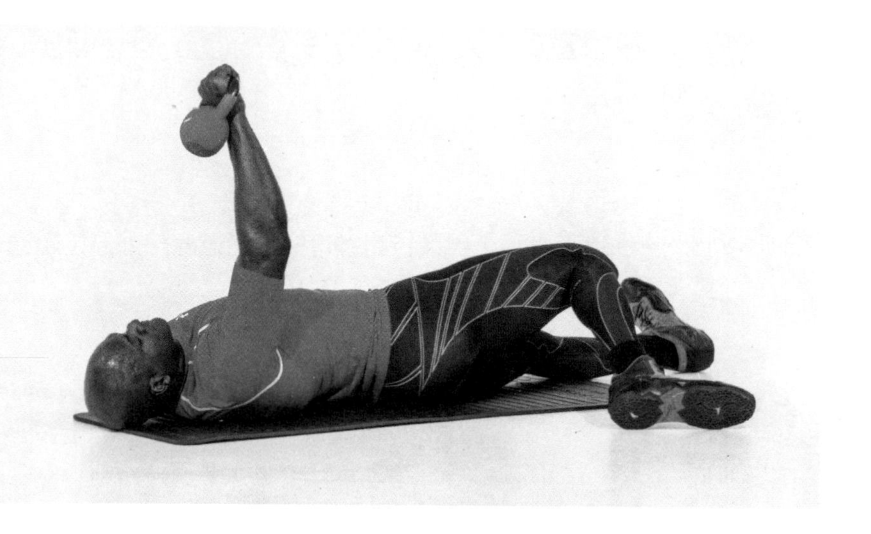

a

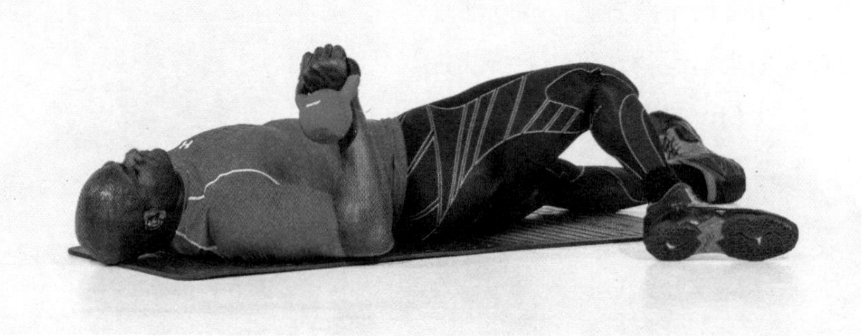

b

图65a~b

起始位置

侧躺，转动上半身，使上背部贴着地面。髋关节不动。竖直推举重物，直到手臂完全伸展。见图65a。

执行动作

朝着胸部下降重物，向身体中线旋转手腕（图65b）。然后回到起始位置。

参与的肌肉

主要肌肉

胸大肌，胸骨部分（m.胸大肌，胸骨部分）

辅助肌肉

三角肌，前束（m.三角肌，锁骨部分）
肱三头肌，长头（m.肱三头肌，长头）
肱三头肌，外侧头（m.肱三头肌，外侧头）

m.胸肌/m.三角肌

背靠瑞士球，哑铃或药球过头推举，保持肘部弯曲

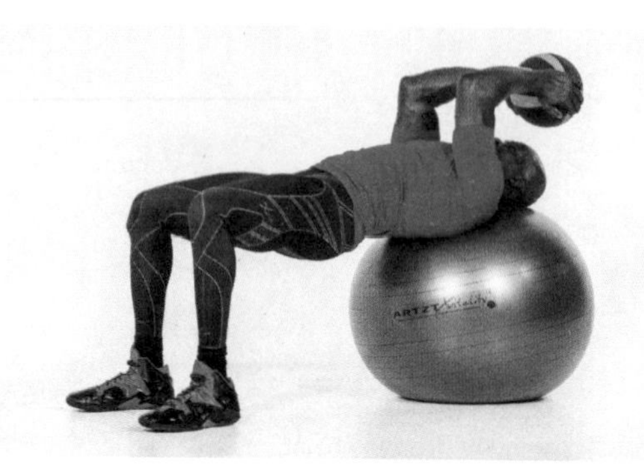

a

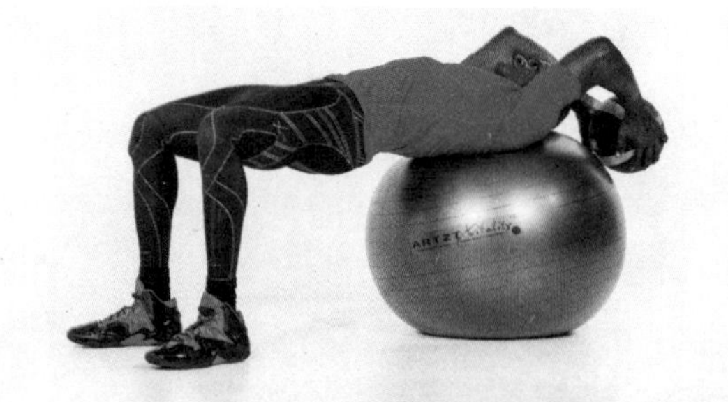

b

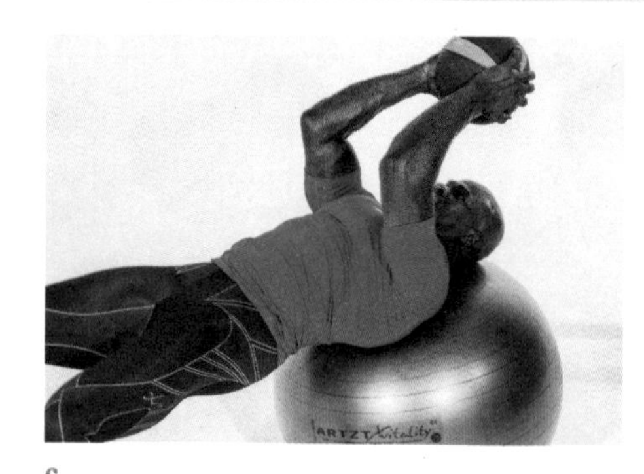

c

d

图66a~d

起始位置

从背部贴着瑞士球开始运动。双手握住实心球，置于头部上方，肘部弯曲。前臂与地面平行，与大臂呈直角。见图66a和c。

执行动作

在头后方缓慢降低实心球，直到大臂与地面平行，前臂与地面垂直（图66b和d）。当你这样做时，应保持肘部弯曲。然后回到起始位置。

参与的肌肉

主要肌肉

胸大肌，胸骨部分（m.胸大肌，胸骨部分）

辅助肌肉

肱三头肌，长头（m.肱三头肌，长头）

肱三头肌，外侧头（m.肱三头肌，外侧头）

三角肌，后束（m.三角肌，棘肌部分）

背阔肌（m.背阔肌）

胸小肌（m.胸小肌）

肱肌（m.肱肌）

大菱形肌（m.大菱形肌）

小菱形肌（m.小菱形肌）

大圆肌（m.大圆肌）

小圆肌（m.小圆肌）

肩胛提肌（m.肩胛提肌）

m.胸肌/m.三角肌

蹲位保持

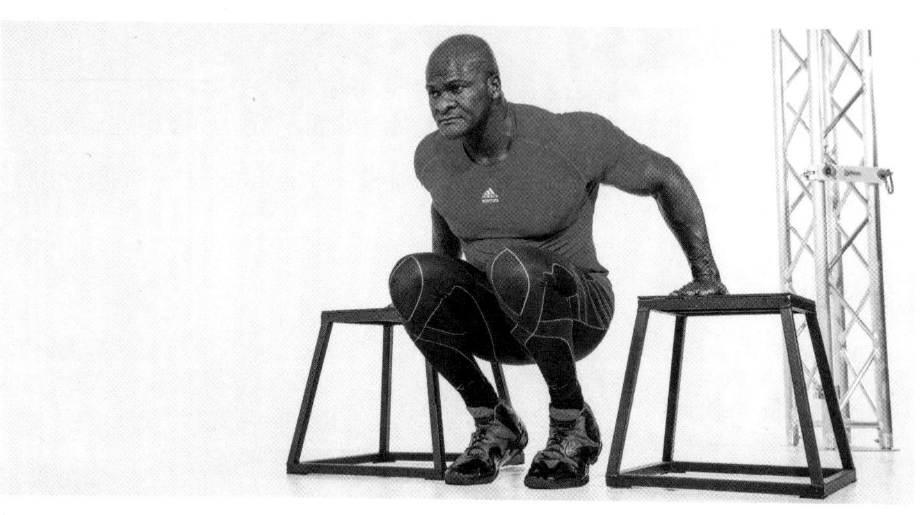

a

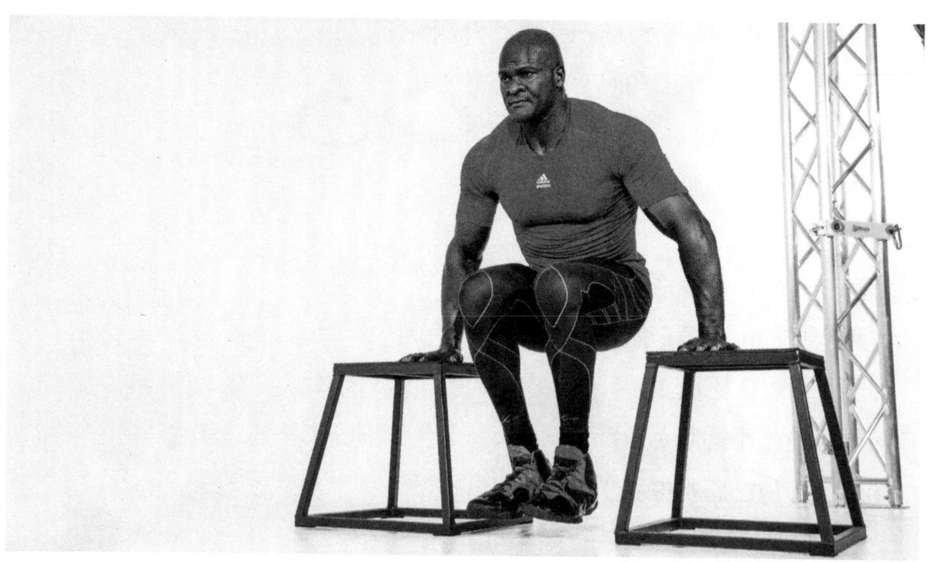

b

图67a~b

起始位置

站在两个高度相等且能支撑身体重量的凳子之间。

执行动作

蹲下来，双手置于凳子上，伸展手臂，然后抬起膝盖，直到大腿和小腿之间呈直角（图67a~b）。尽可能地保持这个姿势。放下腿并重复该动作。

请注意

在该运动中，头部是脊柱的延伸，躯干肌要参与其中。肩膀向后拉且脚尖向前。

参与的肌肉

主要肌肉

三角肌，中束（m.三角肌，肩峰部分）

胸大肌，锁骨部分（m.胸大肌，锁骨部分）

胸大肌，胸骨部分（m.胸大肌，胸骨部分）

中斜方肌（m.斜方肌，横向部分）

肱二头肌（m.肱二头肌）

辅助肌肉

冈下肌（m.冈下肌）

冈上肌（m.冈上肌）

m. 胸肌/m. 三角肌

用手攀爬不稳定表面

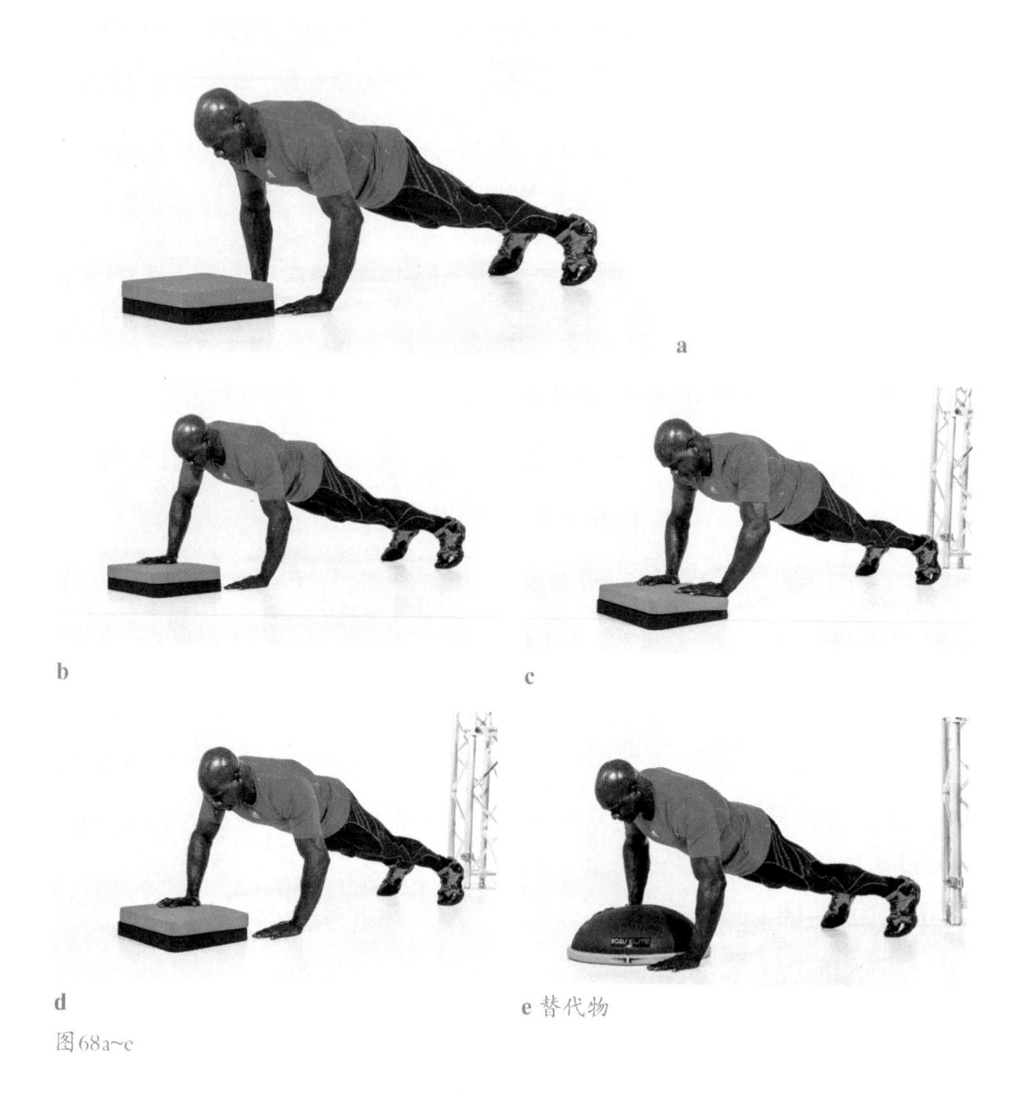

a

b

c

d

e 替代物

图68a~e

起始位置

在不稳定表面后方，以俯卧撑姿势开始。双手分开，与肩同宽；双脚分开，与髋部同宽。头部是脊柱的延伸，身体呈一条直线。见图68a。

执行动作

抬起一只手，将手放在不稳定表面上。另一只手紧随其后。然后双手回到起始位置。继续重复该动作。见图68b~d。

请注意

注意不要将下巴向前推，不要让髋部下垂。以恒定的速度运动，同时在运动中确保躯干肌参与进来。为了增加难度，可以让双手距离变远或改变速度。手的起始位置也可位于不稳定表面的前面或旁边。

参与的肌肉

主要肌肉

三角肌，中束（m.三角肌，肩峰部分）

三角肌，前束（m.三角肌，锁骨部分）

三角肌，后束（m.三角肌，棘肌部分）

胸大肌，胸骨部分（m.胸大肌，胸骨部分）

胸大肌，锁骨部分（m.胸大肌，锁骨部分）

辅助肌肉

大菱形肌（m.大菱形肌）

小菱形肌（m.小菱形肌）

中斜方肌（m.斜方肌，横向部分）

m.胸肌/m.三角肌

弹力带辅助下拉

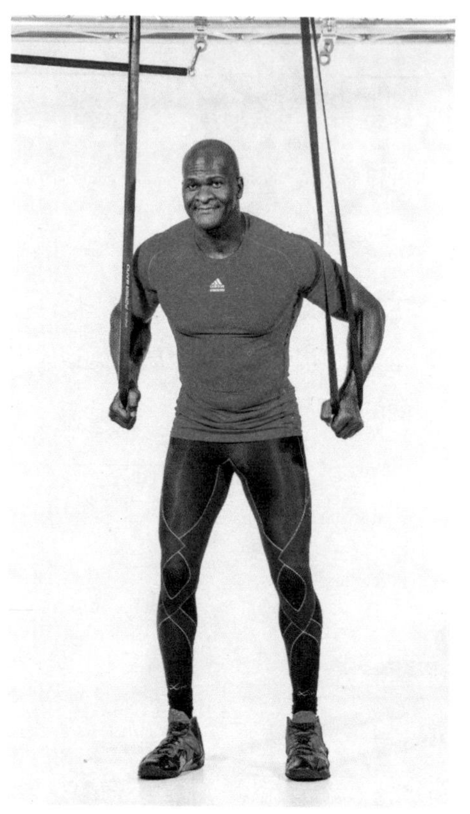

a

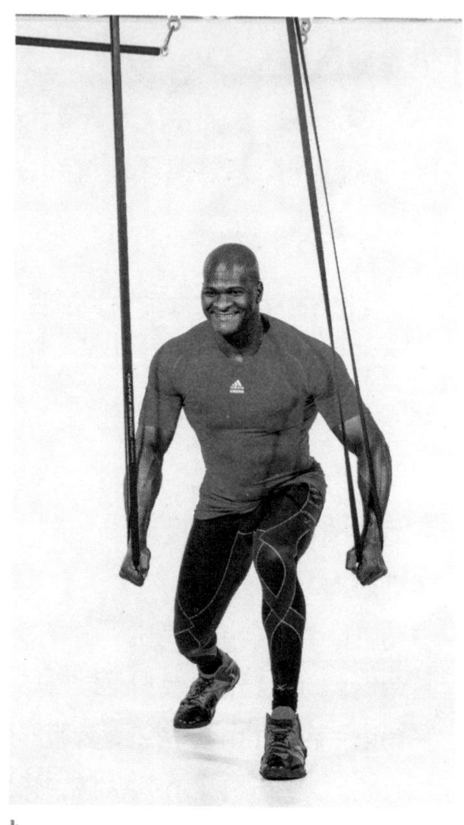

b

图69a~b

起始位置

用手掌握住弹力带手柄，下降至臀部位置，保持躯干稳定，双脚分开，与肩同宽，为下拉动作准备好整个肌肉链（图69a）。

执行动作

稍微弯曲肘部（肘部略微向外侧移动），在感觉到胸部和肩部有轻微拉伸时，朝地面方向下压弹力带，直至手臂完全伸展，同时后弓步（图69b）。重复该动作并用另一条腿形成弓步。

请注意

这个练习是一个功能性动态下拉运动，因此，需要一个站立的起始位置和一个后弓步姿势。对于初学者来说，有一些器械可以用跪姿（辅助性姿势）提供一个相似的运动。

参与的肌肉

主要肌肉

胸大肌，胸骨部分（m.胸大肌，胸骨部分）

胸大肌，腹部（m.胸大肌，腹部部分）

辅助肌肉

三角肌，前束（m.三角肌，锁骨部分）

肱三头肌，外侧头（m.肱三头肌，外侧头）

肱三头肌，长头（m.肱三头肌，长头）

肱三头肌，内侧头（m.肱三头肌，内侧头）

肩胛提肌（m.肩胛提肌）

背阔肌（m.背阔肌）

大圆肌（m.大圆肌）

胸小肌（m.胸小肌）

m. 胸肌 / m. 三角肌

T形俯卧撑

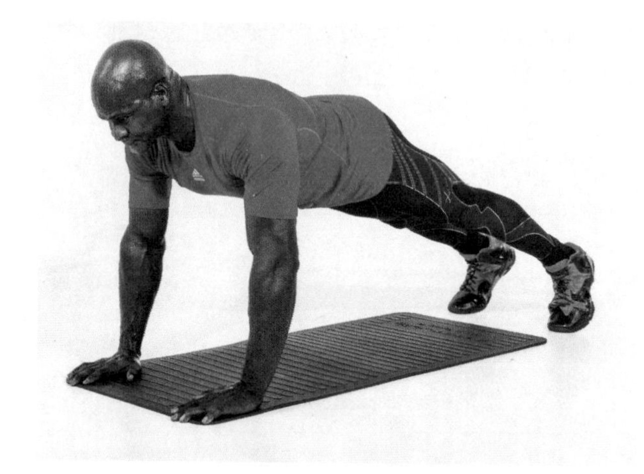

a

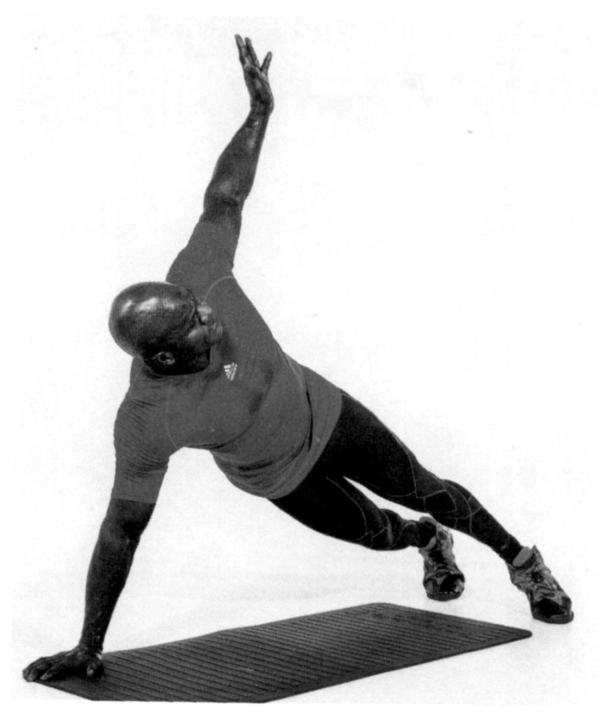

b

图70a~b

起始位置

伸展手臂做俯卧撑姿势（图70a）。

执行动作

俯卧撑姿势，旋转躯干，抬起一只手离开地面并伸展，手臂朝向天花板（图70b）。保持身体处于一条直线上（脚趾贴着地面）。然后另一边重复该动作。

参与的肌肉

主要肌肉

胸大肌，锁骨部分（m.胸大肌，锁骨部分）

胸大肌，胸骨部分（m.胸大肌，胸骨部分）

辅助肌肉

腹外斜肌（m.腹外斜肌）

腹内斜肌（m.腹内斜肌）

肱三头肌，长头（m.肱三头肌，长头）

肱三头肌，外侧头（m.肱三头肌，外侧头）

三角肌，前束（m.三角肌，锁骨部分）

腹部

m.腹直肌

支撑－交替手臂和腿部伸展

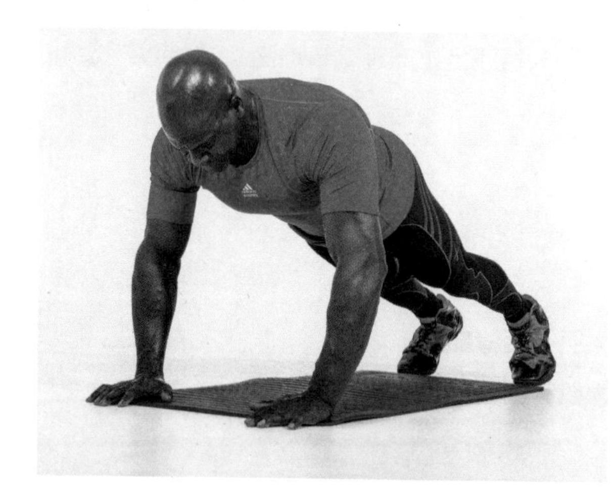

a

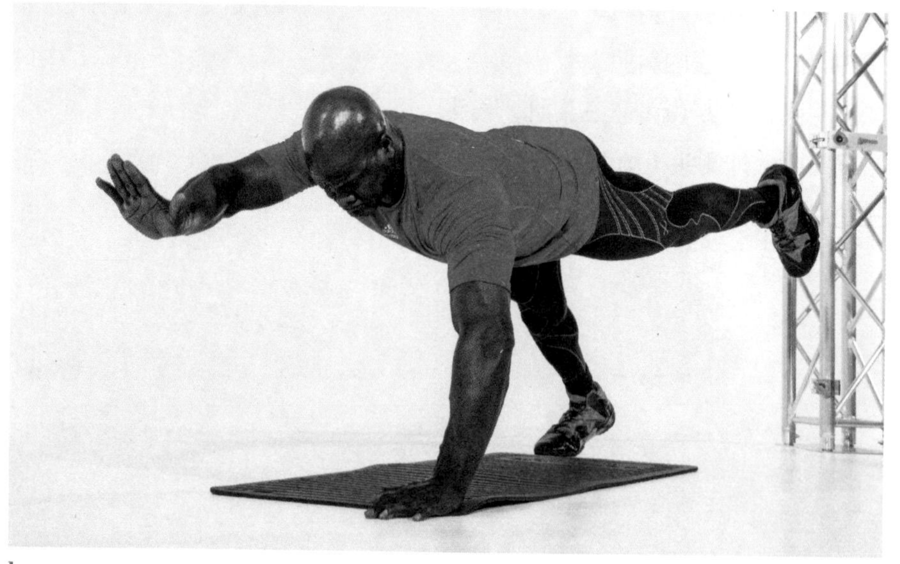

b

图71a~b

起始位置

双手与双脚分开，与肩同宽，进入俯卧撑姿势，头部是脊柱的延伸，背部挺直（图71a）。

执行动作

向前伸出一只手臂，同时将另一侧的腿向后伸，直至手臂和腿完全伸展（图71b）。然后将手臂和相对侧的腿收起来。重复该动作，并两侧切换着进行运动。

请注意

在运动过程中，头部是脊柱的延伸，同时腹部肌肉要参与其中。伸展手臂和双腿，直至它们与地面平行。初学者可以用膝盖完成这个运动。

参与的肌肉

主要肌肉

腹直肌（m.腹直肌）

辅助肌肉

腹外斜肌（m.腹外斜肌）
腹内斜肌（m.腹内斜肌）
髂肌（m.髂肌）
腰大肌（m.腰大肌）
缝匠肌（m.缝匠肌）
胸大肌（m.胸大肌）
前锯肌（m.前锯肌）
股外侧肌（m.股外侧肌）
股中间肌（m.股中间肌）
股内侧肌（m.股内侧肌）

m. 腹直肌

臀部抬升

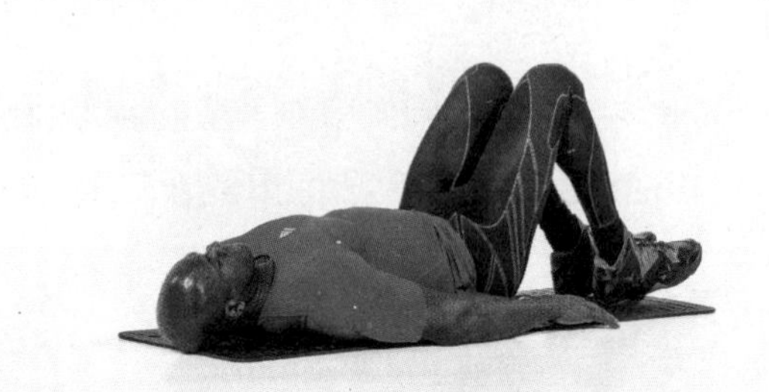

a

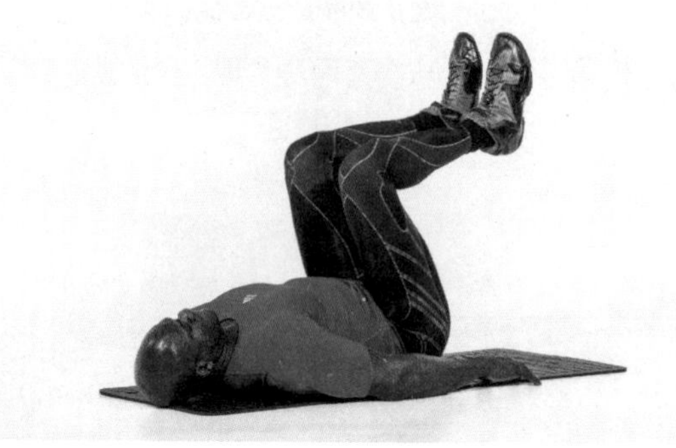

b

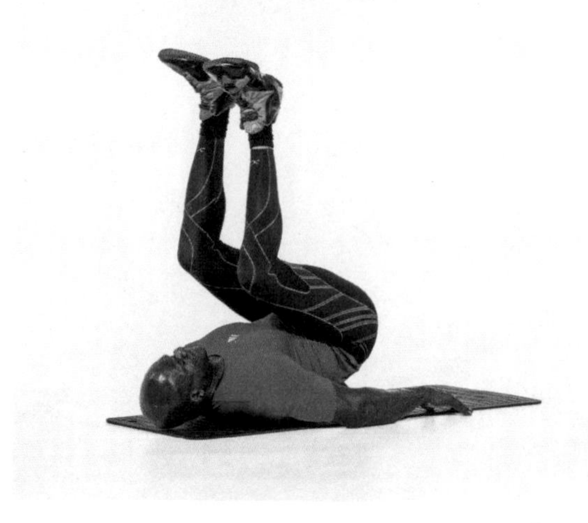

c

图72a~c

起始位置

平躺，背部着地，双脚平放在地面上，脚跟着地，手臂放在身体两侧（图72a）。

执行动作

将腿和臀部从地板上抬起，使膝盖稍微向头部移动（向前和向上），并且下背部不再接触地面。手臂仅用于维持稳定，支撑臀部尽可能地抬高。见图72b~c。

参与的肌肉

主要肌肉

腹直肌（m.腹直肌）

辅助肌肉

腹外斜肌（m.腹外斜肌）
腹内斜肌（m.腹内斜肌）
多裂肌（mm.多裂肌）
腰方肌（m.腰方肌）
背最长肌（m.背最长肌）
背阔肌（m.背阔肌）

m.腹直肌

前臂支撑跳跃

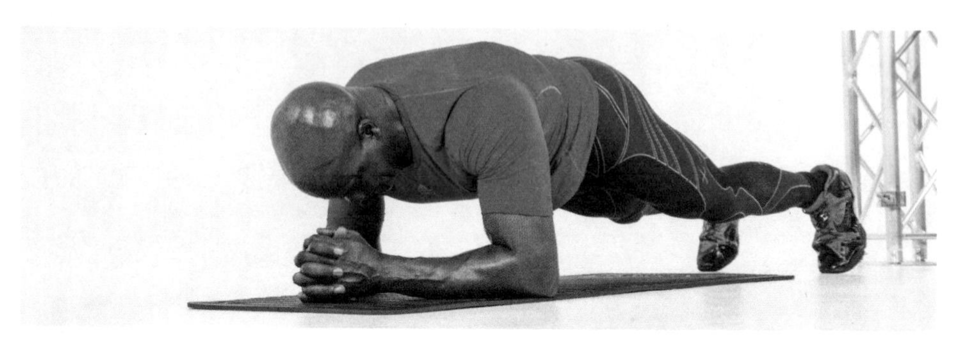

a

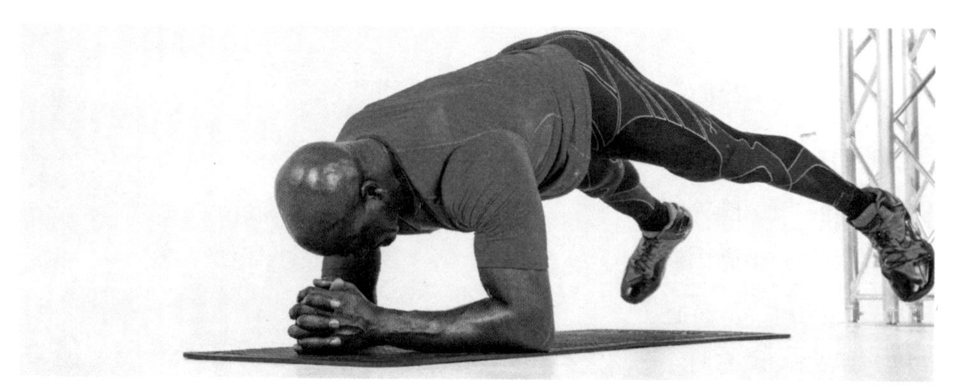

b

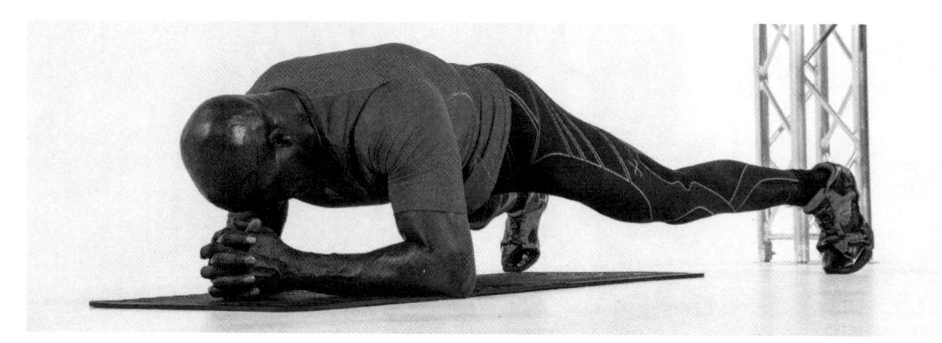

c

图73a~c

起始位置

腹部离开地面，身体抬高，只用前臂和脚趾撑地（图73a）。保持背部挺直。

执行动作

为了让身体更稳定，保持双手合拢。身体呈一条直线。双脚跳起，分开宽于肩。见图73b~c。简单地稳定姿势，然后跳回起始位置。重复该动作。

参与的肌肉

主要肌肉

腹直肌（m.腹直肌）

腹横肌（m.腹横肌）

辅助肌肉

腹外斜肌（m.腹外斜肌）

腹内斜肌（m.腹内斜肌）

多裂肌（mm.多裂肌）

腰方肌（m.腰方肌）

背最长肌（m.背最长肌）

髂肋肌（m.髂肋肌）

背阔肌（m.背阔肌）

m. 腹直肌

壶铃旋转

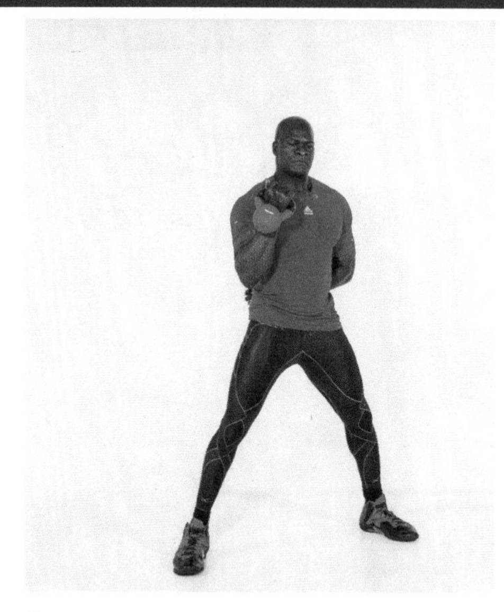

a

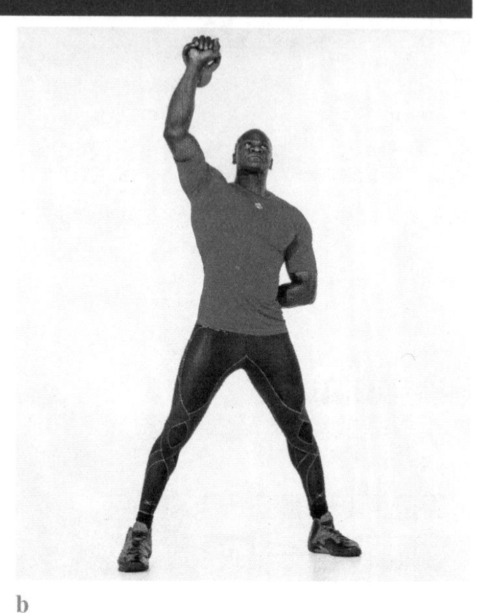

b

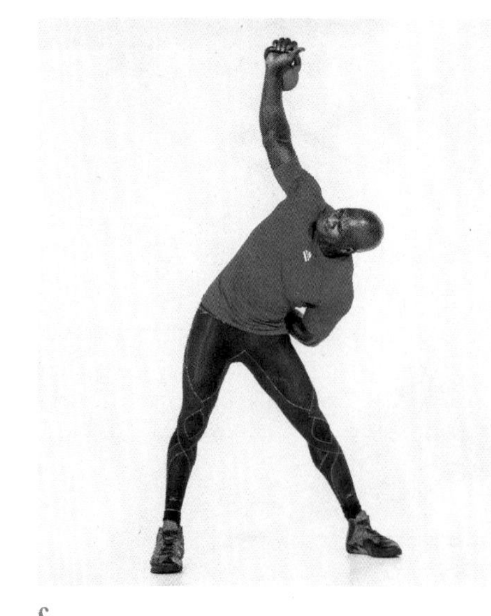

c

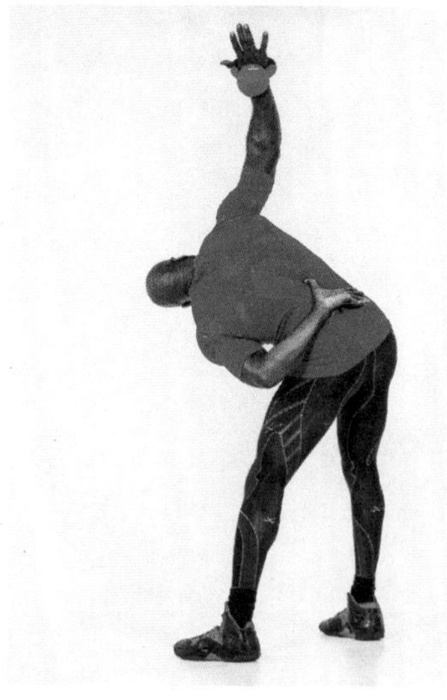

d

图74a~d

起始位置

站立，双脚分开，比肩稍宽。用一只手将壶铃提至肩膀高度，然后把它推至头顶上方。见图74a~b。

执行动作

用手紧紧地握着壶铃，并缓慢地向前弯曲。同时，眼睛盯着壶铃，使身体稍微旋转。手臂保持伸展。见图74c~d。

参与的肌肉

主要肌肉

腹直肌（m.腹直肌）
腹外斜肌（m.腹外斜肌）
腹内斜肌（m.腹内斜肌）

辅助肌肉

臀中肌（m.臀中肌）
臀大肌（m.臀大肌）
股二头肌（m.股二头肌）

m. 腹直肌

药球上下甩动

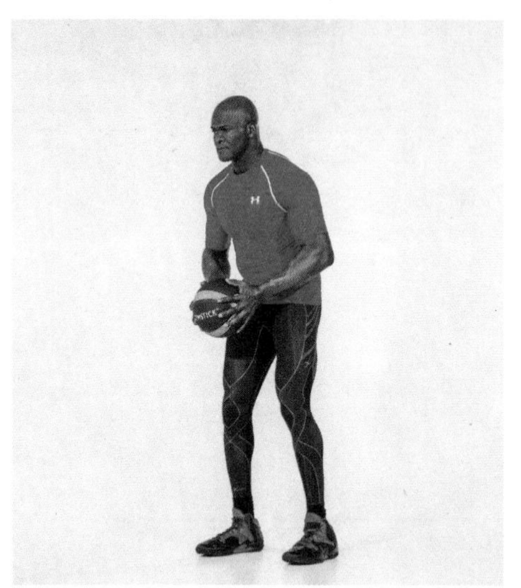

a

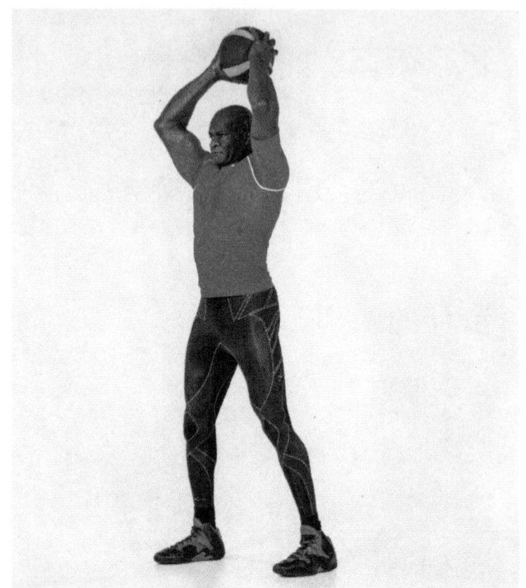

b

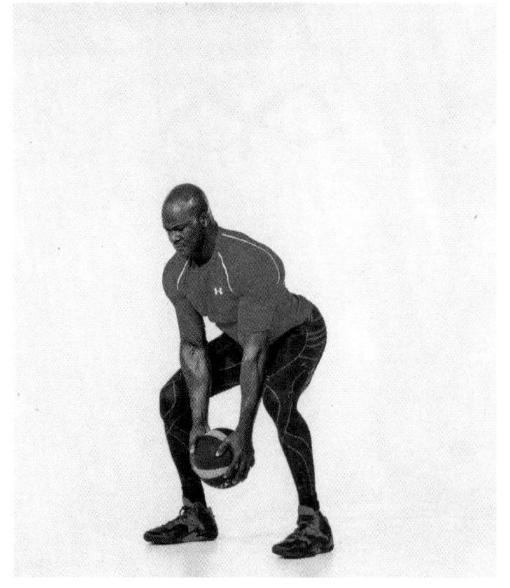

c

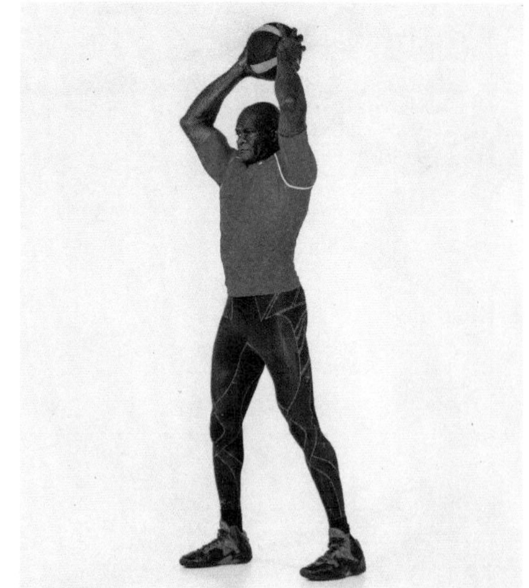

d

图75a~d

起始位置

站立，双脚分开，比肩稍宽（图75a）。手肘稍微弯曲，在头顶上方握着药球（图75b）。

执行动作

弯曲膝盖，往下放药球至双腿之间（图75c）。然后回到起始位置（图75d）。

参与的肌肉

主要肌肉

腹直肌（m.腹直肌）

腹外斜肌（m.腹外斜肌）

腹内斜肌（m.腹内斜肌）

三角肌，前束（m.三角肌，锁骨部分）

辅助肌肉

股外侧肌（m.股外侧肌）

股中间肌（m.股中间肌）

股内侧肌（m.股内侧肌）

股直肌（m.股直肌）

m. 腹横肌

伐木动作

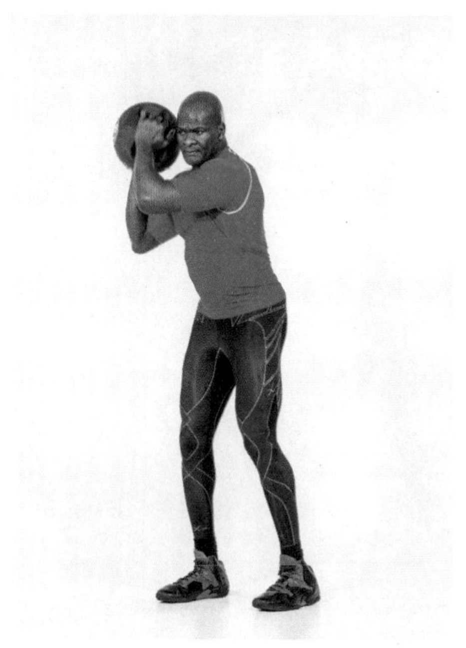

a

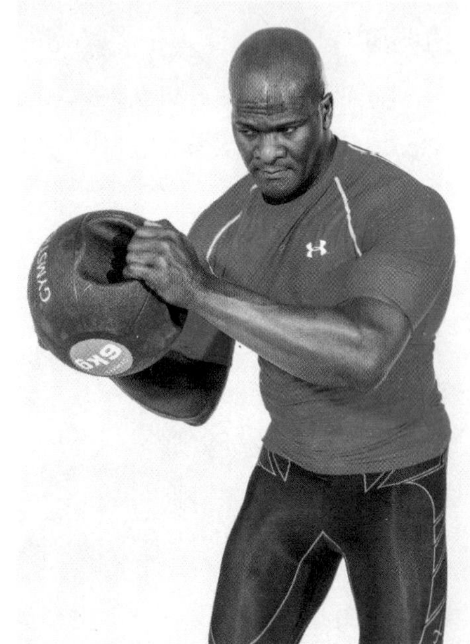

b

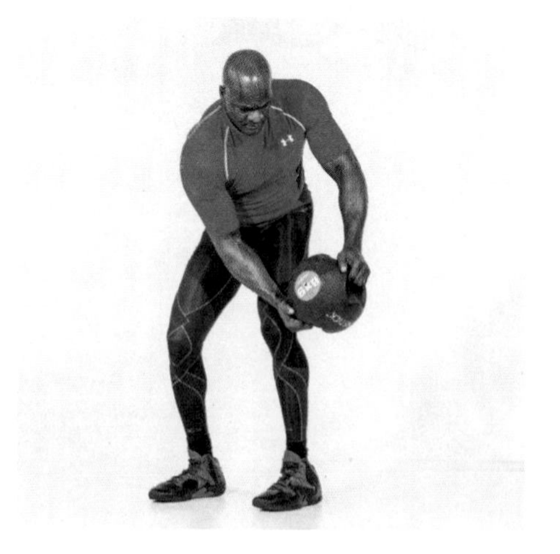

c

图76a~c

起始位置

站立，双脚分开，与肩同宽。双手握住药球，放在右肩旁。两臂位于上半身前方。上半身转向药球一侧。见图76a。

执行动作

从起始位置，将药球沿着对角线向下移动到左膝外侧（图76b~c）。右膝要稍微弯曲，这样身体才能达到一个较低的姿势。然后回到起始位置，在另一侧重复该动作。

参与的肌肉

主要肌肉

腹直肌（m.腹直肌）

腹外斜肌（m.腹外斜肌）

腹内斜肌（m.腹内斜肌）

辅助肌肉

腹横肌（m.腹横肌）

m.腹横肌

支撑-吊悬抬腿训练

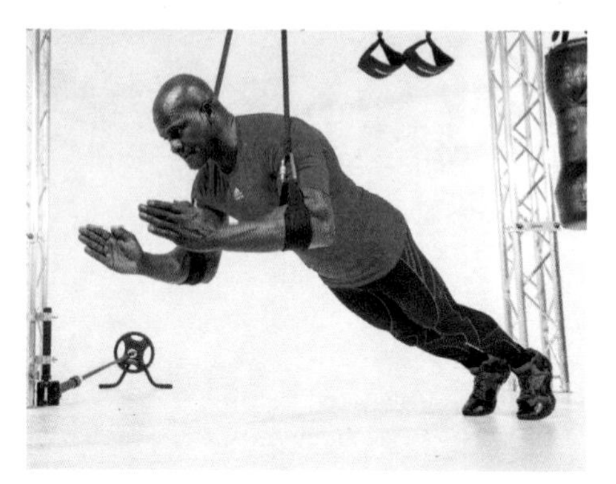

a

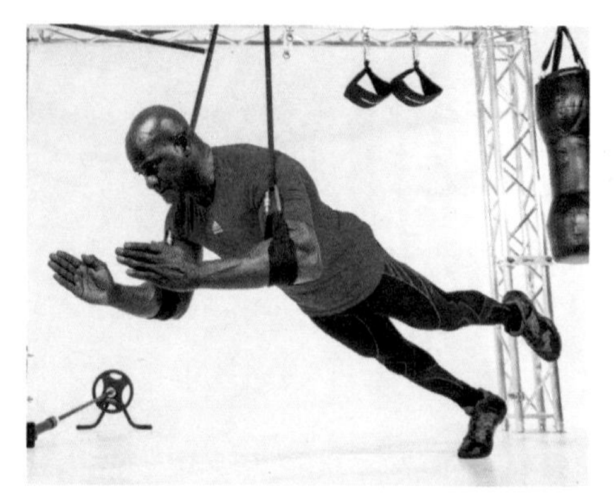

b

图77a~b

起始位置

将前臂套在吊索训练器里，用前臂和脚趾支撑身体，双臂分开，与肩同宽，头部是脊柱的延伸，身体呈一条直线（图77a）。

执行动作

保持该姿势，抬起一条腿（图77b）。腿要完全伸直，髋关节保持笔直，并且与地面平行。然后回到起始位置，用另一条腿重复该动作。

请注意

不要把下巴压在胸前，不要让髋部下垂。在保持该姿势期间，躯干肌要参与其中。运动强度随着运动速度的变化而变化。

参与的肌肉

主要肌肉

腹外斜肌（m.腹外斜肌）

腹内斜肌（m.腹内斜肌）

辅助肌肉

臀中肌（m.臀中肌）

臀小肌（m.臀小肌）

阔筋膜张肌（m.阔筋膜张肌）

腰方肌（m.腰方肌）

腰大肌（m.腰大肌）

耻骨肌（m.耻骨肌）

股薄肌（m.股薄肌）

臀大肌（m.臀大肌）

背阔肌（m.背阔肌）

胸小肌（m.胸小肌）

胸大肌，胸骨部分（m.胸大肌，胸骨部分）

肩胛提肌（m.肩胛提肌）

短收肌（m.短收肌）

长收肌（m.长收肌）

大收肌（m.大收肌）

臀部

m. 臀大肌

弹力带髋关节伸展

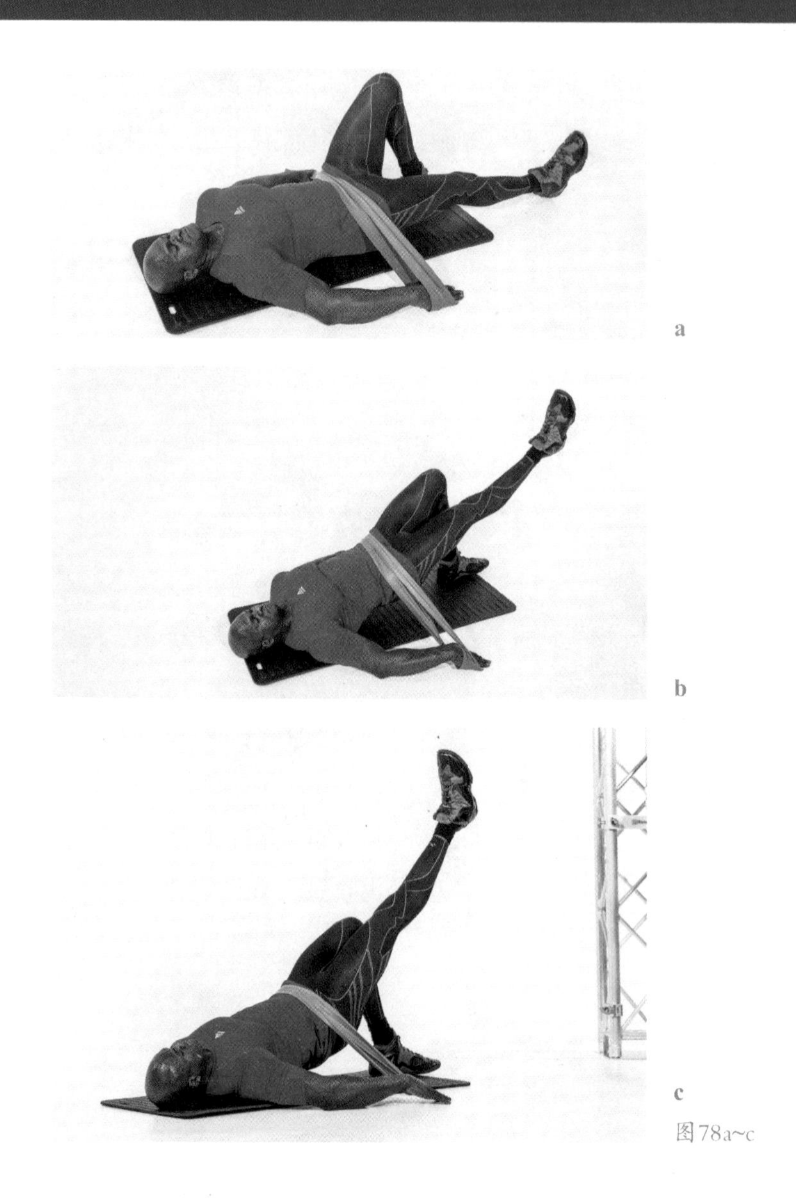

a

b

c

图78a~c

起始位置

背部着地，躺在地面或垫子上，伸展一条腿，同时弯曲另一条腿，将脚平放在地面或垫子上，手臂放在身体两侧，保持弹力带的张力（图78a）。

执行动作

膝盖弯曲时，在同一侧伸直髋关节，抬高身体以抵抗弹力带阻力（图78b~c）。当你这样做时，保持腿部伸展和髋部笔直。然后放下身体，继续保持腿部伸展和髋部笔直。重复该动作，然后换另一条腿进行。

参与的肌肉

主要肌肉

臀大肌（m.臀大肌）

m.臀大肌

上跳

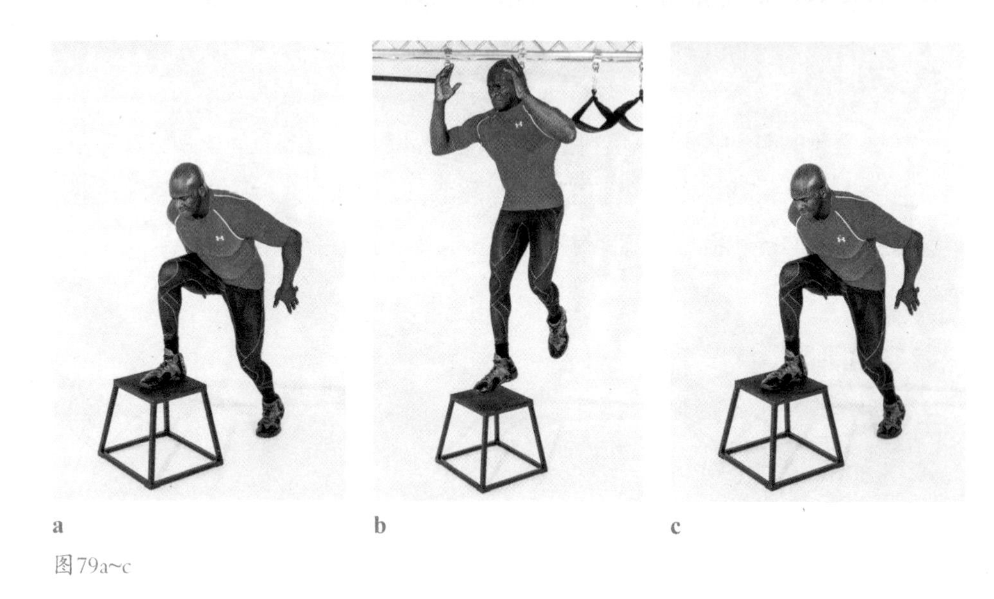

a b c

图79a~c

起始位置

站立，双脚分开，与肩同宽，手臂置于身体两侧。将一只脚放在凳子上。见图79a。

执行动作

迅速弯曲膝盖和髋部，并立即向上跳起，尽可能高（图79b）。保持弓步姿势。缓慢地下落并回到直立的起始位置（图79c）。然后重复该动作。前膝弯曲时不应超过脚趾位置。

请注意

如果在该动作中，手臂保持一定节奏的摆动，将会获得更多的动能。挺胸并使躯干肌参与进来。为了增加难度，可以减少每次跳跃的间隔时间。不过要确保每次落地是轻巧地（安静地），并且起跳要有冲劲。

参与的肌肉

主要肌肉

臀大肌（m.臀大肌）
半腱肌（m.半腱肌）
半膜肌（m.半膜肌）
股二头肌（m.股二头肌）
大收肌（m.大收肌）
股直肌（m.股直肌）
股外侧肌（m.股外侧肌）
股内侧肌（m.股内侧肌）
股中间肌（m.股中间肌）
腓肠肌，内侧头（m.腓肠肌，内侧头）
腓肠肌，外侧头（m.腓肠肌，外侧头）
比目鱼肌（m.比目鱼肌）
胫骨前肌（m.胫骨前肌）
趾长伸肌（m.趾长伸肌）

辅助肌肉

三角肌，中束（m.三角肌，肩峰部分）
三角肌，前束（m.三角肌，锁骨部分）
冈上肌（m.冈上肌）
胸大肌，锁骨部分（m.胸大肌，锁骨部分）
肱二头肌（m.肱二头肌）
下斜方肌（m.斜方肌，上行部分）
中斜方肌（m.斜方肌，横向部分）
前锯肌（m.前锯肌）
腹直肌（m.腹直肌）

臀部和腿

m.臀肌/m.梨状肌

带弹力带阻力的站姿髋部外展

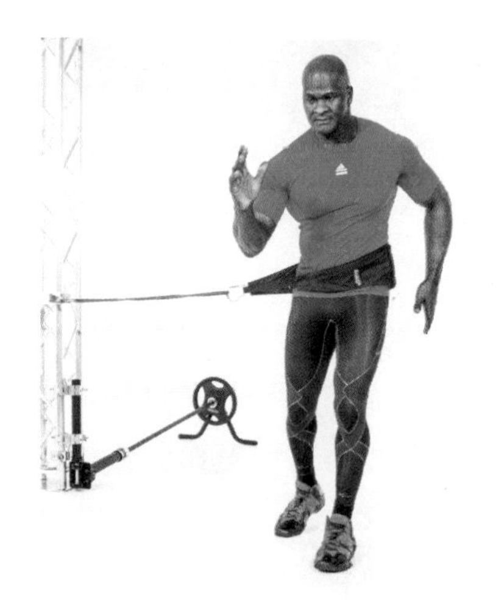

a

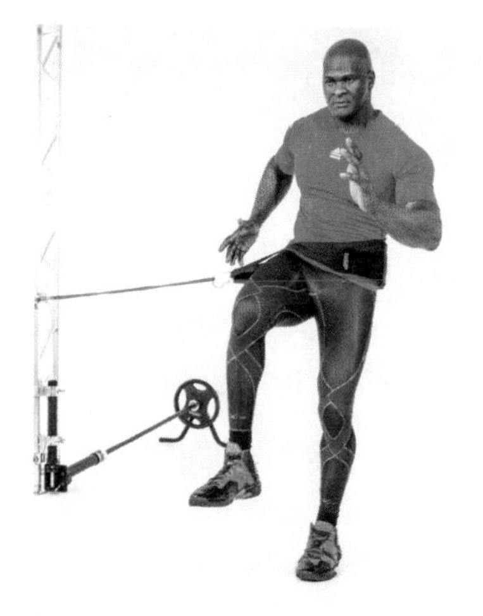

b

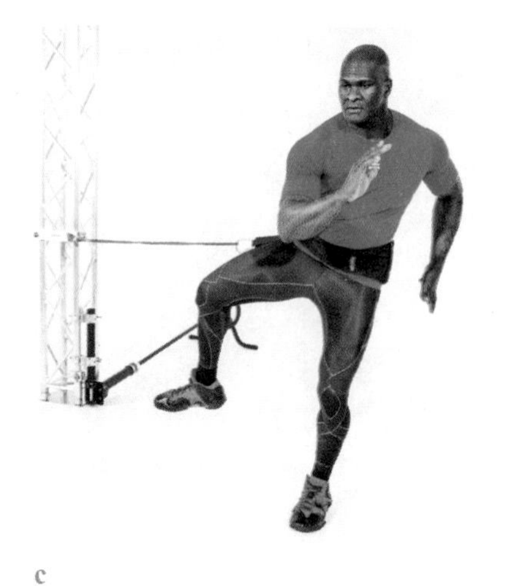

c

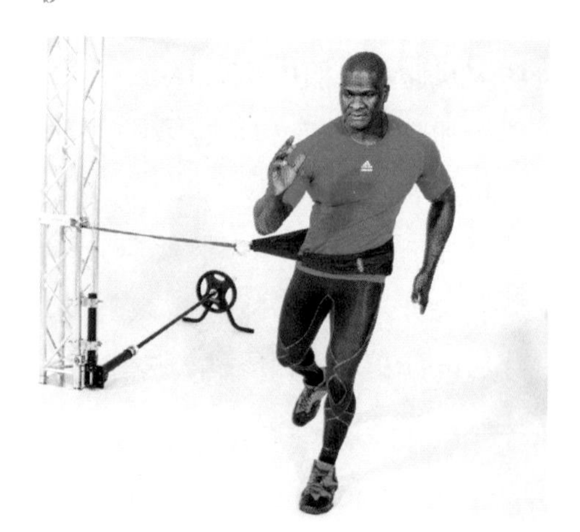

d

图80a~d

起始位置

站立，双脚分开，与肩同宽，肘部弯曲并抬高以支撑运动（图80a）。屈膝，抬起一条腿，使大腿与地面平行，小腿与地面垂直（图80b）。

执行动作

向外旋转膝盖（外展），尽可能地远离身体（图80c）。然后回到起始位置（内收）。重复该动作。

请注意

在运动过程中，头部是脊柱的延伸，躯干肌也参与其中。抬起的一侧大腿与地面保持平行。

参与的肌肉

主要肌肉

臀中肌（m.臀中肌）

臀小肌（m.臀小肌）

阔筋膜张肌（m.阔筋膜张肌）

辅助肌肉

缝匠肌（m.缝匠肌）

梨状肌（m.梨状肌）

m.臀肌/m.梨状肌

用弹力带阻力拖拽

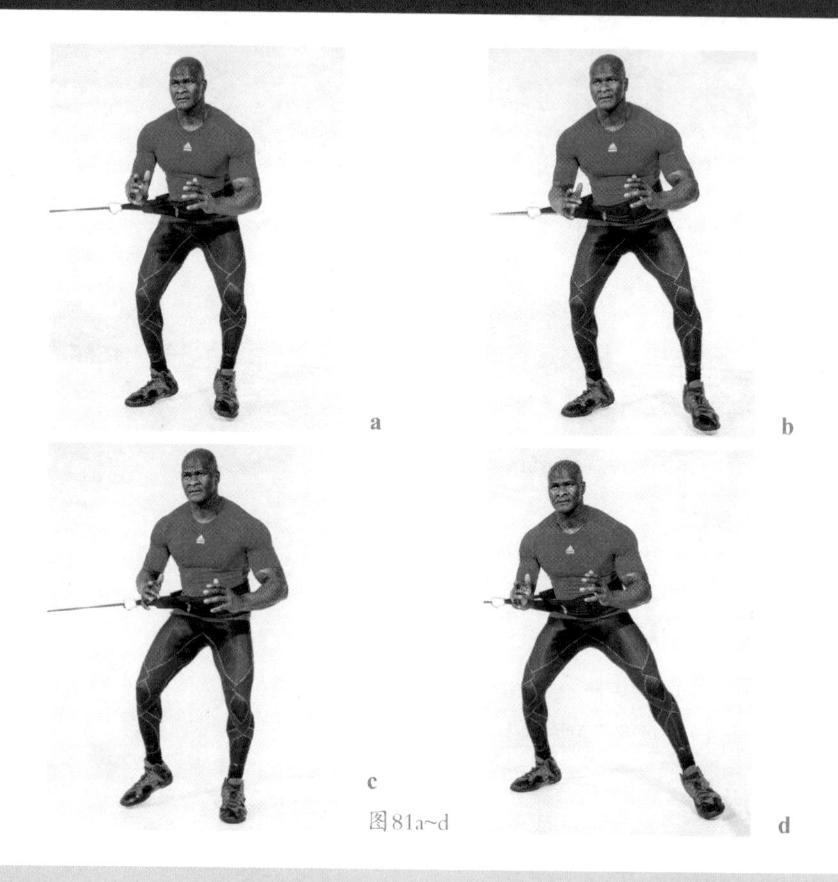

图81a~d

起始位置

站立，双脚分开，与肩同宽，手臂放松，置于髋关节高度处（图81a）。

执行动作

微蹲。髋部、膝盖和踝关节略微弯曲。向一侧移动脚，短暂地把脚抬离地面。确保脚不接触地面，并保持微蹲。通过改变方向来重复该动作。见图81b~d。

请注意

在运动过程中，眼睛直视前方，保持背部挺直，躯干肌参与其中。运动强度随运动速度的变化而变化。

参与的肌肉

主要肌肉

长收肌（m.长收肌）
短收肌（m.短收肌）
大收肌（m.大收肌）
股外侧肌（m.股外侧肌）
股内侧肌（m.股内侧肌）
股中间肌（m.股中间肌）
股直肌（m.股直肌）
梨状肌（m.梨状肌）
腓肠肌，内侧头（m.腓肠肌，内侧头）
腓肠肌，外侧头（m.腓肠肌，外侧头）
半腱肌（m.半腱肌）
比目鱼肌（m.比目鱼肌）
臀大肌（m.臀大肌）
阔筋膜张肌（m.阔筋膜张肌）
缝匠肌（m.缝匠肌）
股薄肌（m.股薄肌）
腓骨长肌（m.腓骨长肌）

辅助肌肉

臀中肌（m.臀中肌）
臀小肌（m.臀小肌）
腹外斜肌（m.腹外斜肌）
腹内斜肌（m.腹内斜肌）

m.臀肌/m.梨状肌

侧扭髋部拉伸

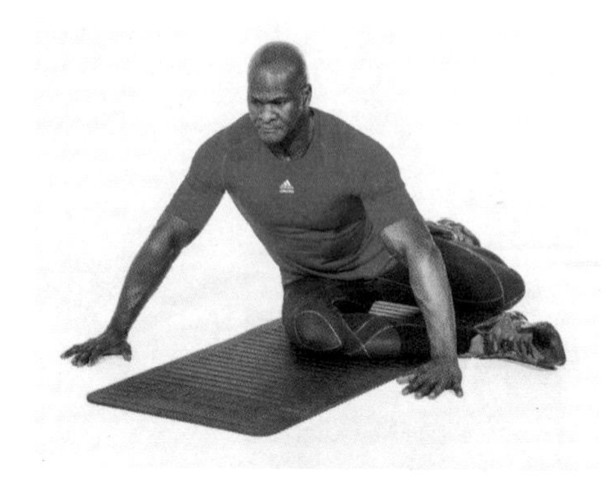

a

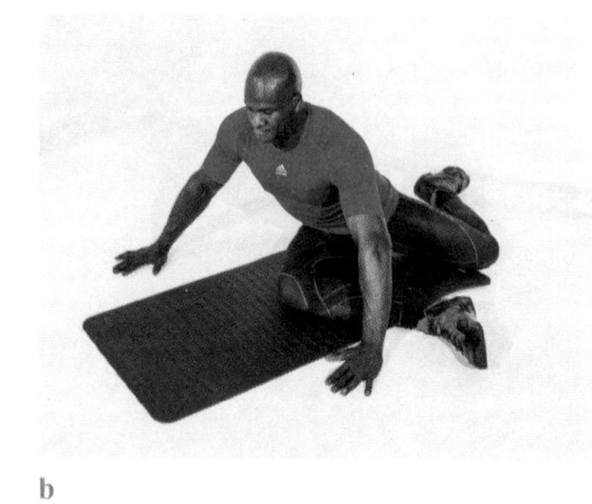

b

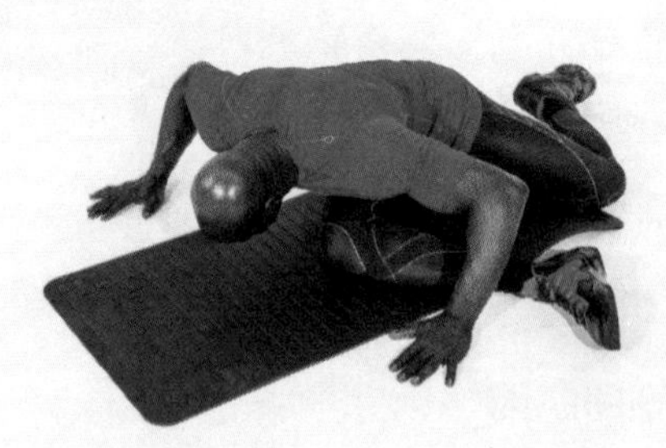

c

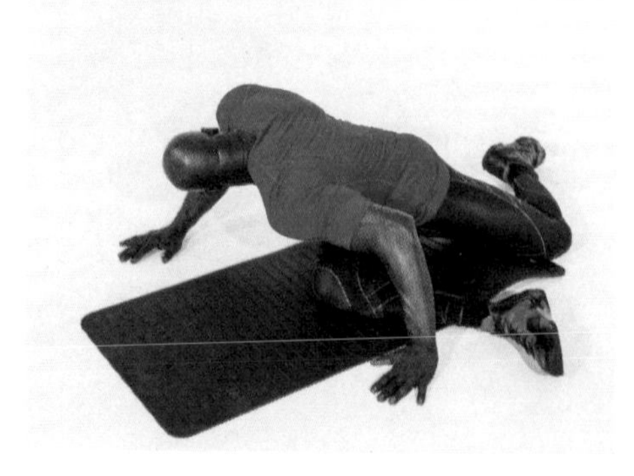

d

图82a~d

起始位置

坐在地板或垫子上，膝盖弯曲呈90度夹角，将身体旋转大约90度，使得躯干和大腿呈一条直线，双手置于地面，分开稍宽于肩（图82a）。

执行动作

身体向地板倾斜，继续旋转胸部和骨盆，直到感觉到一定的拉伸（图82b~d）。保持这个姿势20~30秒。然后回到起始位置，重复该动作。然后换另一侧重复该动作。

请注意

作为替代方案，大腿与躯干呈一条直线的腿可以伸直进行训练（跨栏式拉伸）。

参与的肌肉

主要肌肉

臀中肌（m.臀中肌）

臀小肌（m.臀小肌）

梨状肌（m.梨状肌）

辅助肌肉

腹外斜肌（m.腹外斜肌）

腹内斜肌（m.腹内斜肌）

m. 半腱肌/m. 股二头肌

挺举

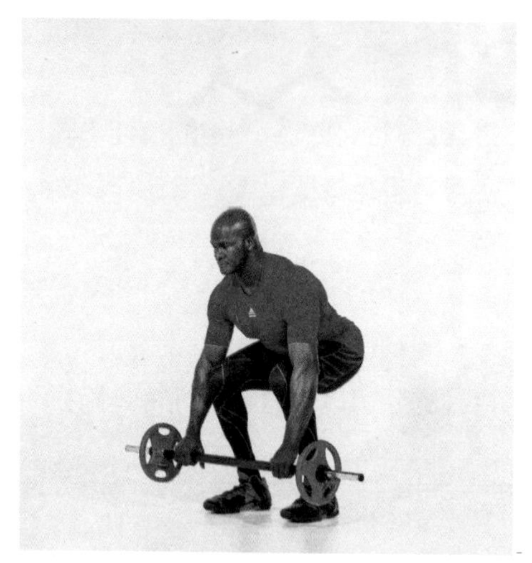

a

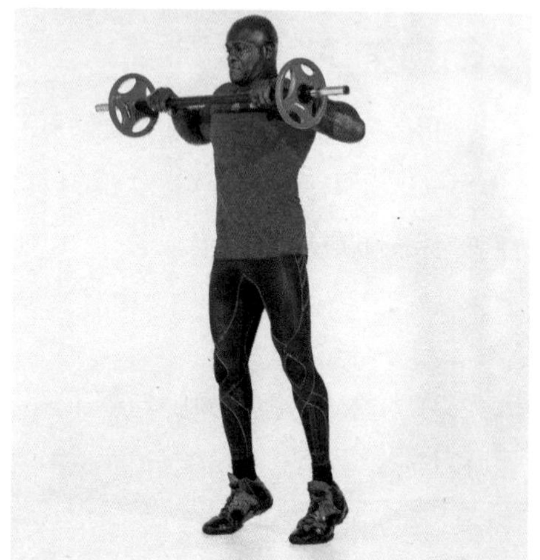

b

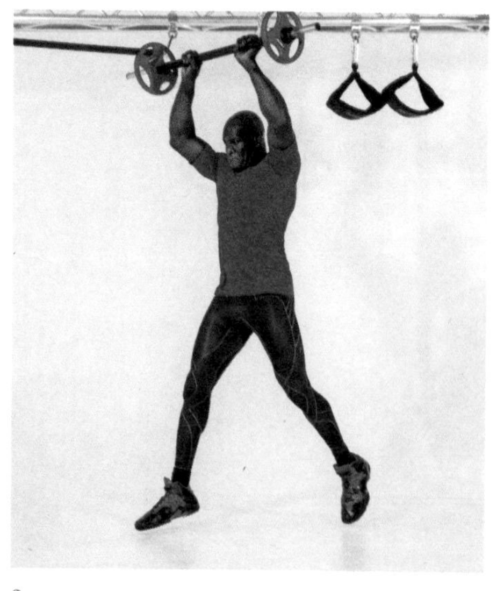

c

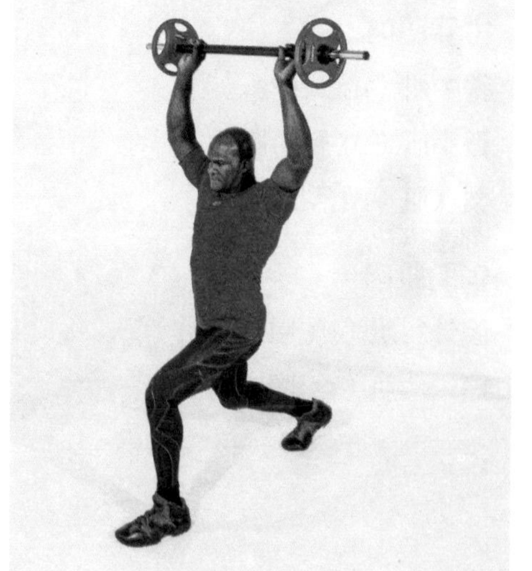

d

图83a~d

起始位置

站直并屈膝。保持背部挺直。双手分开，与肩同宽，握住杠铃，手掌朝向身体。见图83a。

执行动作

保持背部挺直，将杠铃举到下巴高度。接下来，调动大腿肌肉并把重量拉向胸部，同时脚趾发力，抬高身体。当杠铃几乎到达胸部高度时，转换握法，使手掌对着天花板。同时跳起，将重量推到头顶上方，并以弓步姿势着地。见图83b~d。

参与的肌肉

主要肌肉

半腱肌（m.半腱肌）

股二头肌（m.股二头肌）

半膜肌（m.半膜肌）

辅助肌肉

腓肠肌，外侧头（m.腓肠肌，外侧头）

腓肠肌，内侧头（m.腓肠肌，内侧头）

臀中肌（m.臀中肌）

臀大肌（m.臀大肌）

股内侧肌（m.股内侧肌）

股直肌（m.股直肌）

股中间肌（m.股中间肌）

比目鱼肌（m.比目鱼肌）

m.半腱肌/m.股二头肌

利用弹力带或绳索的腿后拉

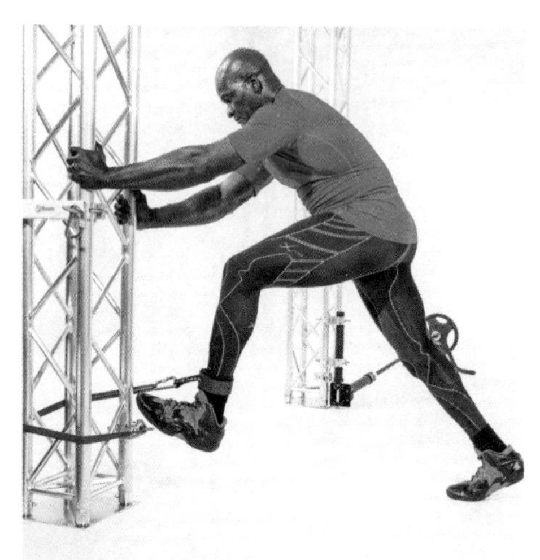

a

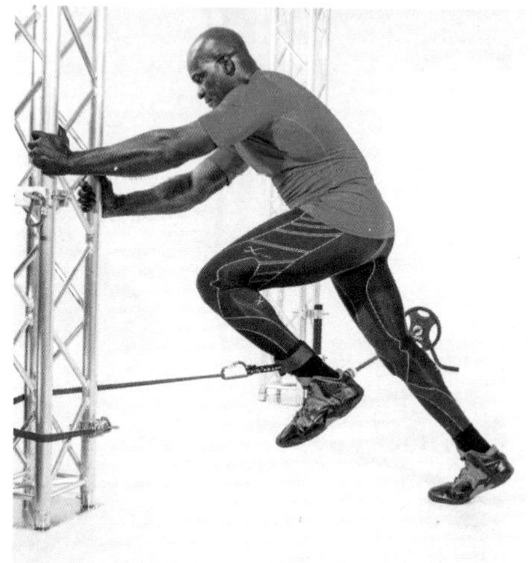

b

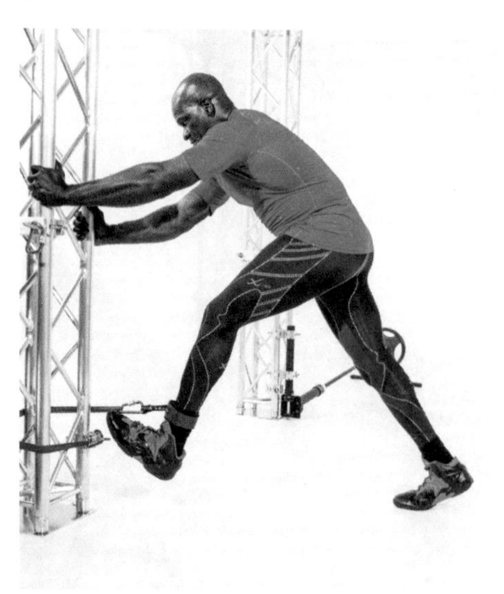

c

图84a~c

起始位置

将弹力带连接在一侧脚踝上。手握身体前方的一个固定物，把支撑腿尽可能地向后拉，身体保持倾斜。手臂是直的。连接阻力带的脚靠近固定点。见图84a。

执行动作

弯曲膝盖，脚跟向后拉以抵抗阻力（图84b）。当膝盖完全弯曲后，慢慢回到起始位置（图84c）。换一条腿继续。

请注意

缓慢进行运动并保持髋部稳定。踝部背屈使小腿后侧肌肉可以支持膝部弯曲。

参与的肌肉

主要肌肉

半腱肌（m.半腱肌）

股二头肌（m.股二头肌）

半膜肌（m.半膜肌）

辅助肌肉

腓肠肌，外侧头（m.腓肠肌，外侧头）

腓肠肌，内侧头（m.腓肠肌，内侧头）

臀中肌（m.臀中肌）

臀大肌（m.臀大肌）

股内侧肌（m.股内侧肌）

股直肌（m.股直肌）

股中间肌（m.股中间肌）

比目鱼肌（m.比目鱼肌）

m. 半腱肌/m. 股二头肌

利用瑞士球的腿后拉

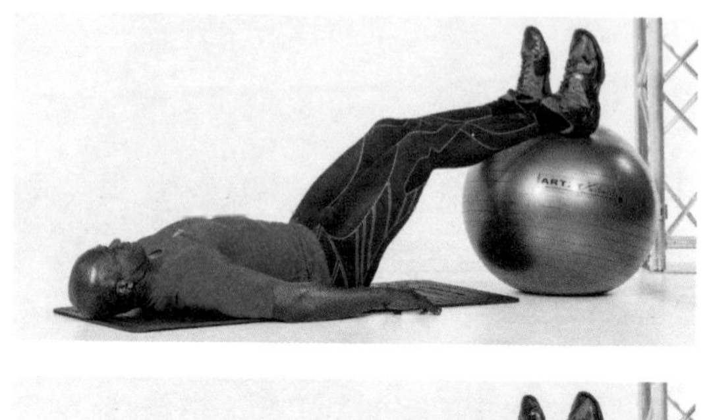

a

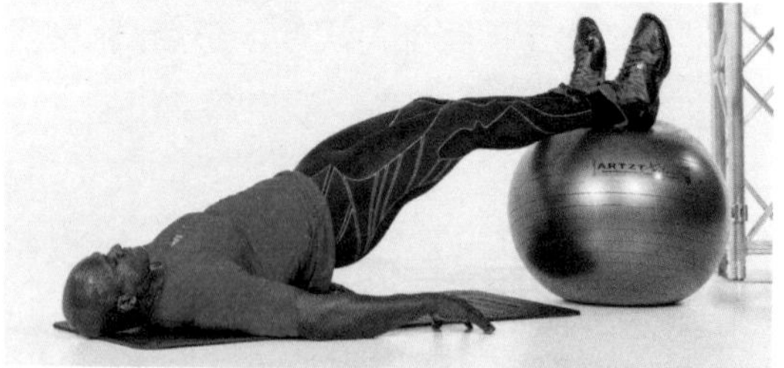

b

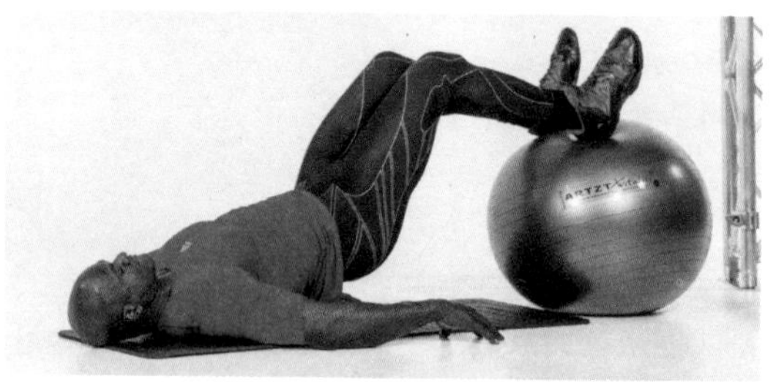

c

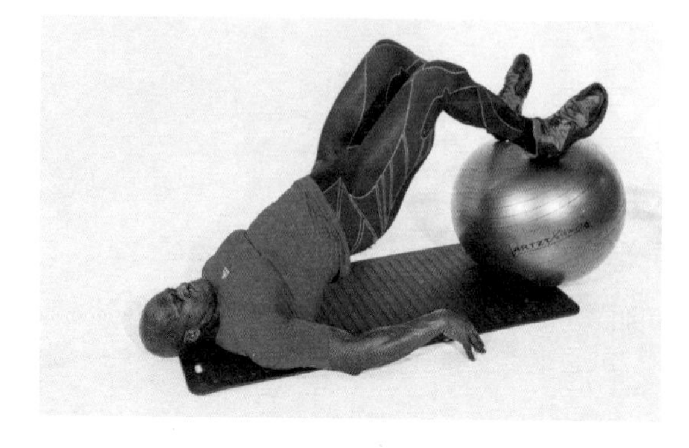

d

图85a~d

起始位置

从躺在地面上开始。小腿放在瑞士球上，手臂放在身体两侧（图85a）。然后伸直膝盖和髋部，将下背部和髋部抬离地面（图85b）。

执行动作

一旦髋部挺直，则弯曲膝盖并向后拉动脚后跟（图85c~d）。再次伸直膝盖，回到起始位置。重复该动作。

请注意

背屈踝部可以训练腓肠肌，从而有助于膝盖弯曲。

参与的肌肉

主要肌肉

股二头肌（m.股二头肌）

半膜肌（m.半膜肌）

辅助肌肉

腓肠肌，外侧头（m.腓肠肌，外侧头）

腓肠肌，内侧头（m.腓肠肌，内侧头）

缝匠肌（m.缝匠肌）

股薄肌（m.股薄肌）

m. 半腱肌 / m. 股二头肌

阻力旋转弓步

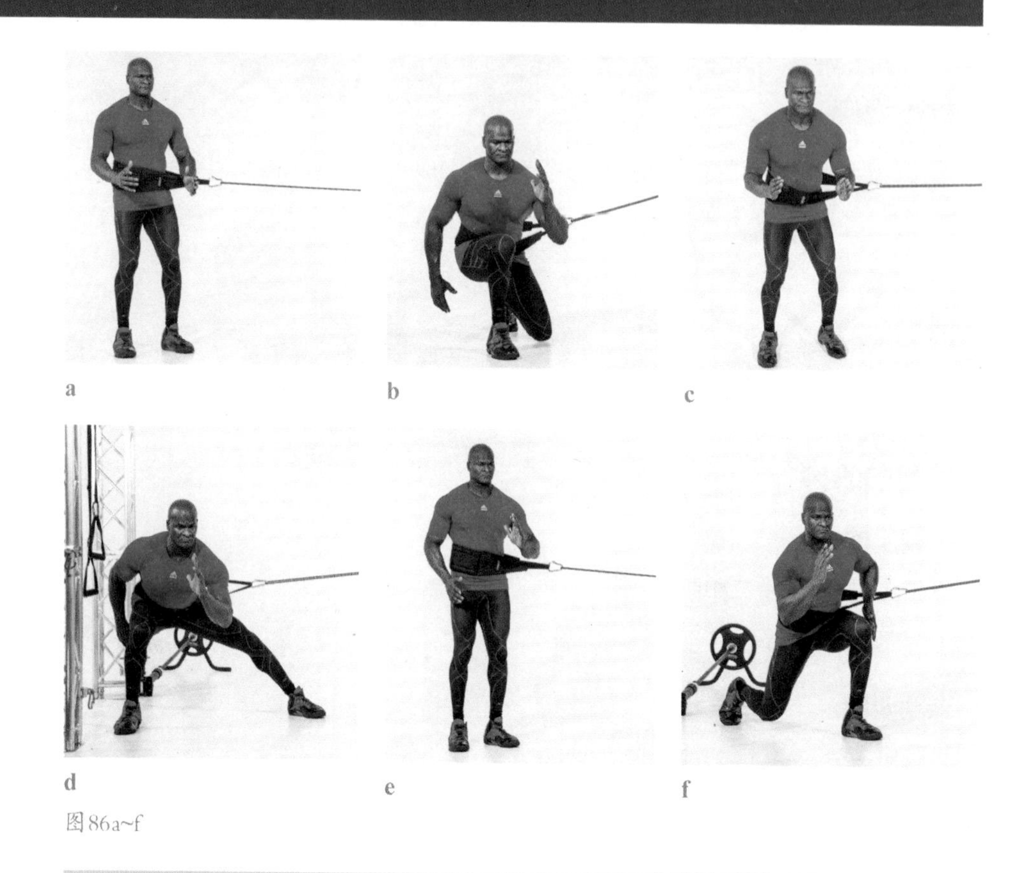

图86a~f

起始位置

站立，两脚分开，与肩同宽，手臂放松，置于髋部高度的位置处（图86a）。

执行动作

向前一步。当你这样做时，弯曲膝盖和髋部，直到后腿几乎碰到地面。然后回到直立的起始位置。见图86b~c。

再向前倾斜走一步（大约呈45度角），回到起始位置。用另一条腿重复相同动作。见图86c~f。

请注意

胸部抬起，让腹部肌肉参与其中，肩膀向后拉。缓慢地下落，前侧脚的脚后跟落地。前膝伸出时不应超过脚趾位置。

参与的肌肉

主要肌肉

股直肌（m.股直肌）
股外侧肌（m.股外侧肌）
股内侧肌（m.股内侧肌）
股中间肌（m.股中间肌）
半腱肌（m.半腱肌）
半膜肌（m.半膜肌）
股二头肌（m.股二头肌）

辅助肌肉

臀中肌（m.臀中肌）
臀大肌（m.臀大肌）
长收肌（m.长收肌）
短收肌（m.短收肌）
大收肌（m.大收肌）
股薄肌（m.股薄肌）
腓肠肌，内侧头（m.腓肠肌，内侧头）
腓肠肌，外侧头（m.腓肠肌，外侧头）
比目鱼肌（m.比目鱼肌）

m.半腱肌/m.股二头肌

侧向越障跳跃

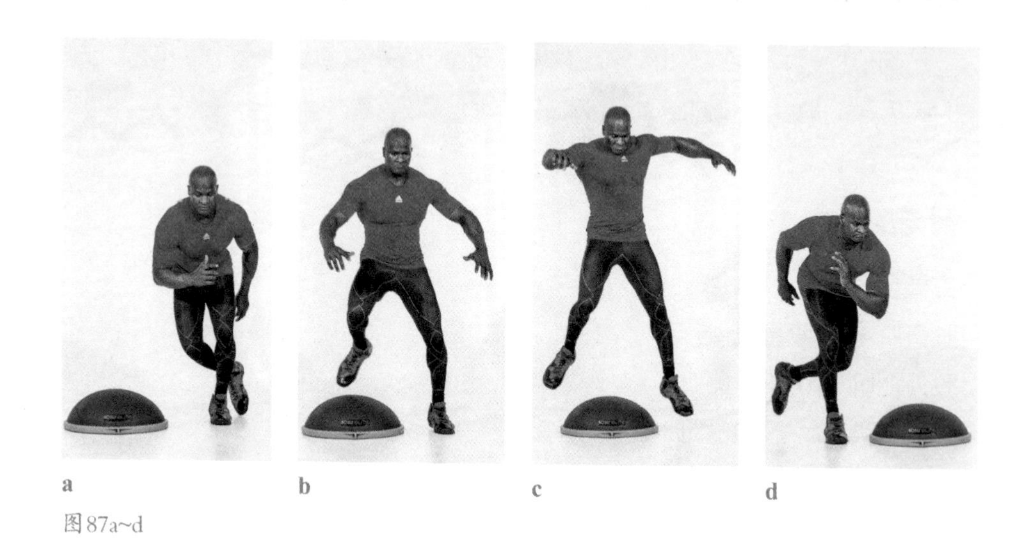

a b c d

图87a~d

起始位置

站立，双脚分开，与肩同宽。肘部弯曲，准备做跳跃动作。

执行动作

弯曲膝盖、髋部和脚踝，一条腿微蹲。立刻起跳，并尽可能远地跳到另一侧，用另一只脚着地。重复该动作，交换着跳和交换落地腿。见图87。

请注意

如果在运动中有节奏地摆动手臂，将会获得额外的动能。挺胸并让躯干肌参与其中。为了增加运动的难度，可减少每次跳跃的间隔时间。

参与的肌肉

主要肌肉

半腱肌（m.半腱肌）

半膜肌（m.半膜肌）

股二头肌（m.股二头肌）

大收肌（m.大收肌）

股直肌（m.股直肌）

股外侧肌（m.股外侧肌）

股内侧肌（m.股内侧肌）

股中间肌（m.股中间肌）

股薄肌（m.股薄肌）

腓肠肌，内侧头（m.腓肠肌，内侧头）

腓肠肌，外侧头（m.腓肠肌，外侧头）

比目鱼肌（m.比目鱼肌）

胫骨后肌（m.胫骨后肌）

胫骨前肌（m.胫骨前肌）

臀中肌（m.臀中肌）

臀小肌（m.臀小肌）

阔筋膜张肌（m.阔筋膜张肌）

辅助肌肉

腹直肌（m.腹直肌）

腹横肌（m.腹横肌）

背最长肌（m.背最长肌）

多裂肌（mm.多裂肌）

腹外斜肌（m.腹外斜肌）

腹内斜肌（m.腹内斜肌）

m. 股薄肌

有弹力带阻力的仰卧髋部内收

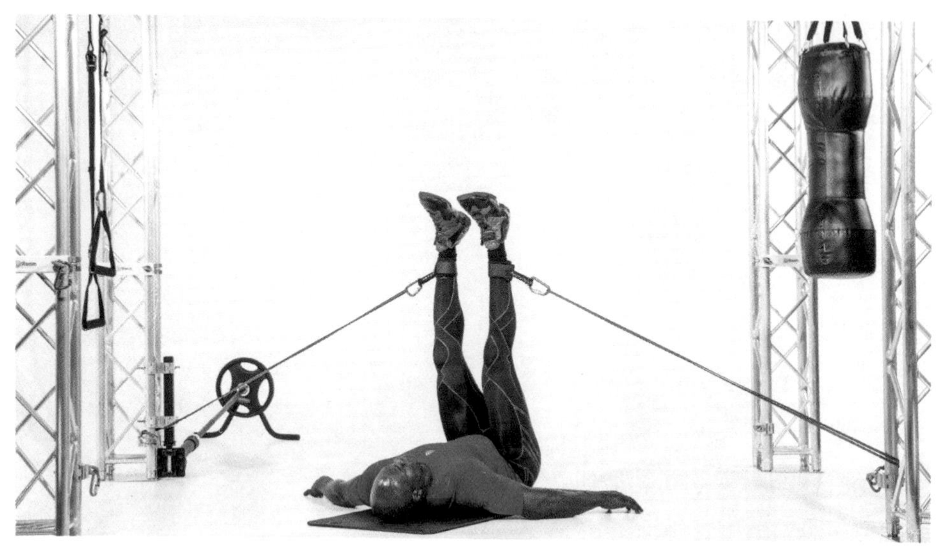

a

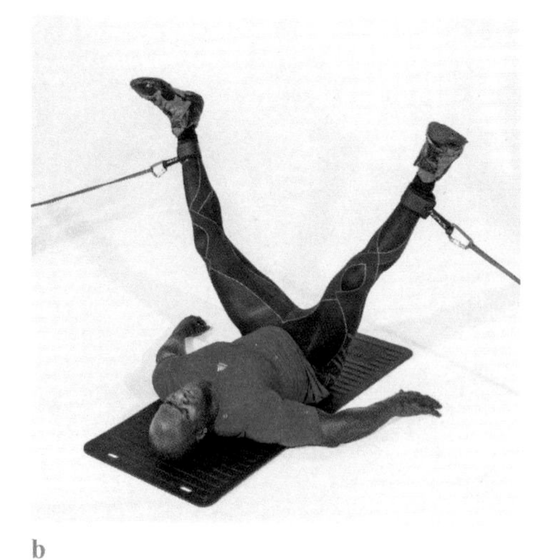

b

c

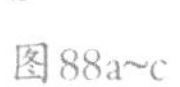

图88a~c

起始位置

坐在两条阻力带（绳子）之间，将踝带分别连接在两个踝关节上。确保髋部位于两根拉绳之间。然后仰卧，并抬高腿使其处于垂直姿势。见图88a。

执行动作

分开腿呈叉开姿势，直到感觉到拉伸。合拢两腿并重复该动作。见图88b~c。

参与的肌肉

主要肌肉

大收肌（m.大收肌）

短收肌（m.短收肌）

长收肌（m.长收肌）

辅助肌肉

耻骨肌（m.耻骨肌）

股薄肌（m.股薄肌）

m. 阔筋膜张肌

有弹力带阻力的髋部外展

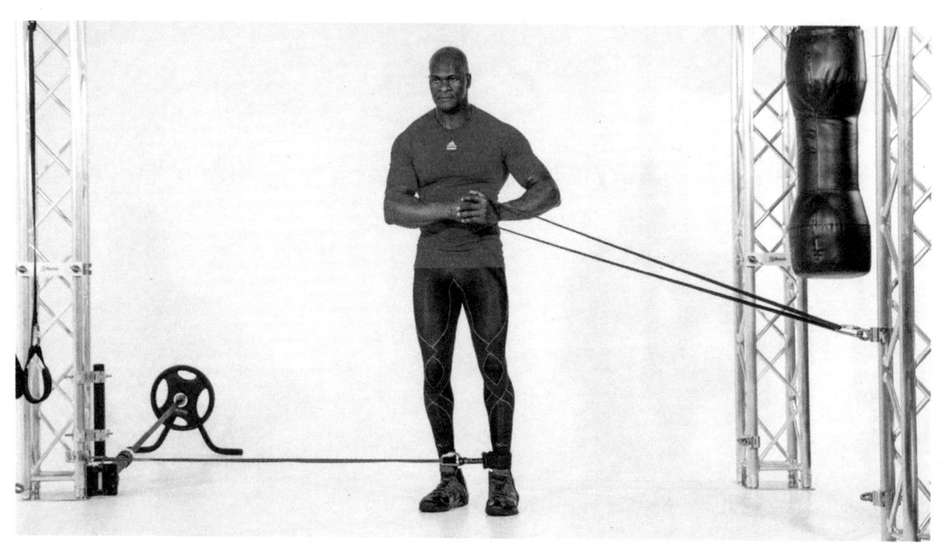

a

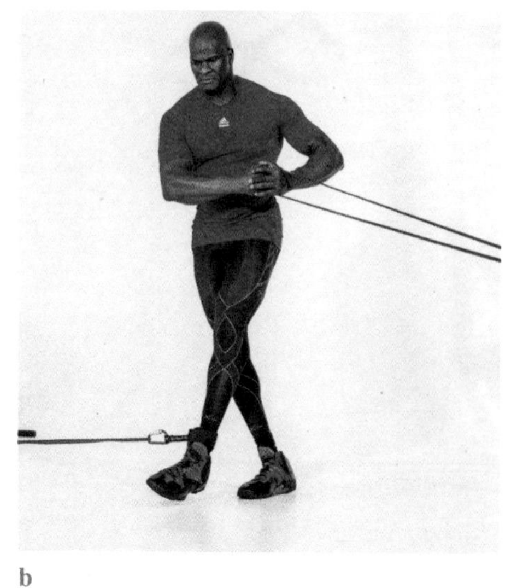

b

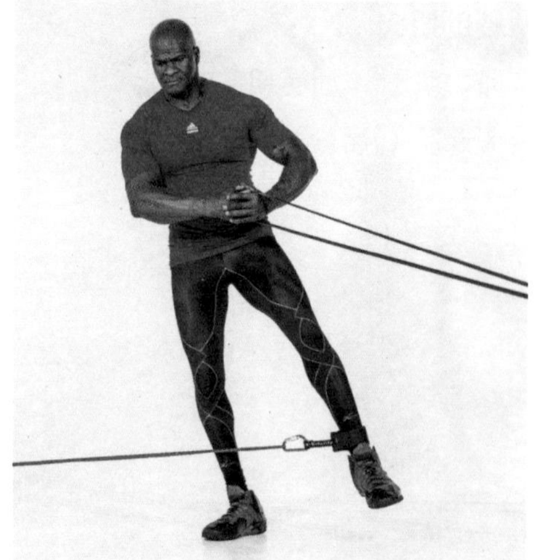

c

图89a~c

起始位置

在低拉位置前方站立，把踝带或弹力带系在一侧脚踝上。现在另一条腿后退一步，稍微转向一侧，使得系有弹力带的那条腿比另一条腿离弹力带的固定点位置更远。为了保持平衡，可以轻轻地靠在握杆上或用带子支撑自己。靠近弹力带固定点的腿站立，这样可以让另一条腿移到支撑腿的前方。见图89a。

执行动作

抬起腿，克服地板阻力，首先将它稍微向内侧移动（横跨支撑腿），然后尽可能地把腿向外侧拉（图89b~c）。身体不动。回到起始位置，重复该动作，然后换一条腿进行练习。

请注意

确保系好带子，保证能够正确完成动作。可以用一只或两只手支撑自己。

参与的肌肉

主要肌肉

臀大肌（m.臀大肌）

阔筋膜张肌（m.阔筋膜张肌）

臀小肌（m.臀小肌）

m. 比目鱼肌

连续弓步跳

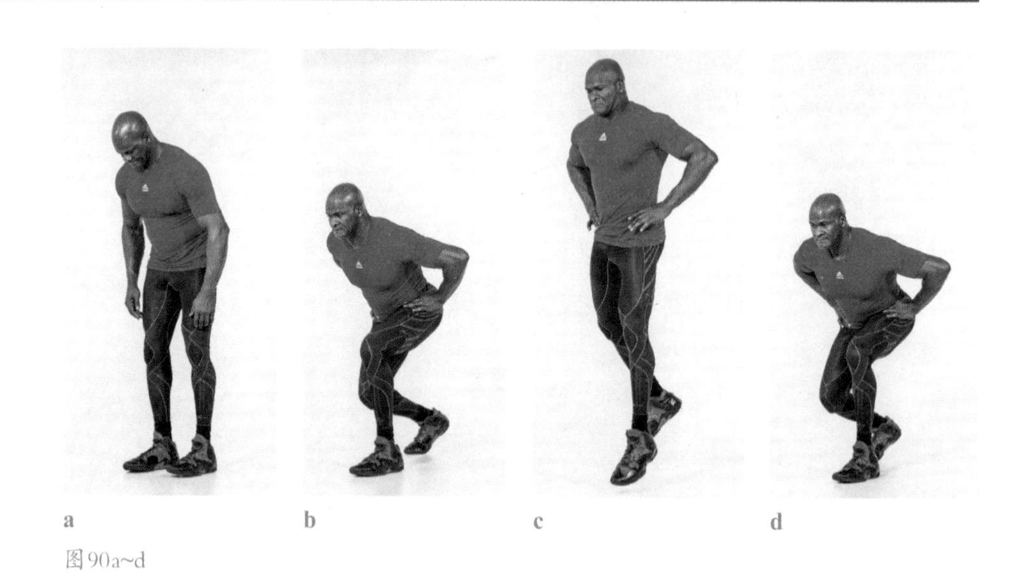

a b c d

图90a~d

起始位置

站立，双脚分开，与肩同宽，手臂垂在身体两侧。向前一步。见图90a。

执行动作

弯曲膝盖和髋部，直至膝盖碰到地面。立即尽可能高地跳起。在这样做时，保持腿处于弓步姿势。轻轻地落地并回到起始位置。用相同的腿重复该动作。前膝位置不应超过脚趾。10次跳跃后，换腿，在另一侧重复该动作。见图90b~d。

请注意

如果在运动中有节奏地摆动手臂，将会增加额外的动能。挺胸并让躯干肌参与其中。为了增加运动的难度，可以减少每次跳跃的间隔时间。

参与的肌肉

主要肌肉

臀大肌（m.臀大肌）

臀中肌（m.臀中肌）

股直肌（m.股直肌）

股外侧肌（m.股外侧肌）

股内侧肌（m.股内侧肌）

股中间肌（m.股中间肌）

半腱肌（m.半腱肌）

半膜肌（m.半膜肌）

股二头肌（m.股二头肌）

腓肠肌，内侧头（m.腓肠肌，内侧头）

腓肠肌，外侧头（m.腓肠肌，外侧头）

比目鱼肌（m.比目鱼肌）

辅助肌肉

腹直肌（m.腹直肌）

腹横肌（m.腹横肌）

背最长肌（m.背最长肌）

多裂肌（mm.多裂肌）

腰方肌（m.腰方肌）

m. 胫骨前肌

垂直跳跃

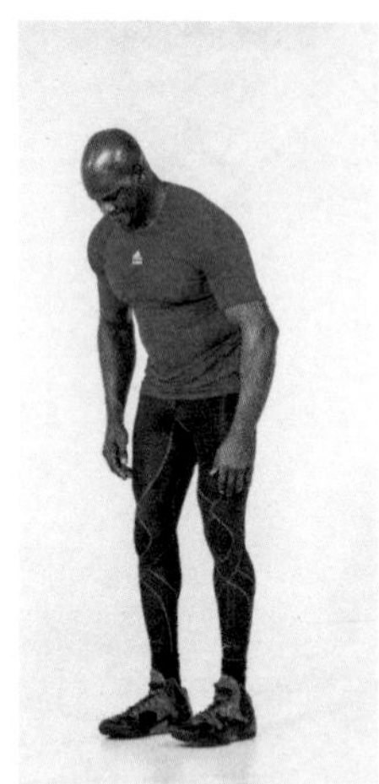
a

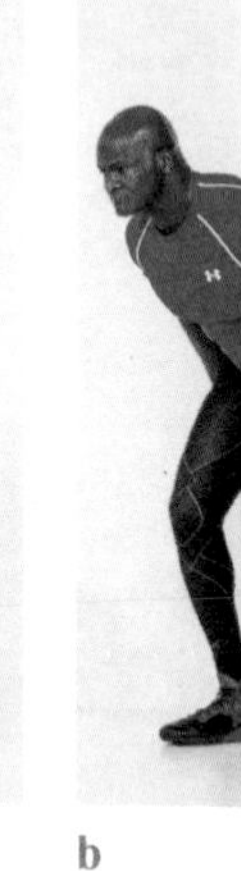
b

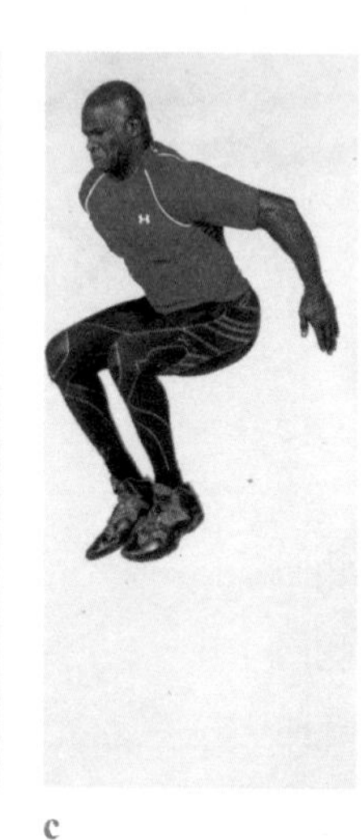
c

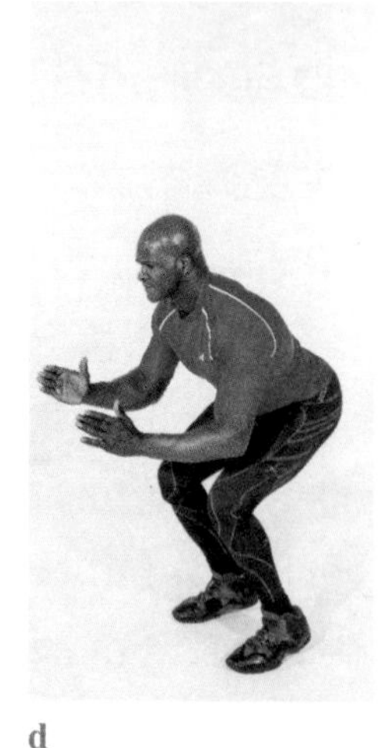
d

图91a~d

起始位置

站立，双脚分开，与肩同宽，手臂垂在身体两侧。见图91a。

执行动作

弯曲膝盖、髋部和脚踝，进入下蹲姿势。立即尽可能高地跳起。轻轻地落地并重复该动作。见图91b~d。

请注意

如果在运动中有节奏地摆动手臂，可以增加额外的动能。挺胸并让躯干肌参与其中。为了增加运动的难度，可以减少每次跳跃的间隔时间。

参与的肌肉

主要肌肉

臀大肌（m.臀大肌）

半腱肌（m.半腱肌）

半膜肌（m.半膜肌）

股二头肌（m.股二头肌）

大收肌（m.大收肌）

股直肌（m.股直肌）

股外侧肌（m.股外侧肌）

股内侧肌（m.股内侧肌）

股中间肌（m.股中间肌）

腓肠肌，内侧头（m.腓肠肌，内侧头）

比目鱼肌（m.比目鱼肌）

胫骨前肌（m.胫骨前肌）

趾长伸肌（m.趾长伸肌）

辅助肌肉

三角肌，前束（m.三角肌，锁骨部分）

三角肌，中束（m.三角肌，肩峰部分）

冈上肌（m.冈上肌）

胸大肌，锁骨部分（m.胸大肌，锁骨部分）

肱二头肌（m.肱二头肌）

下斜方肌（m.斜方肌，上行部分）

中斜方肌（m.斜方肌，横向部分）

前锯肌（m.前锯肌）

腹直肌（m.腹直肌）

m. 股直肌

登山者

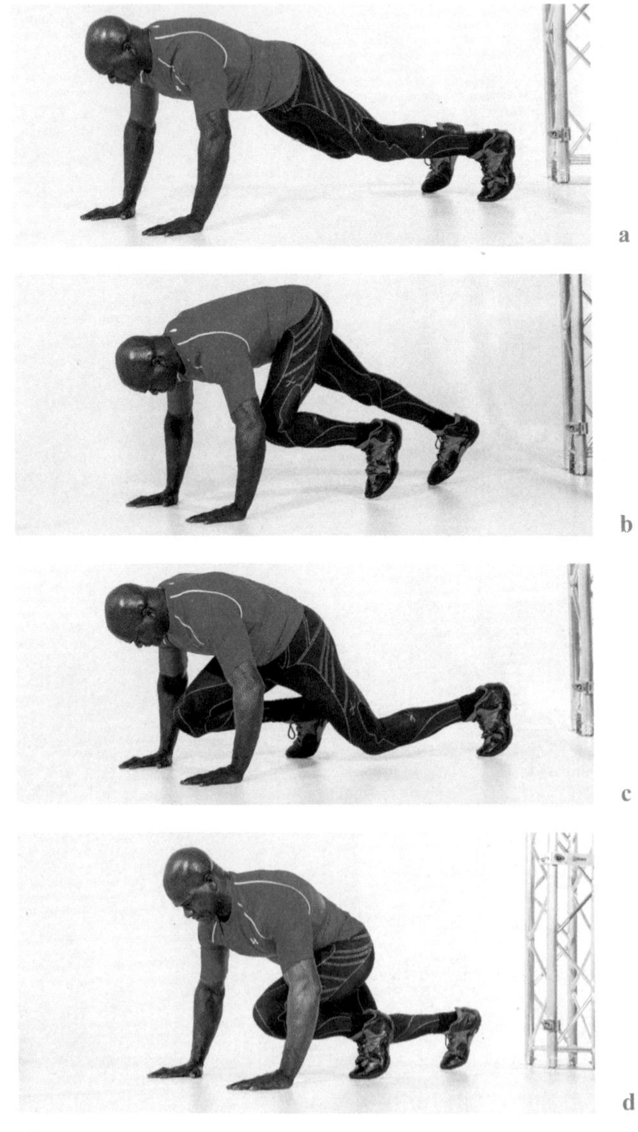

图 92a~d

起始位置

趴下，然后伸展腿部进入支撑姿势（图92a）。

执行动作

把一条腿向前拉向胸部，然后再一次向后伸展。接着立即将另一条腿向前拉和向后伸展。见图92b~d。

参与的肌肉

主要肌肉

腹横肌（m.腹横肌）

股直肌（m.股直肌）

股外侧肌（m.股外侧肌）

股内侧肌（m.股内侧肌）

股中间肌（m.股中间肌）

辅助肌肉

腹直肌（m.腹直肌）

臀中肌（m.臀中肌）

臀大肌（m.臀大肌）

三角肌，前束（m.三角肌，锁骨部分）

m. 股内侧肌/股外侧肌

相扑硬举杠铃

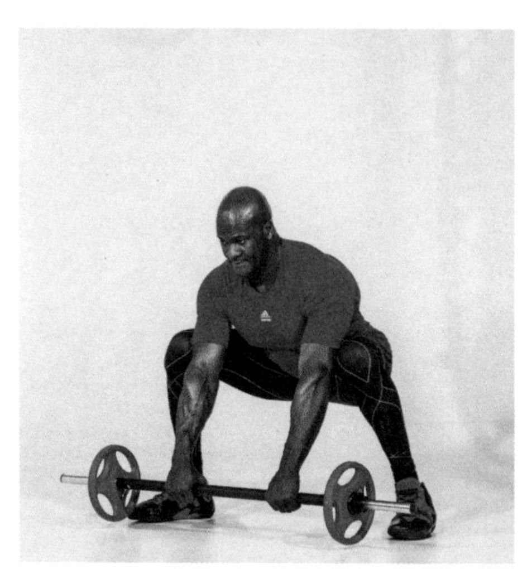

a

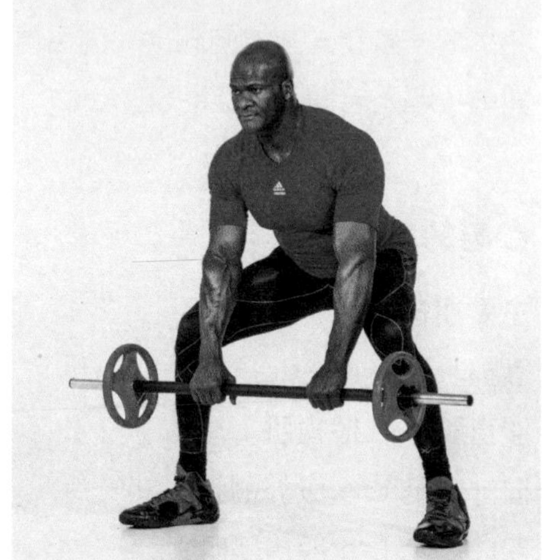

b

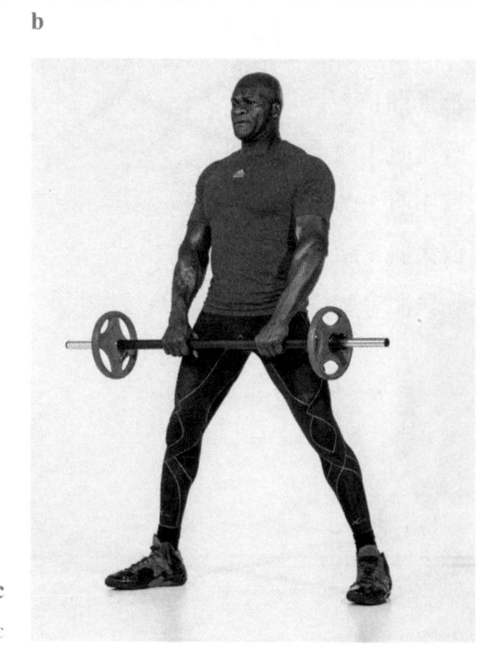

c

图93a~c

起始位置

双脚分开大于肩宽。进入下蹲姿势，用手掌在两腿之间握住杠铃杆，双手分开，与肩同宽或两手稍微近些。见图93a。

执行动作

通过髋部和膝盖完全伸直来向上拉动杠铃，当杠铃到达最高位置时，双肩回拉（图93b~c）。回到起始位置，重复该动作。

请注意

当向上举起杠铃时，保持髋部下降，双肩抬高，手臂和腿保持笔直。在运动过程中，膝盖与脚趾的方向一致。为了保持最佳的机械杠杆原理，当把杠铃拉起时，让杠铃尽量靠近身体。

参与的肌肉

主要肌肉

臀大肌（m.臀大肌）

辅助肌肉

股直肌（m.股直肌）

股内侧肌（m.股内侧肌）

股外侧肌（m.股外侧肌）

大收肌（m.大收肌）

比目鱼肌（m.比目鱼肌）

股中间肌（m.股中间肌）

5.2 人体复杂性：支柱和平面

本节中提供了复杂的运动练习，这类练习主要是运用小型器械来提高运动复杂性，并与日常活动息息相关。这里要重点强调支柱和平面的概念。这些“拉马尔式”运动令人激动，将挑战你的个人极限和能力。

5.2.1 弹力带和皮带轮训练 I + II

有多种不同的方式可将弹力带连接到外部固定物，如门（门锚）、坚固的柱子或手柄、车门，甚至你的搭档身上。通过将弹力带系在不同高度（高、中、低），可以实现不同的训练难度。弹力带的活动端可以用手拉或带有手环，也可以系在腰部。

I. 站姿拉动（高、中、低）

循序渐进地练习。

仅上半身

双臂同时运动 ▸ 双臂交替 ▸ 上半身运动 ▸ 单臂运动 ▸ 单臂，上半身运动（图94a~d）

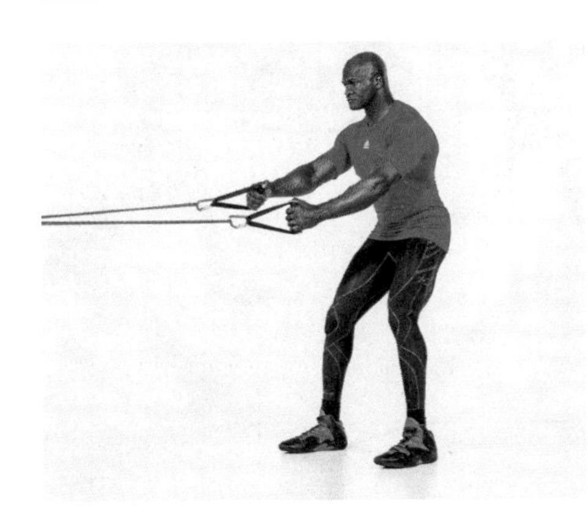

a

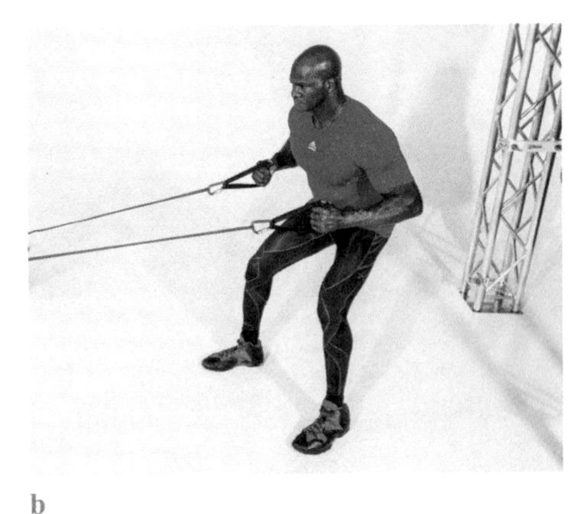

b

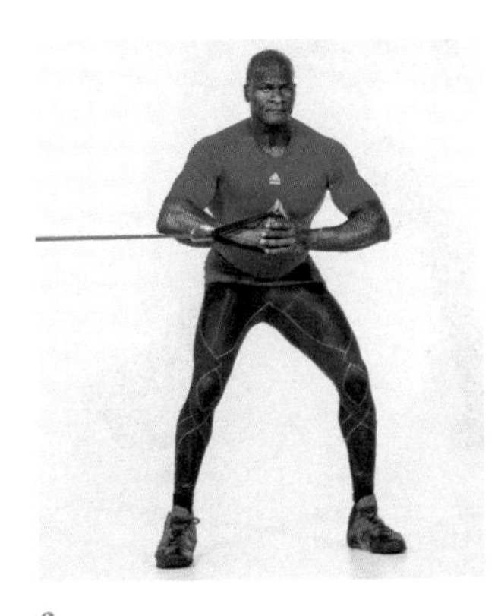

c

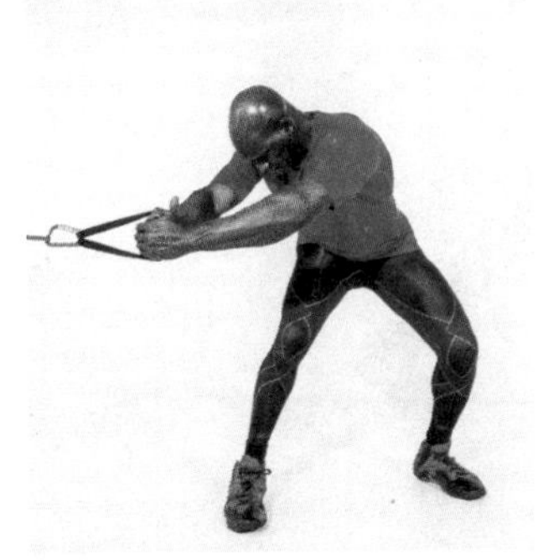

d

图 94a~d

牵引过程开始时，双腿处于平行位置，双臂同时开始拉。一种变化是站在连接点的一侧，这样可以激活多个运动平面（矢状面、额状面、横截面）。

上半身和下半身

双臂同时运动 ▸ 双臂交替 ▸ 单臂，平行站立姿势 ▸ 弓步（小/大）▸ 一条腿站立（图95a~g）

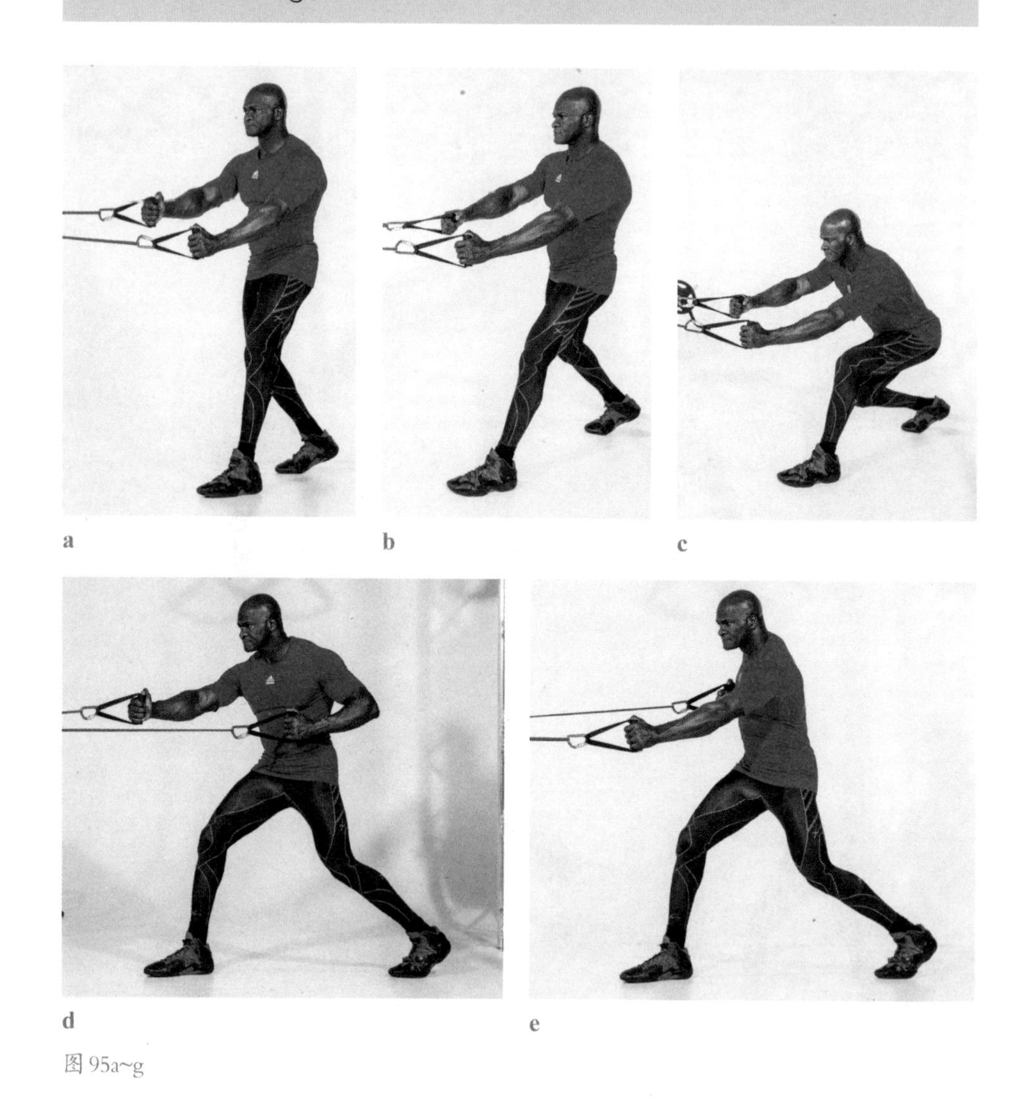

a b c d e

图 95a~g

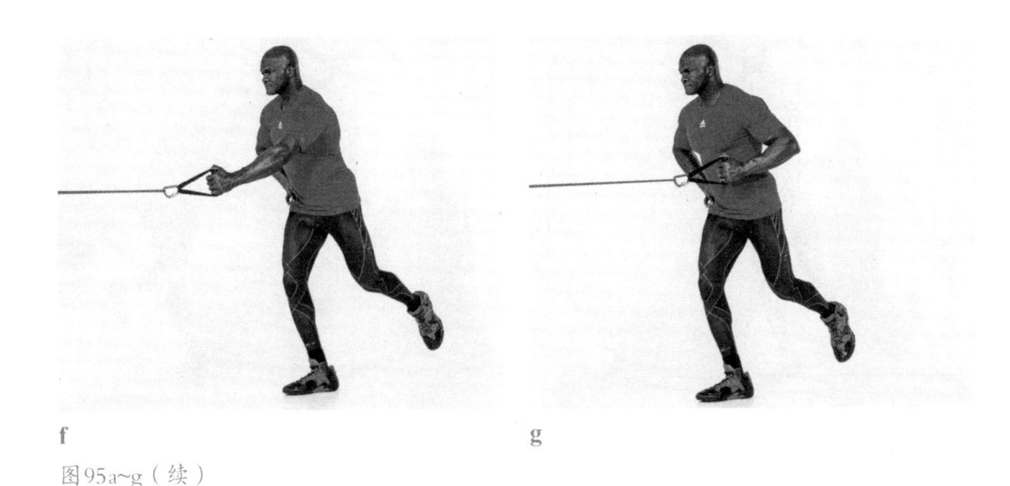

f g

图95a~g（续）

弓步伸展为拉动提供基础。稍窄些有助于改善平衡，使得运动更容易。对于扩展运动练习而言，单腿握和拉是最好的锻炼方法之一。

全身

双臂同时运动 ▸ 双臂交替 ▸ 上半身运动 ▸ 单臂运动 ▸ 单臂拉弹力带，上半身运动 ▸ 弓步（小/大）▸ 单腿直立 ▸ 弯腰 ▸ 扭转 ▸ 综合 ▸ 跨步（矢状面、额状面、横截面）（图96a~g）

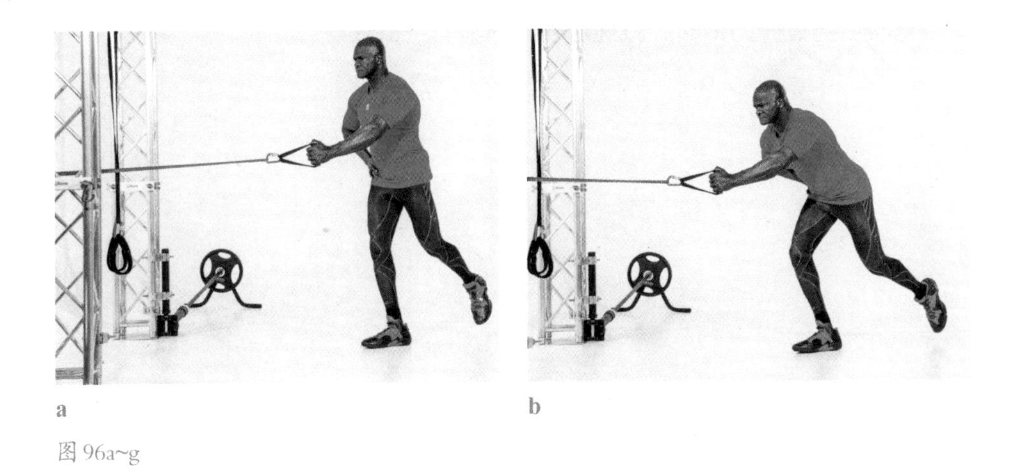

a b

图96a~g

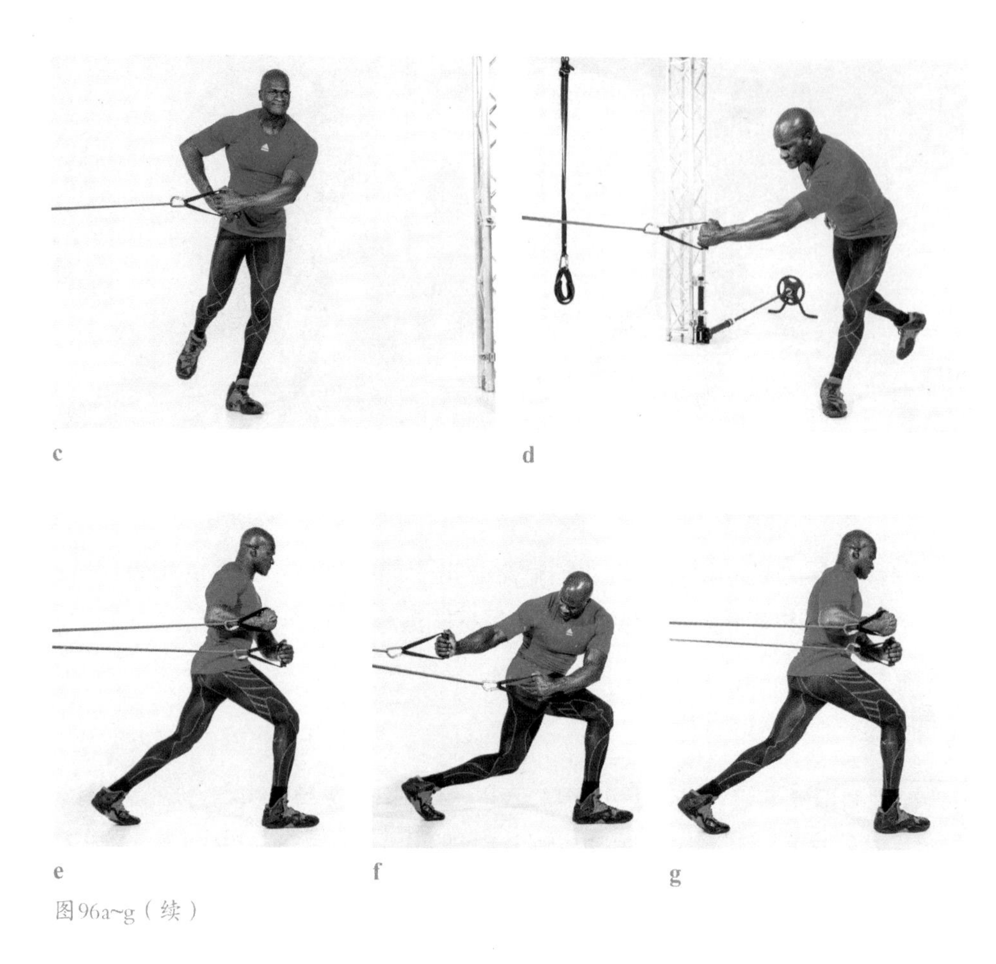

图96a~g（续）

弯腰姿势拉弹力带时，减速过程将很具有挑战性。

II. 站姿推举（高、中、低）

循序渐进地练习。

仅上半身

双臂同时运动 ▶ 双臂交替 ▶ 上半身运动 ▶ 单臂运动 ▶ 单臂，上半身运动（图97a~c）

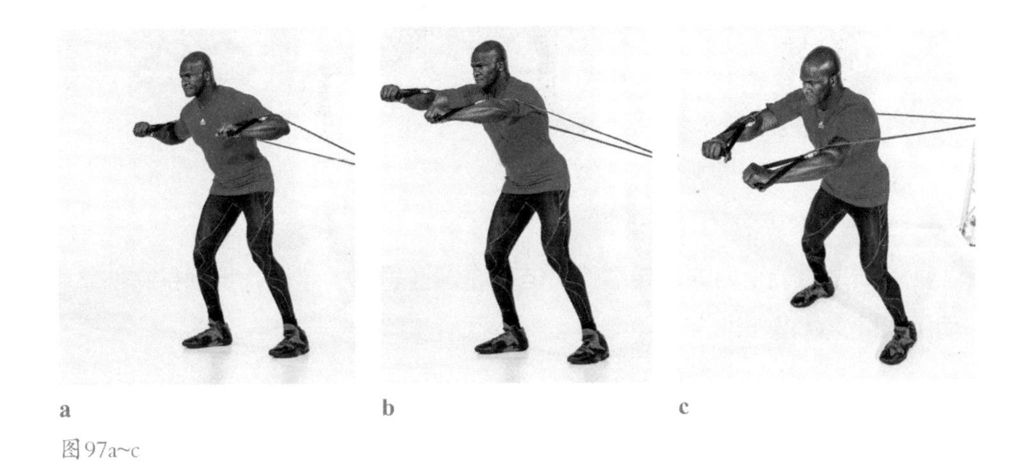

a　b　c

图97a~c

这个推举过程也可从平行站姿开始，可同时推举。

上半身和下半身

双臂同时运动 ▶ 双臂交替 ▶ 单臂平行姿势 ▶ 弓步（小/大）▶ 一条腿站立（图98a~b）

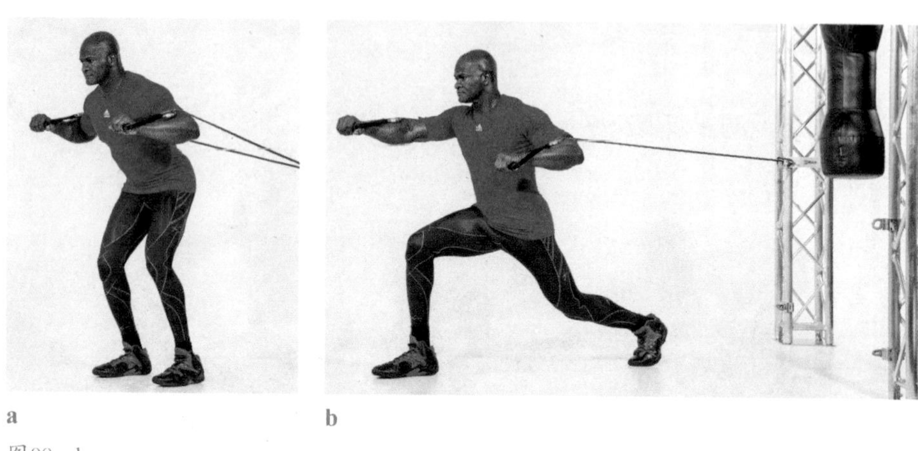

a　b

图98a~b

弓步是对抗阻力的最佳姿势，但是它需要更多的平衡，特别是在推举中使用双臂交替模式时。

当进入下蹲姿势或弓步时，稍微向前倾斜一点。在站立阶段，身体回到垂直位置。

全身

双臂同时运动 ▶ 双臂交替 ▶ 上半身运动 ▶ 单臂运动 ▶ 单臂，上半身运动 ▶ 弓步（小/大）▶ 单腿直立 ▶ 弯腰 ▶ 扭转 ▶ 综合 ▶ 跨步（矢状面、额状面、横截面）（图99a~b）

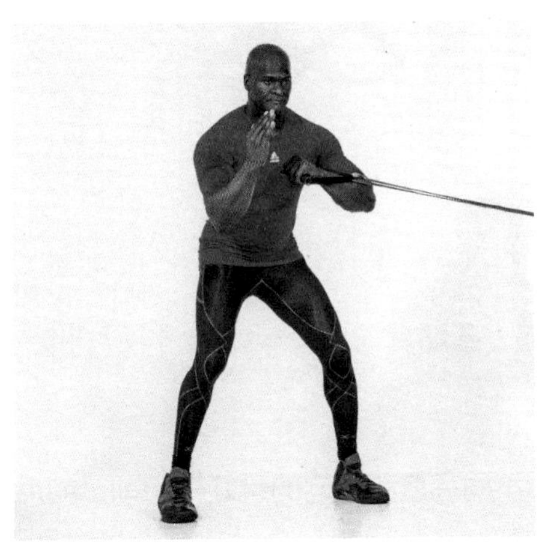
a

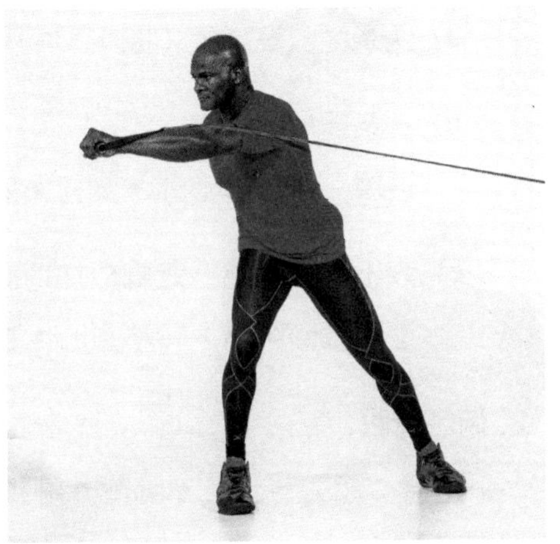
b

图99a~b

跨步的同时推举，将为全身运动带来动态难度。

5.2.2 瑞士球训练Ⅰ+Ⅱ

Ⅰ. 胸部、肩部、平衡

胸部

1. 俯卧撑。

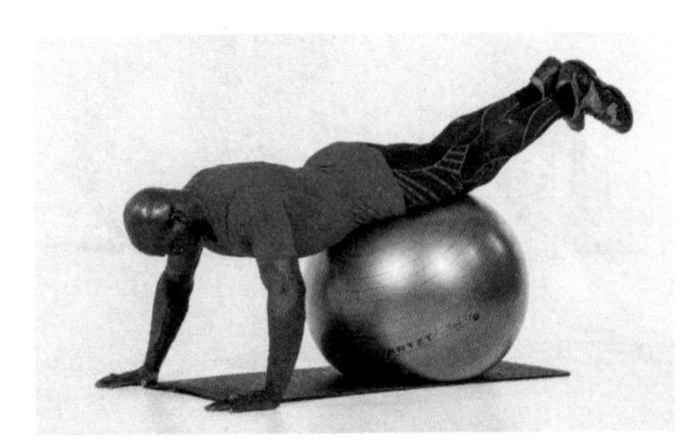
a

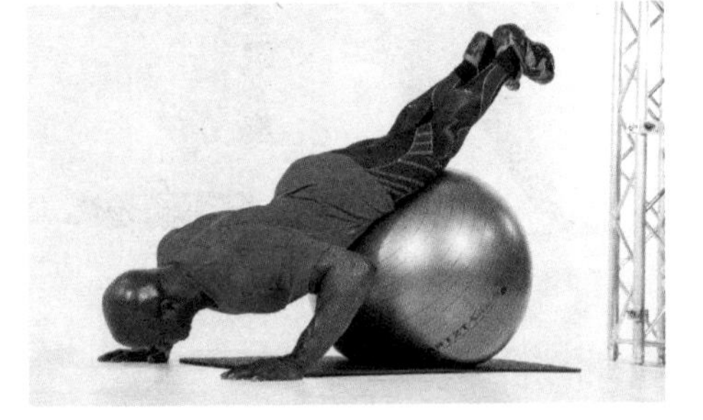
b

图100a~b

a) 两条腿放在球上（图100a~b）。

b) 一条腿放在球上。

进展：髋关节支撑 ▸ 脚背 ▸ 脚趾。

c) 双手放在球上，双脚放在地面。

进展：俯卧撑 ▸ 转移重心 ▸ 抬起一条腿。

2. 俯卧臂跳。

进展：髋关节支撑 ▸ 脚背 ▸ 脚趾，不同高度和方向的跳跃（向前、向后、向侧面）。

肩部

过去瑞士球训练的弱点是肩部运动。瑞士球运动没有负重练习，但是可以模拟低于体重的头顶推举。现在也是这样！

1. 俯卧撑变体。

a) 弯曲膝盖。

弯曲手肘做俯卧撑（图101a~b）。

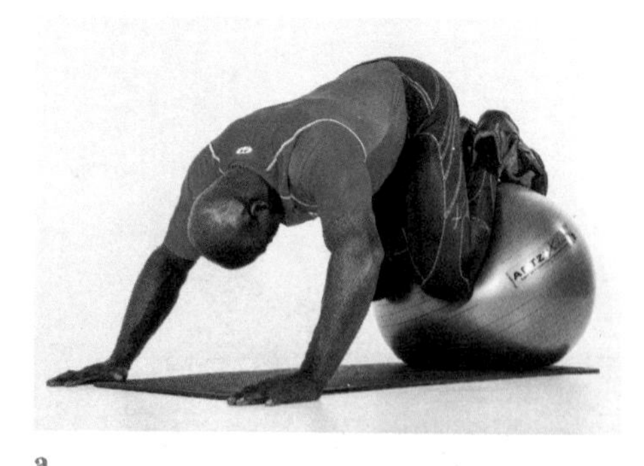

a

b

图101a~b

b） 伸展腿部屈体推举。

从a)姿势开始，脚趾平放在球面上并伸展腿部。然后弯曲肘部和伸直肘部。

c） 单腿屈体推举。

像b)姿势一样，但重量转移到一条腿上；以这个姿势做俯卧撑运动。

2. 过山车（用两个球）。

胸部靠在球上，双脚支在地板上。在膝盖之间再夹一个小球。滚动球进入俯卧撑姿势，同时抬起夹住第二个球的弯曲膝盖。做俯卧撑运动并立即后推到起始位置。

背部

瑞士球训练旨在锻炼背部不同区域的肌肉：负责人体稳定性的小肌肉以及主要负责运动的大肌肉。

滚动。

a） 在跪着的姿势上，伸展手臂，挺起肩膀（先是手臂，然后是臀部，见图102a~b）。

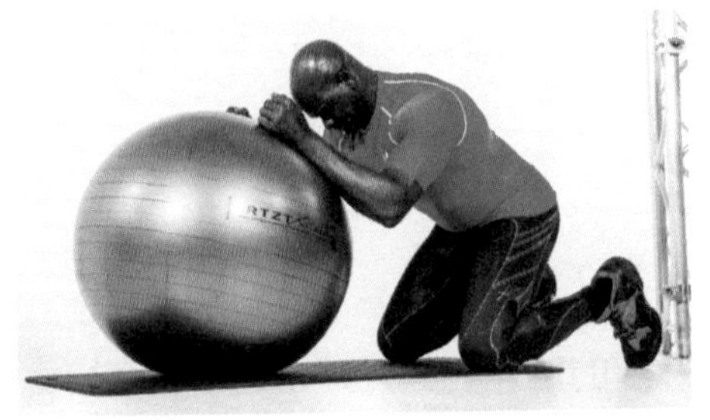

a

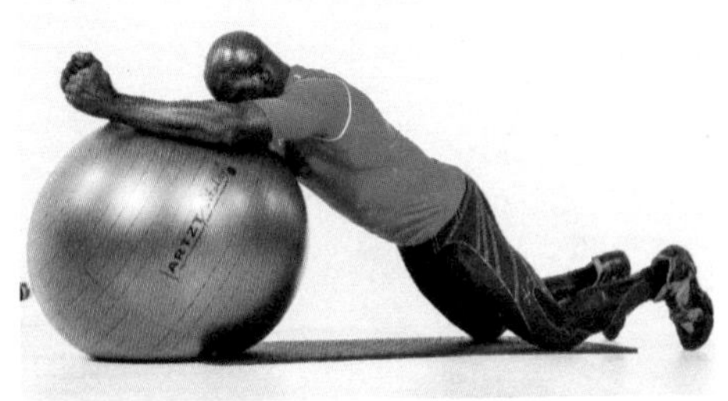

b

图102a~b

b） 像a)姿势一样，但从腿部伸展开始（运动一定要源于手臂）。此外，瑞士球可以作为传统背部练习（如重力后拉）的一个不稳定环境（坐姿，支撑表面）。

平衡、强度和稳定性

平衡和稳定性训练是配合瑞士球练习的基本运动。但也要注重这些单独元素的使用，使它们成为运动的主要特色或限制因素。下面是几个例子。

1. 通过抬腿、移动手臂或转移体重来保持坐姿平衡。

2. 在膝盖和手上使用四点平衡法（图103）。

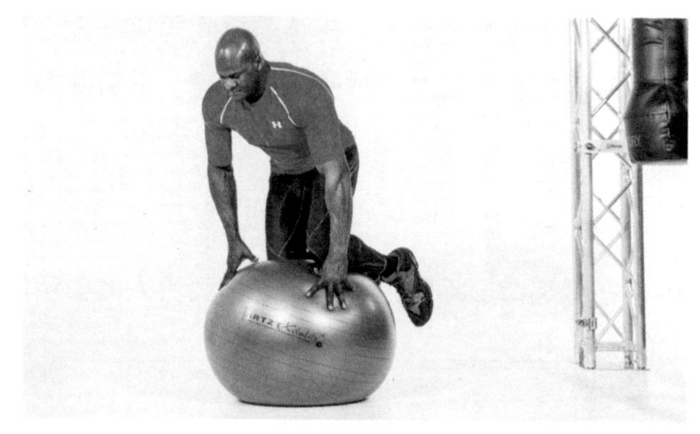

图 103

3. 膝盖位于球上并使用两点平衡法（图104）。

不同平面的手臂运动使得这项练习更困难。

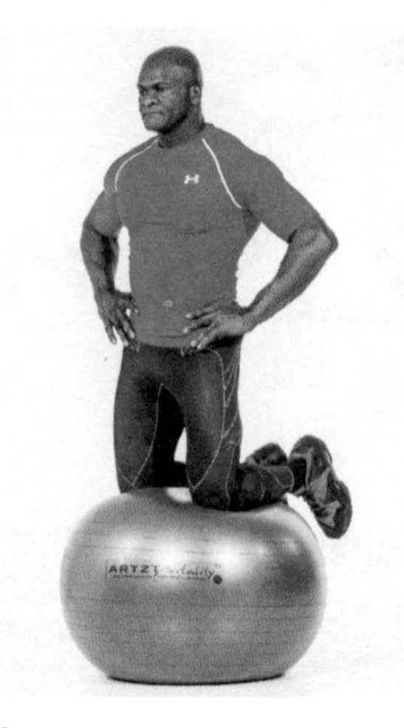

图 104

4. 使用弹跳训练（冲击锁定）。

从瑞士球前的直立姿势开始，让自己直接倒向前方的瑞士球（躯干肌张紧），并在此姿势保持稳定。这个练习可以与俯卧撑类型的练习结合起来，作为非周期性弹跳训练。

II. 腿、髋部和躯干

腿和髋部

1. 在墙上滑行。

在墙上进行滑行练习对于强化腿部功能或锻炼下半身是一种很好的方法。任何人都可以通过滑行运动来增强腿部功能。

a) 背对着墙。

进展：两条腿 ▶ 一条腿 ▶ 一条腿和自由腿伸展。

b) 面对着墙。

进展：两条腿 ▶ 一条腿。

c) 一侧向着墙。

进展：两条腿 ▶ 外侧腿/内侧腿。

2. 下蹲。

a) 一条腿从脚背到脚趾向后伸（图105a~f）。

进展：用不同的脚部姿势 ▶ 同时对侧手臂运动。

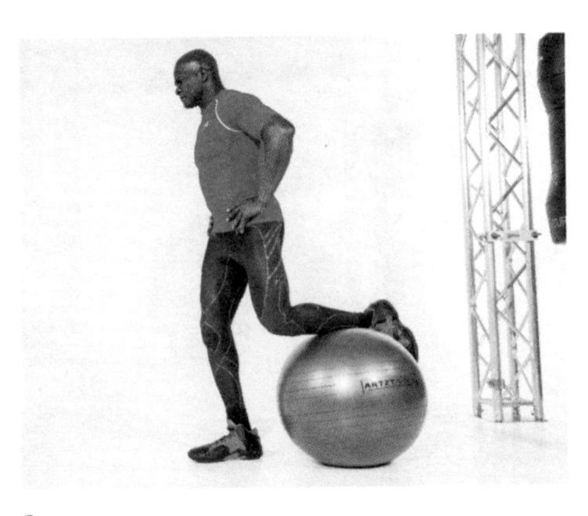

a

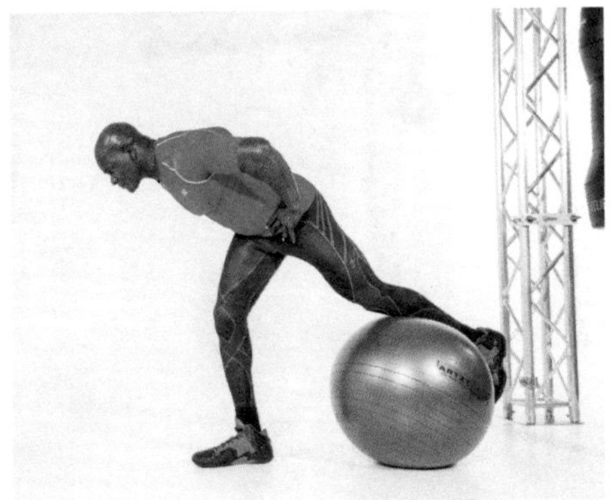

b

图105a~f

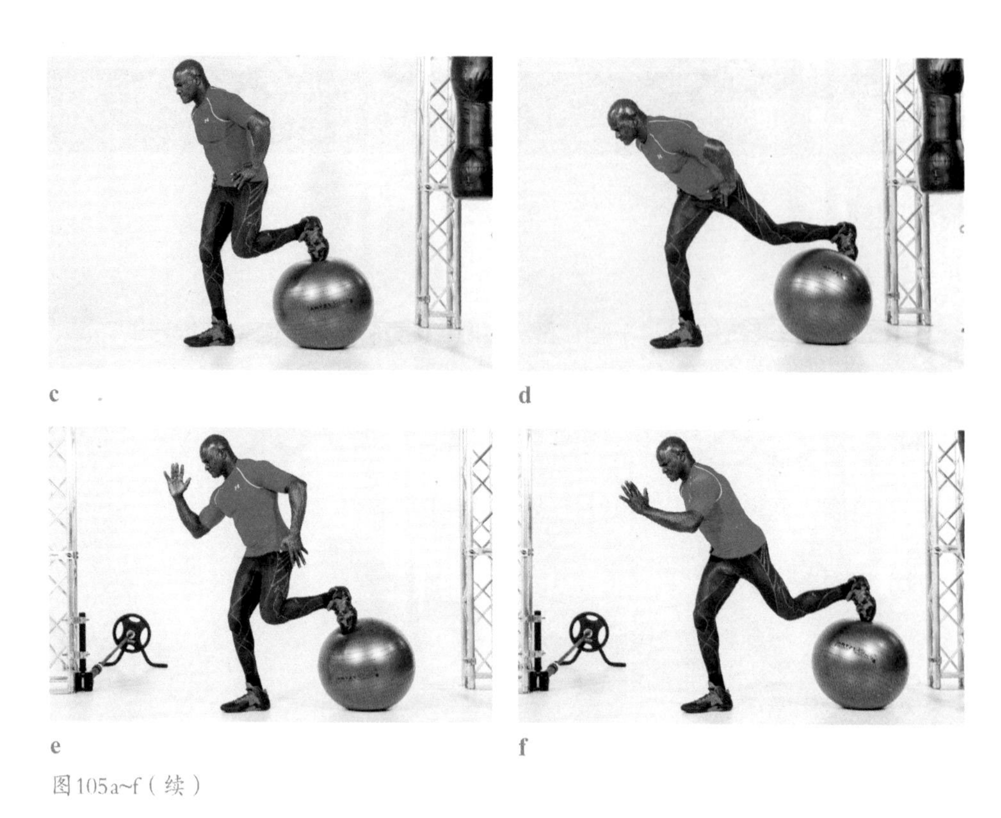

c d e f

图105a~f（续）

b) 一条腿侧向运动（图106a~b）。

进展：腿和脚采用不同姿势 ▸ 动态手臂运动 ▸ 腿圈起或呈八字运动。

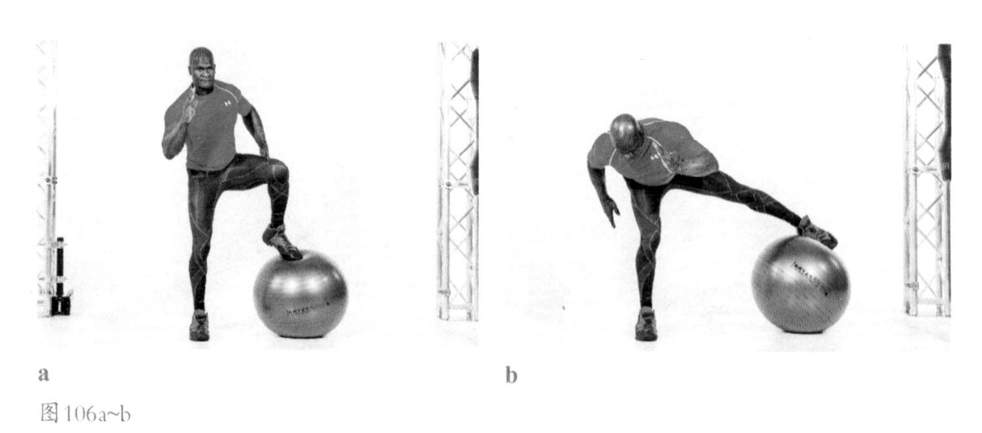

a b

图106a~b

滑行和下蹲也可以通过负重来完成。

髋部（腰椎区）

1. 桥式运动。

腹部贴着球面，抬起或下降髋部。

进展：双腿 ▶ 单腿 ▶ 膝盖置于球上 ▶ 移动球。

2. 躯干伸展。

a) 膝盖接触地面；趴在球上，抬起上半身。

b) 双脚触碰地面；趴在球上，抬起上半身（图107a~b）。

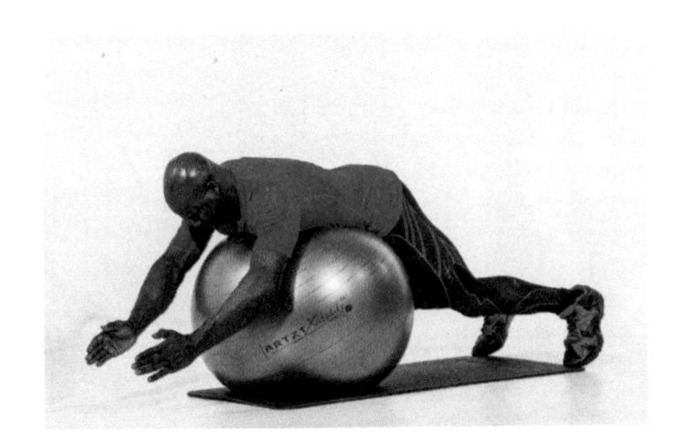
a

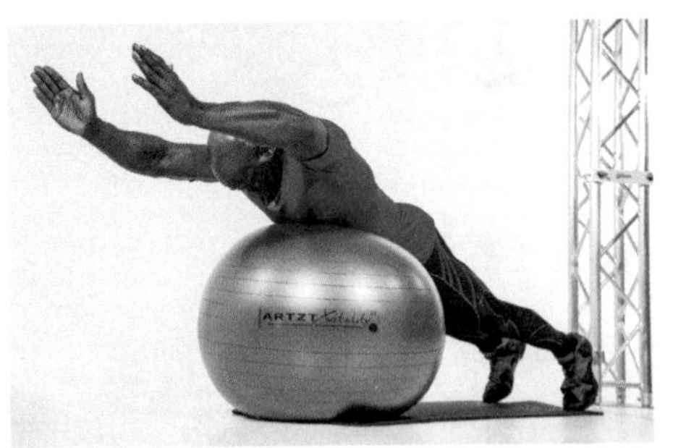

b

图107a~b

c) 对侧伸展超人姿势。

四肢着地，全身伸展；伸展一只手臂和另一侧的腿，保持这个姿势（图108a~b）。

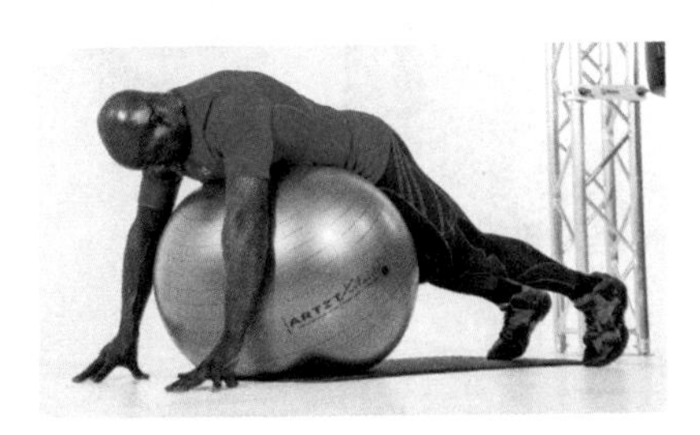
a

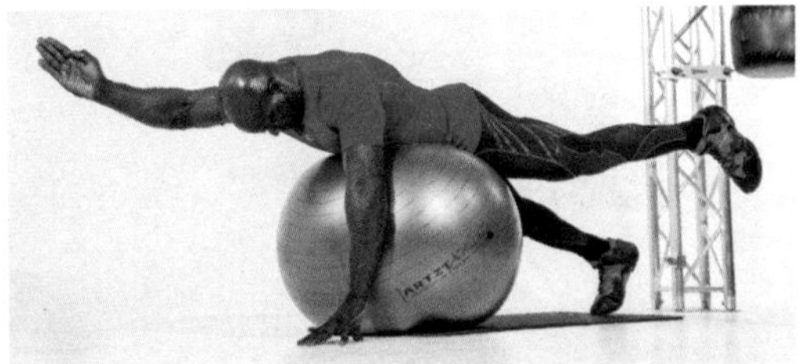
b

图108a~b

3. 举腿

趴在球上，背部朝上，双腿抬起（图109a~b）。

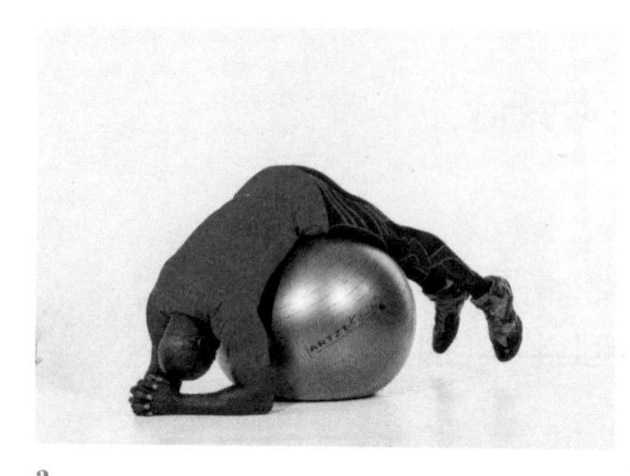

a

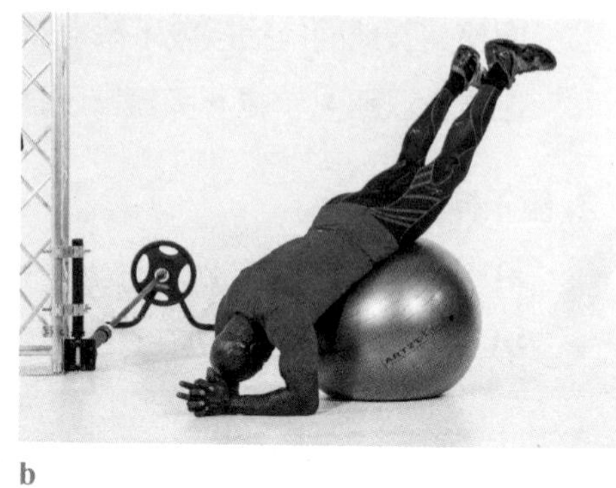

b

图109a~b

髋部（腹肌/斜肌）

1. 剪腿。

用脚扭转球（图110a~b）。

进展：运动范围▶运动速度。

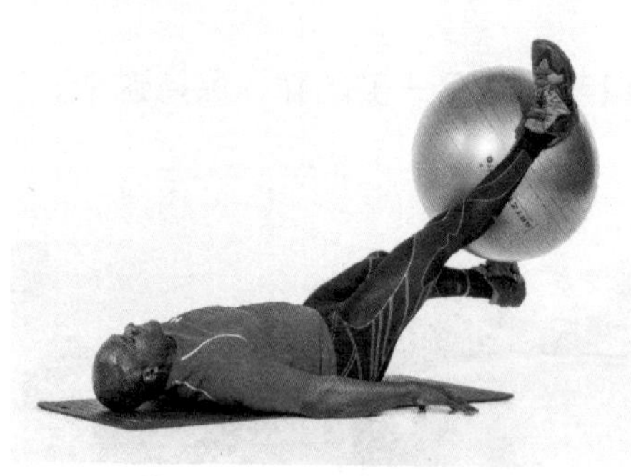

a

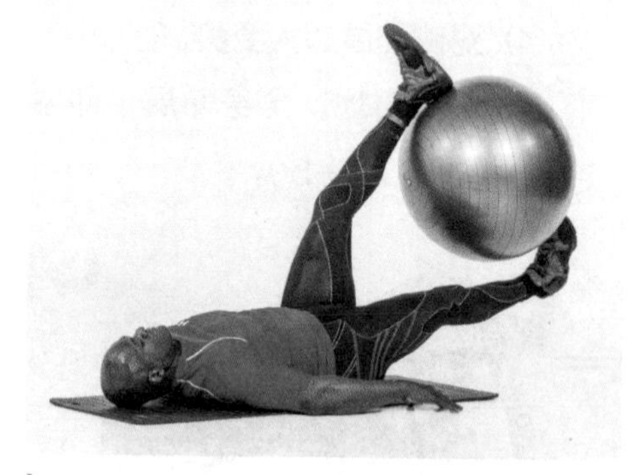

b

图110a~b

2. 面部朝下，膝盖弯曲（图111a~b）。

进展：脚的姿势 ▶ 接触面积 ▶ 双腿 ▶ 单腿 ▶ 单腿加另一条腿自由运动。

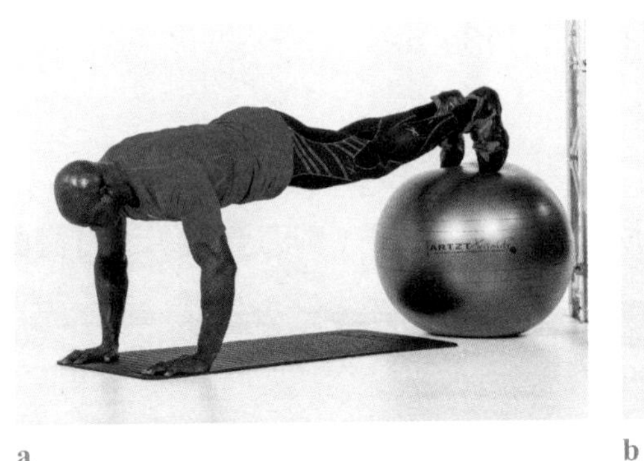

a

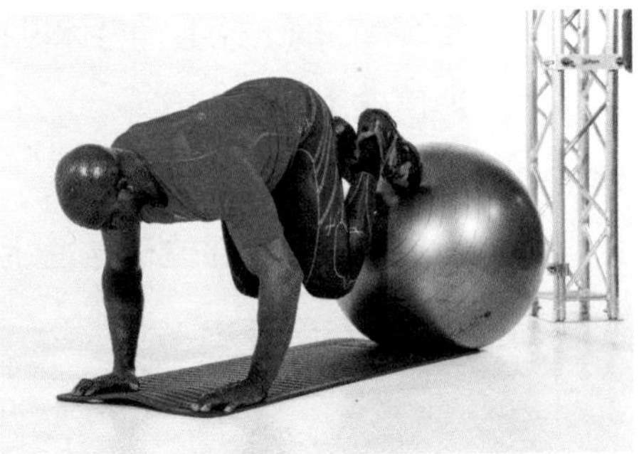

b

图111a~b

3. 屈体推举（参见第206页“肩部”部分）。

4. 滚动（参见第207页“背部”部分）。

5. 扭髋。

从俯卧撑姿势开始，从左腿扭转到右腿（图112a~b）。

进展：支撑面 ▶ 运动范围 ▶ 速度 ▶ 倾斜姿势。

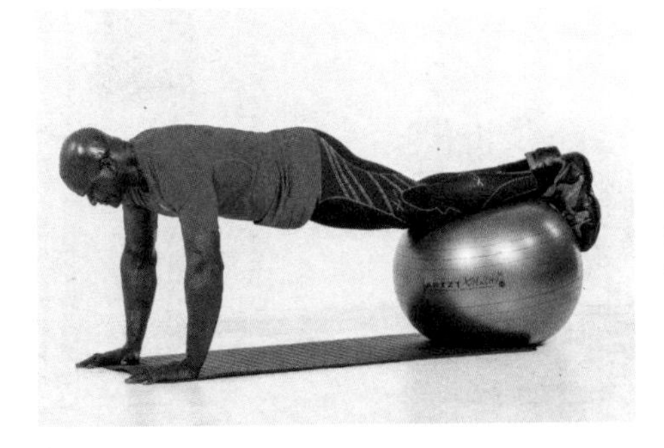

a

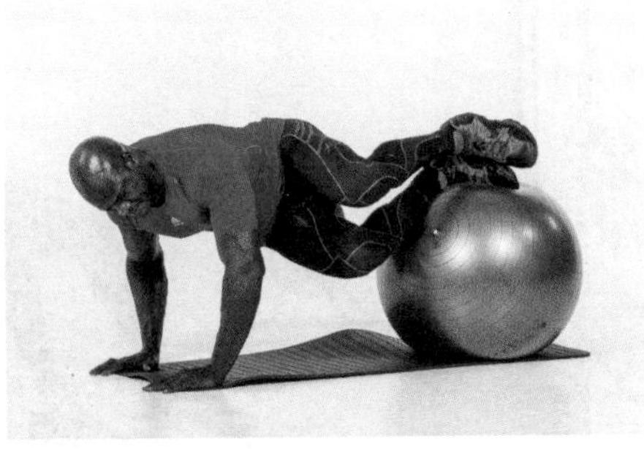

b

图112a~b

腹肌 / 斜肌

仰卧起坐。

a) 后背靠在瑞士球上，身体挺直（图113a）。

b) 90度卷腹（图113b~c）。

c) 反向卷腹用腿稳定住球。

d) 抬高身体，臀部位于球面上，腿伸展和分开（剪刀姿势）进行侧面卷腹。

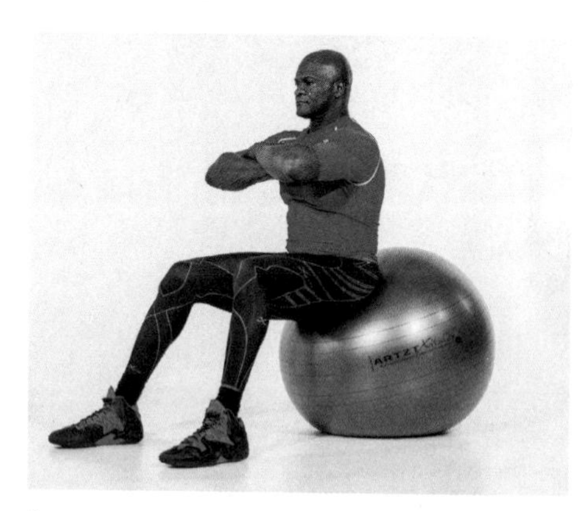

a

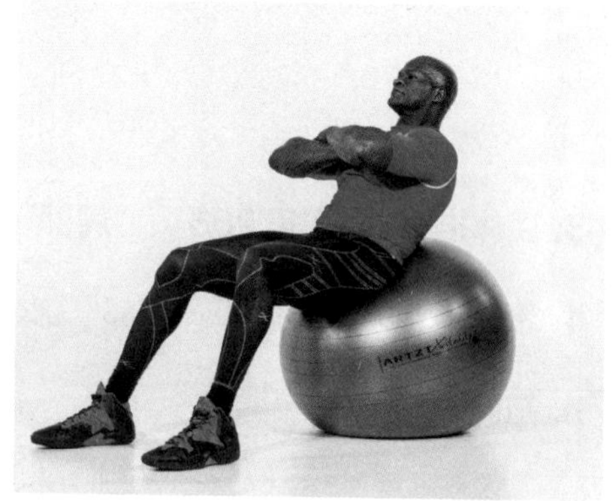

b

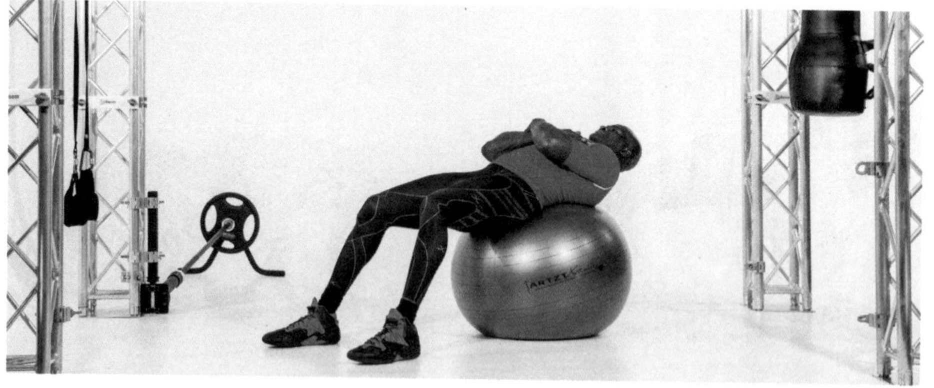

c

图113a~c

5.2.3 Stroops和健身棒

配备有钩环夹的阻力带（Stroops的产品）可以很容易地连接到固定支柱或墙上，再搭配使用健身棒，即构成平面训练的理想工具。这里我们使用阻力带和滑轮进行训练，通过在不同高度（高、中、低）连接Stroops来实现不同的训练难度。我们的训练主题仍然是支柱和平面。这里再提醒以下内容。

人类运动的四大支柱

支柱 1：站立和移动。

支柱 2：改变重心的平面。

支柱 3：拉推。

支柱 4：旋转，改变方向和力矩。

人体运动的三大平面

- 矢状面把人体分成左、右两部分。
- 额状面把人体分成前、后两部分。
- 横截面是将人体上下分离的旋转平面。

I. Stroops和健身棒（高位）

举起/砍。

双脚分开站立 ▶ 弓步姿势 ▶ 两手臂向相反方向用力 ▶ 高位 ▶ 中位 ▶ 低位（图114a~d）。

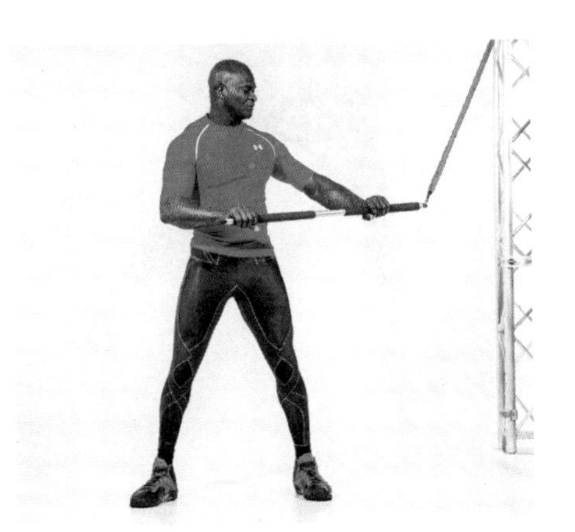

a

图 114a~d

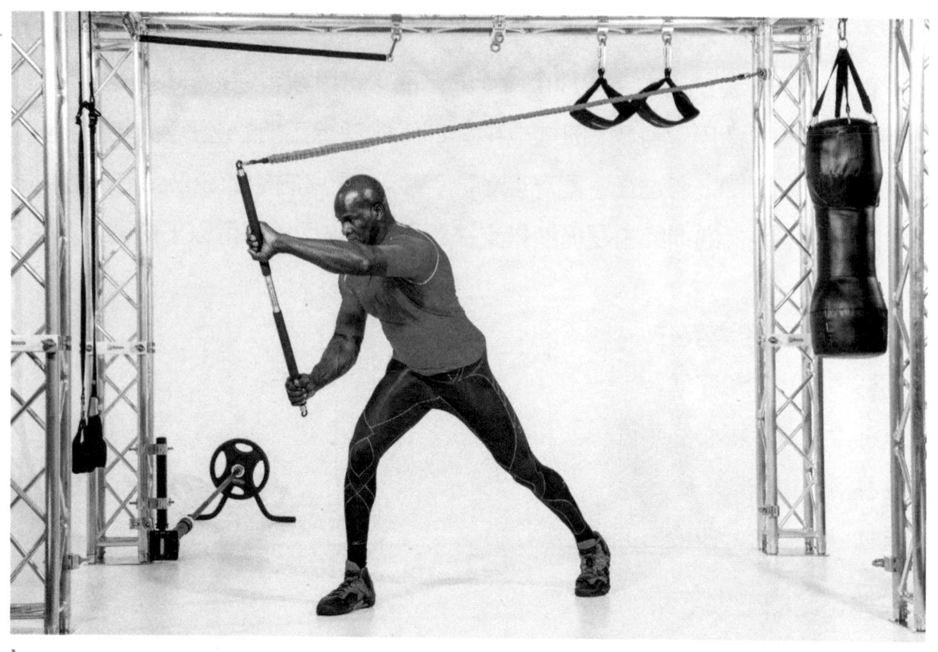

b

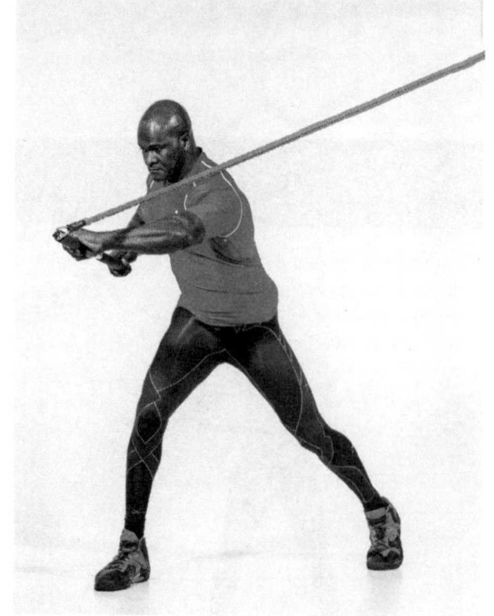

c

d

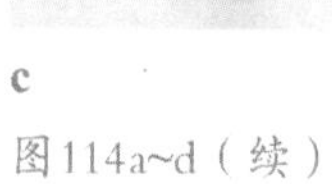

图114a~d(续)

II. Stroops和健身棒（中位）

划圈/旋转。

宽弓步姿势 ▸ 手臂划圈 ▸ 可以在两个方向旋转（图115a~c）。

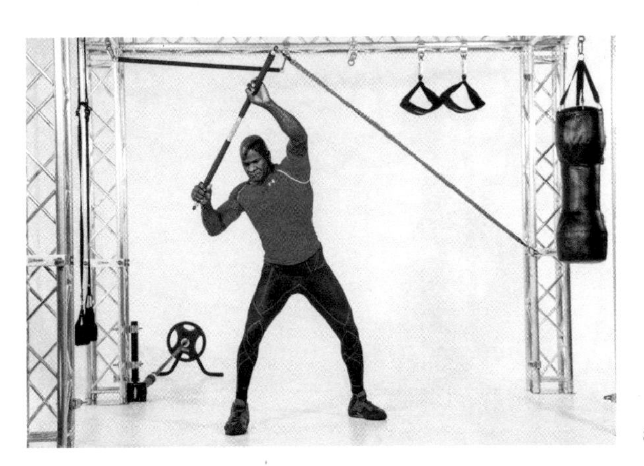
a

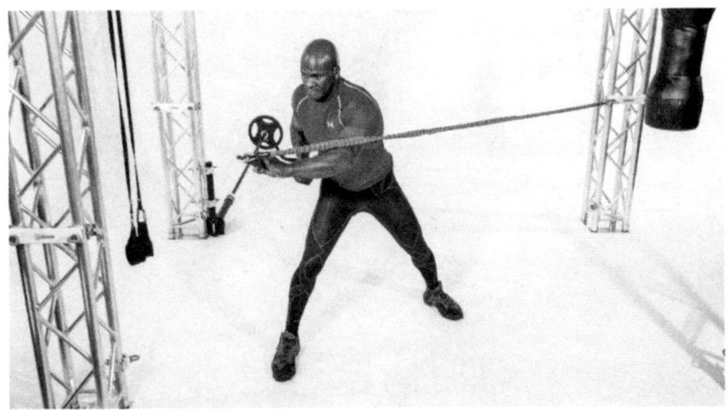
b

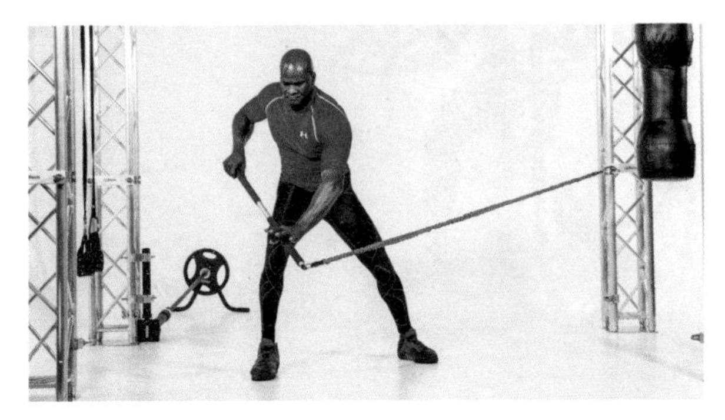
c

图115a~c

III. Stroops和健身棒（低位）

1. 横拉。

弓步姿势 ▸ 腿运动/改变弓步姿势 ▸ 横向拉健身棒越过身体或前方（图116a~c）。

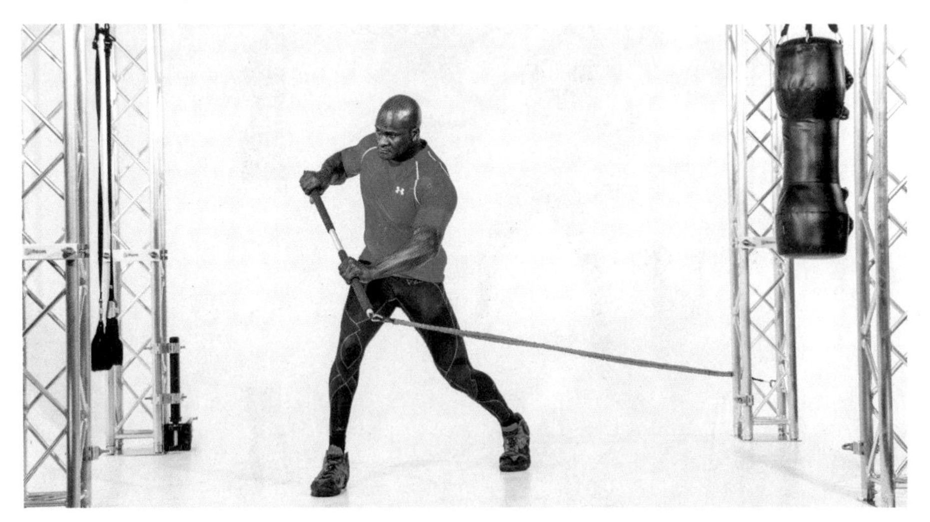

a

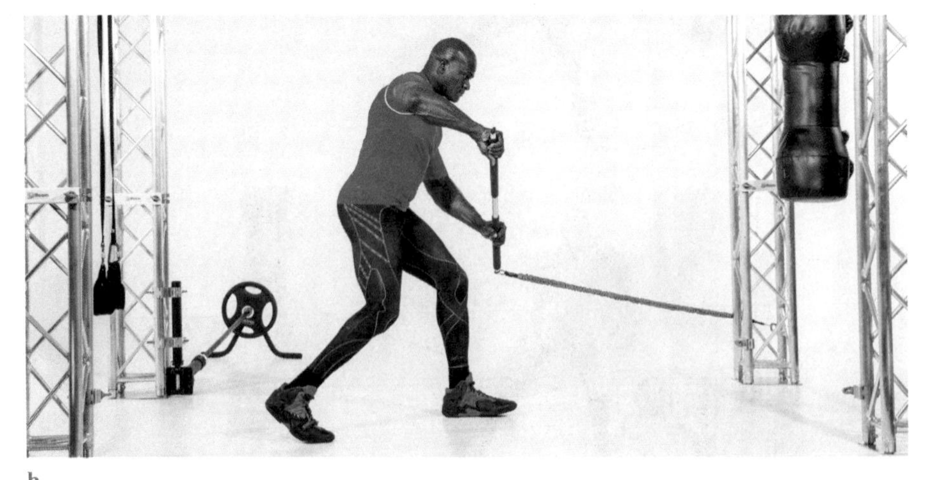

b

图 116a~c

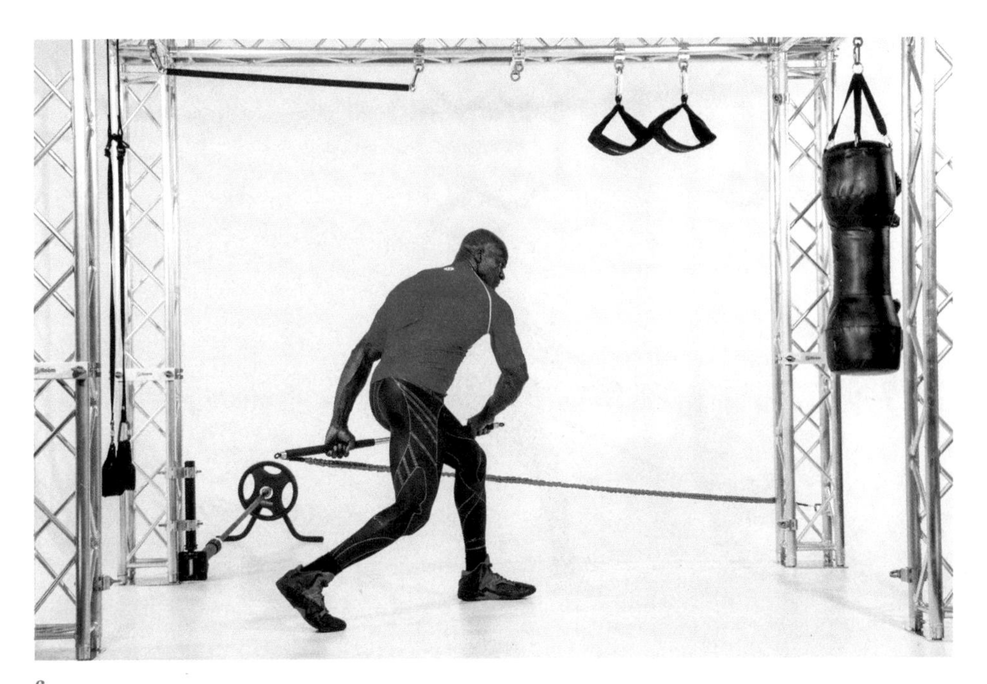

c

图116a~c（续）

2. 弓步变化。

弓步姿势 ▶ 弓步姿势，膝盖弯曲，握着健身棒（保持水平，对侧）▶ 旋转运动（图117a~c）。

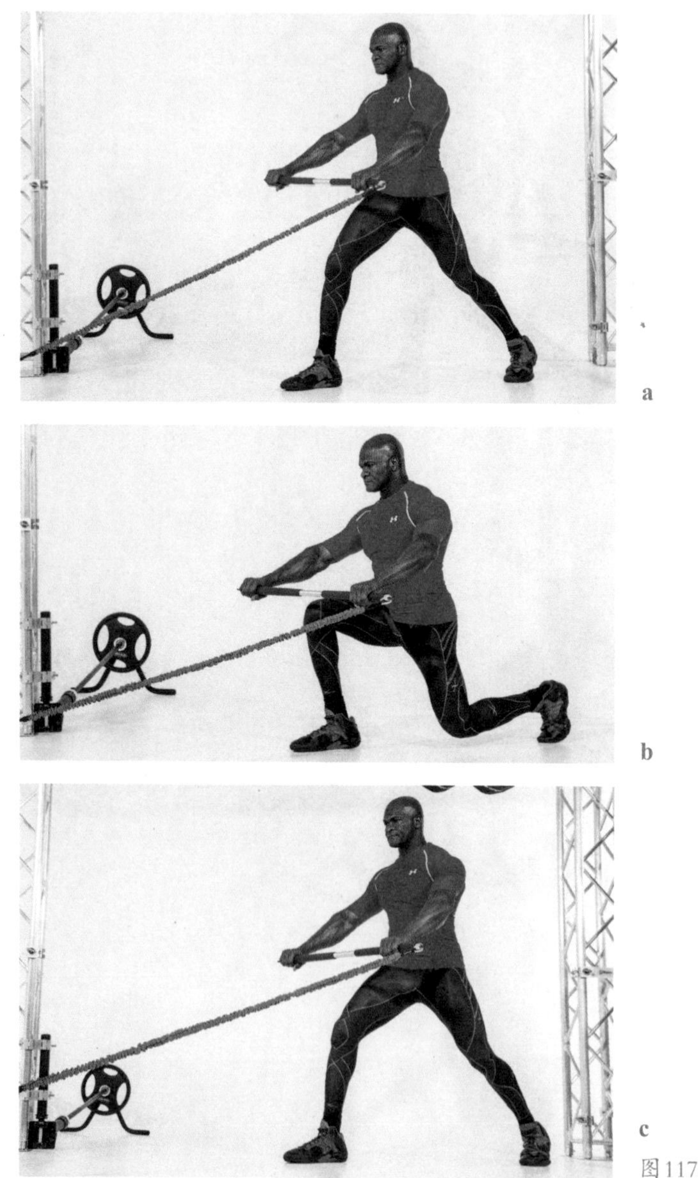

a

b

c

图117a~c

5.2.4 悬吊训练

以下悬吊训练在协调性训练中非常有挑战性。附加的不稳定性由偏转辊系统提供，在这里可以最大限度增加训练的刺激性。

I. 正向

1. 手臂推。

俯卧撑姿势 ▸ 双手握住手环，双脚踩地 ▸ 弓步的同时，对侧的手臂前推（图118a~c）。

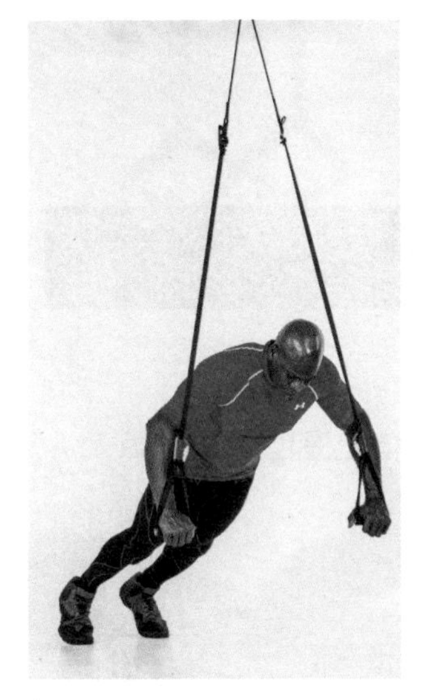

a

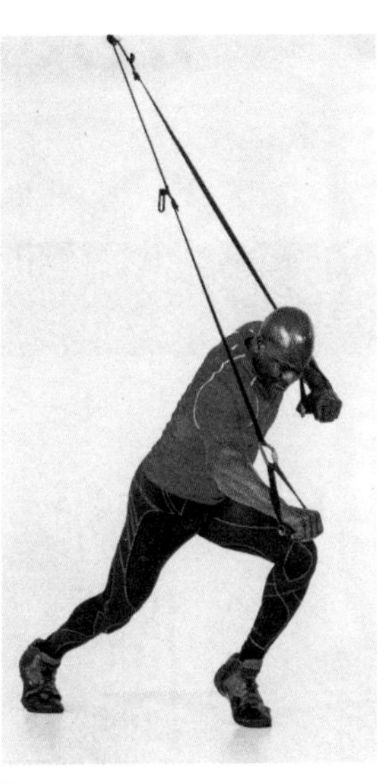

b

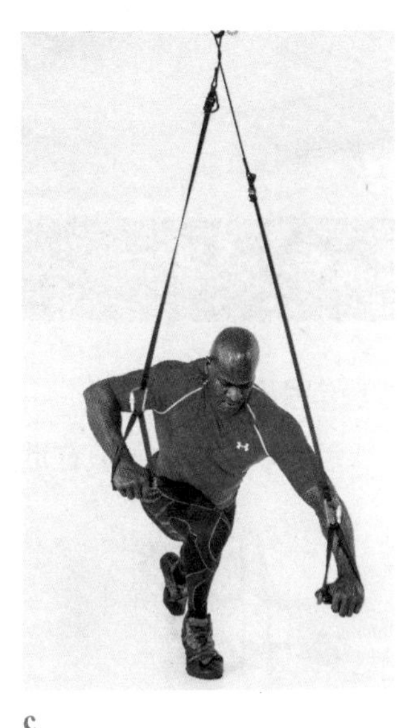

c

图118a~c

2. 伸展。

俯卧撑姿势 ▸ 双手紧握手环，双脚置于地面上 ▸ 通过向前伸展手臂，将手臂和躯干的夹角从90度扩大到180度（图119a~b）。

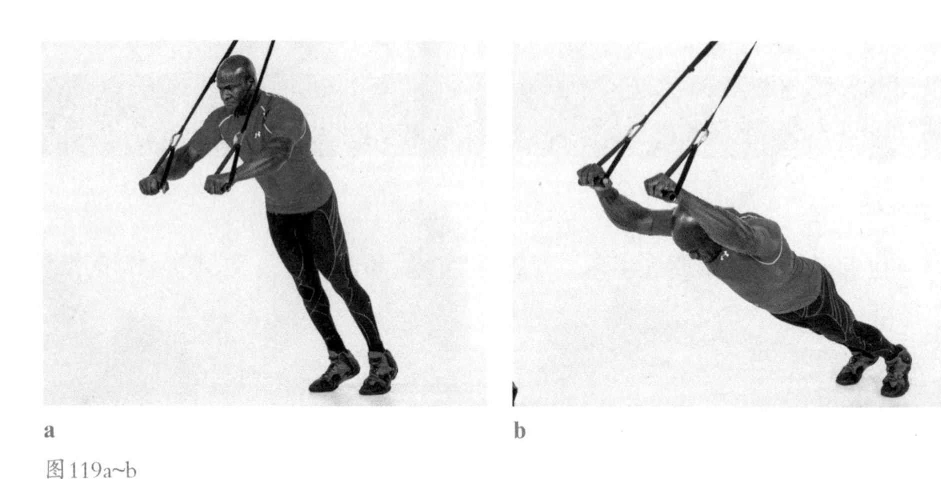

a　　b

图119a~b

II. 反向

1. 反向引体向上。

后背着地，脚平放在地面上 ▸ 反向引体向上 ▸ 骨盆向上提起（图120a~c）。

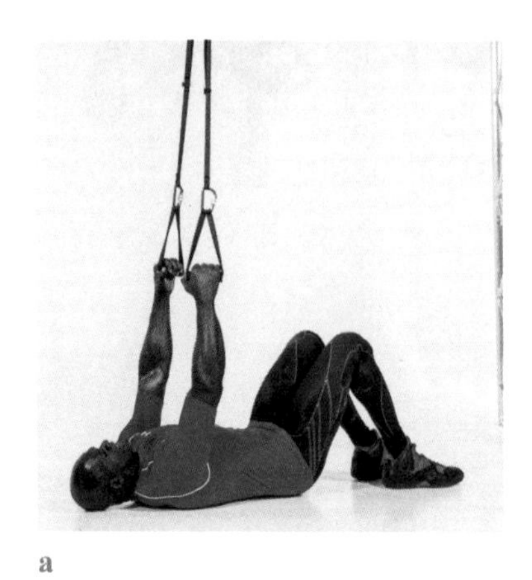

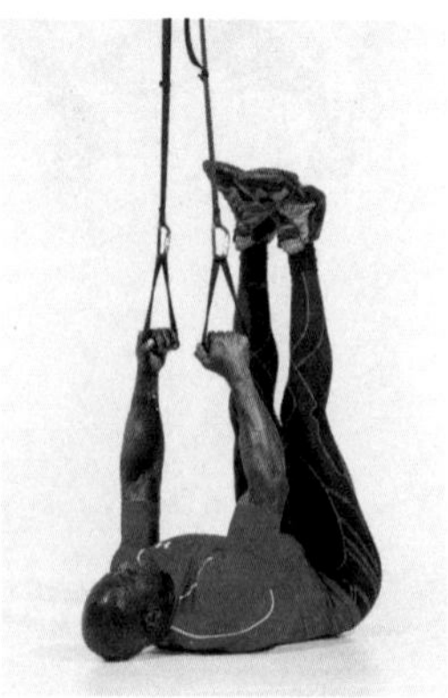

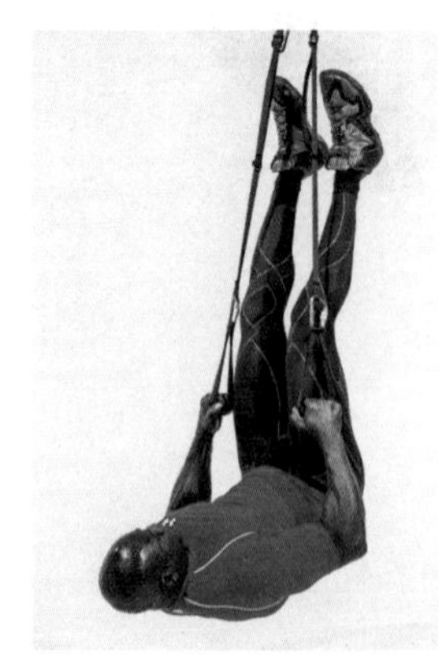

a　　b　　c

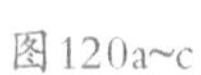

图120a~c

2. 单腿下蹲/屈膝。

身体倾斜，双手紧握手环 ▶ 将重量移至单腿上 ▶ 单腿下蹲（图121a~b）。

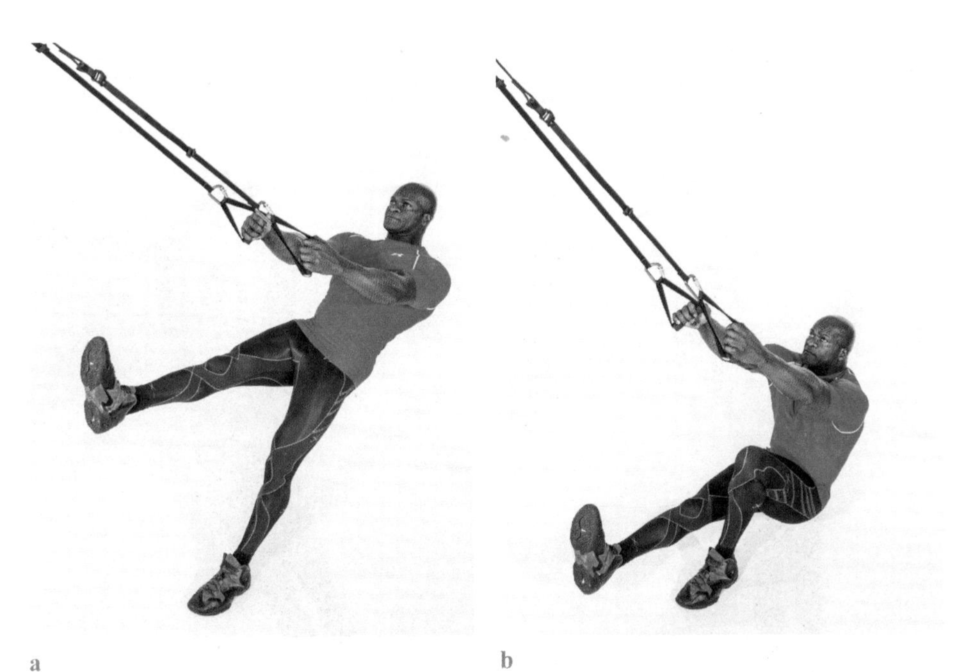

a b

图121a~b

III. 侧面

躯干侧移。

站立姿势，手臂伸过头顶 ▸ 躯干侧移（图 122a~b）。

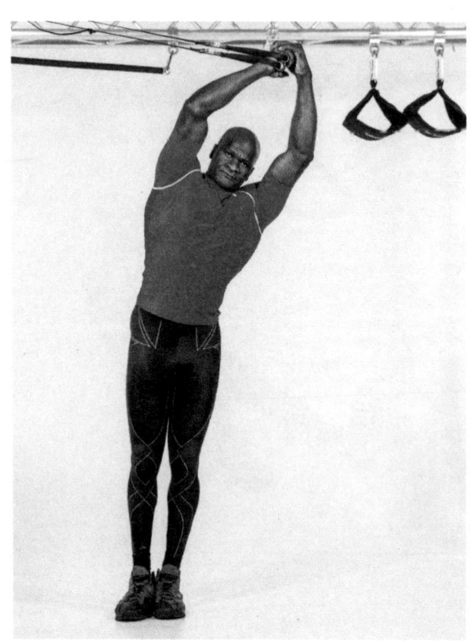
a

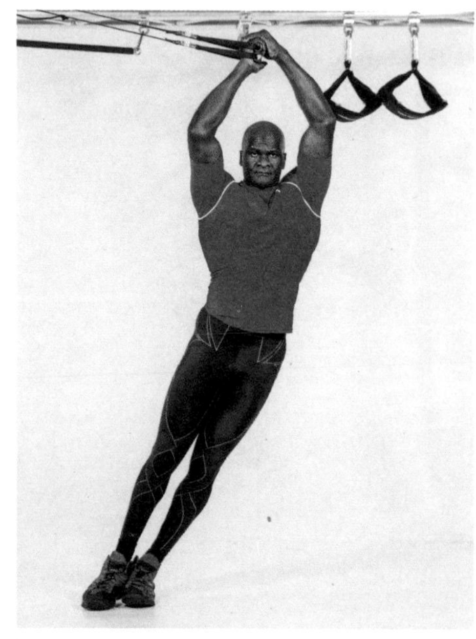
b

图 122a~b

5.2.5 核心训练

下面的训练需采用核心训练器材，本质上类似于杠铃推举（约20千克），主要侧重于锻炼力量。

建议仅拥有稳固核心力量的高级客户才进行以下训练。

I. V形握具练习

1. 肩部推举。

站立姿势 ▸ 右手握杆 ▸ 抬起，左手握住V形握具的一侧 ▸ 抬高杆并用右手握住V形握具另一侧 ▸ 手肘伸直（图123a~d）。

对于任何从身前握住并逐渐抬高的运动，可始终采用这个技巧。

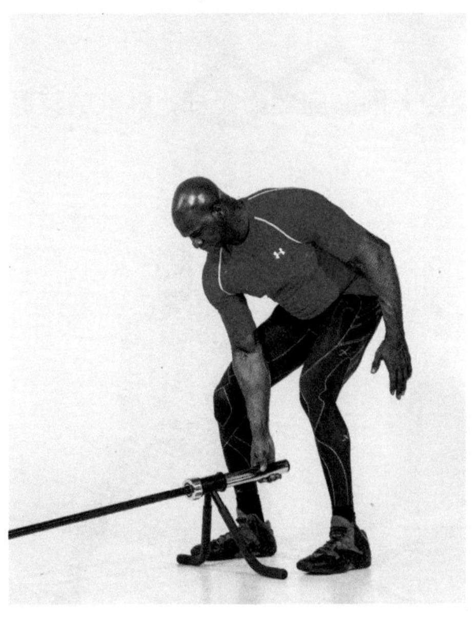

a

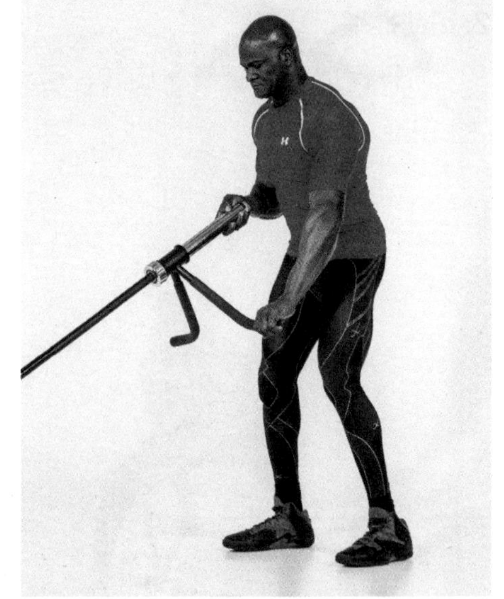

b

图 123a~d

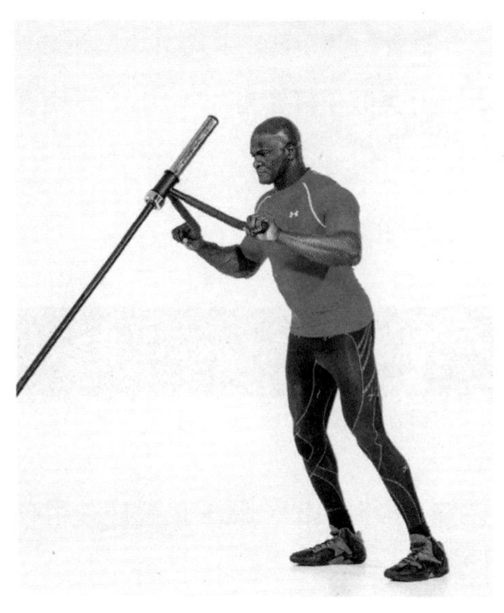

c

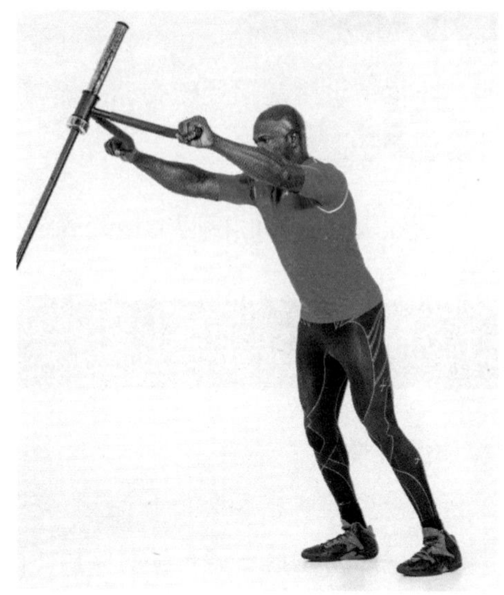

d

图123a~d（续）

2. 扭动推举，站姿。

与杆保持一定距离 ▸ 旋转，弓步姿势 ▸ 同时向上抬起杆，脚紧随其后（图124a~d）。

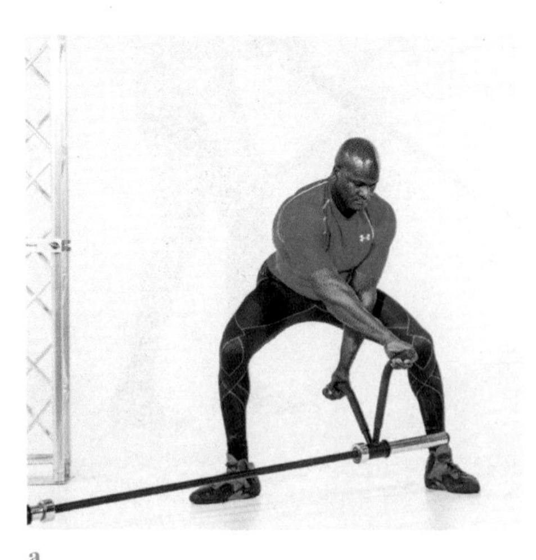

a

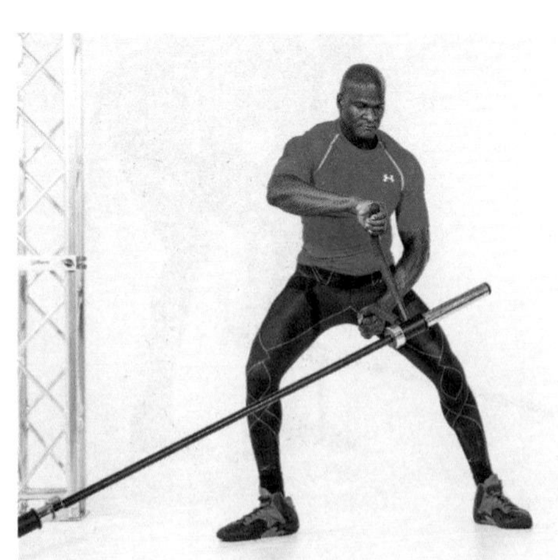

b

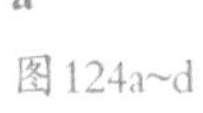

图124a~d

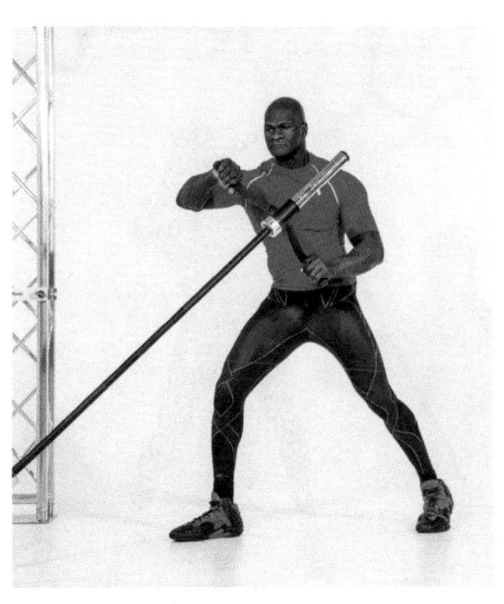
c

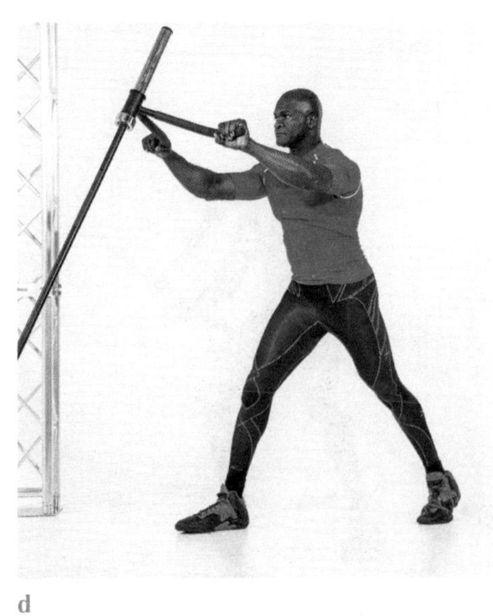
d

图124a~d（续）

3. 逆推，180度，站姿。

在杆旁边站立，双脚分开与肩同宽，背部微拱 ▸ 转动180度（后弓步，一侧张开，打开成弓步姿势），向上抬起（图125a~e）。

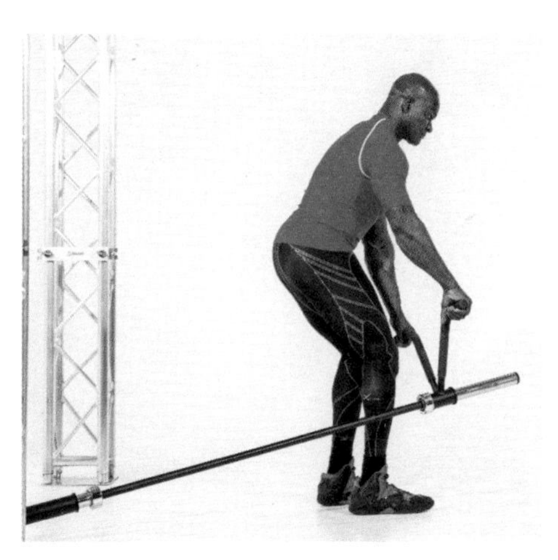
a

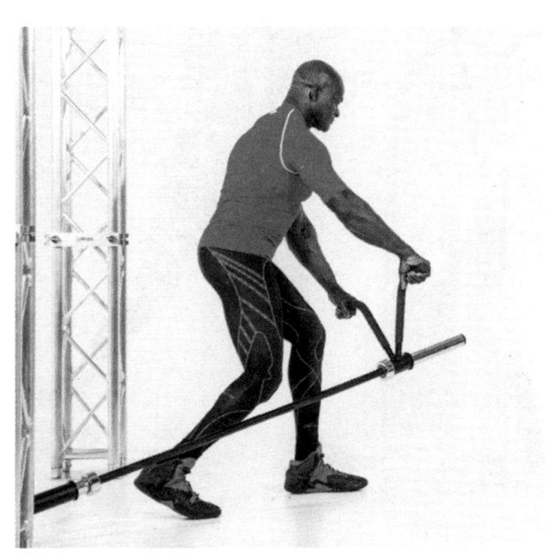
b

图125a~e

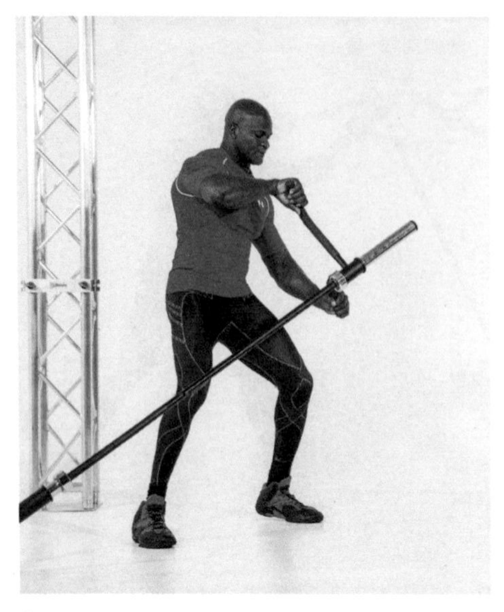

c

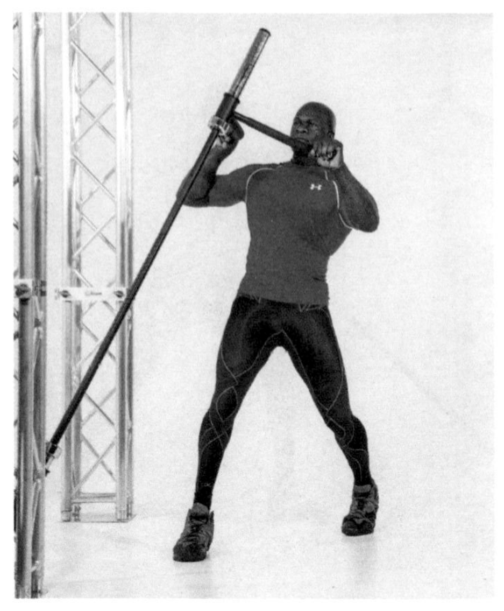

d

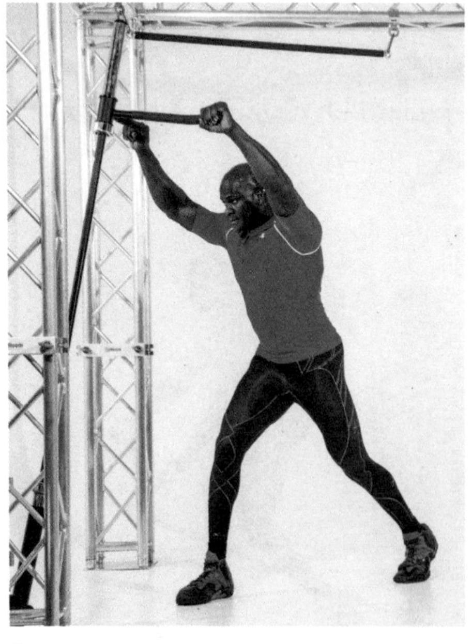

e

图125a~e（续）

4. 仰卧姿势交替腿扭推。

背部贴地，双脚抬起，手臂伸展 ▶ 转动下半身（腿）到右侧 ▶ 同时伸展左侧大腿▶ 当背部向后弯曲时，再次弯曲膝盖，推杆向上 ▶ 换另一侧练习（图126a~d）。

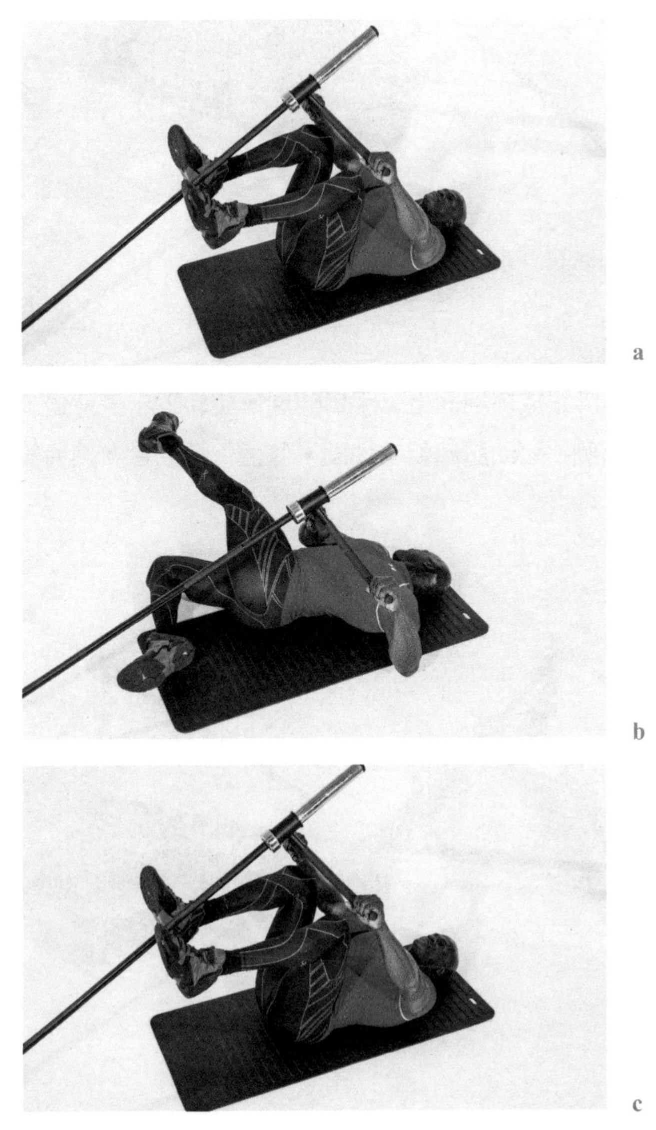

图126a~d

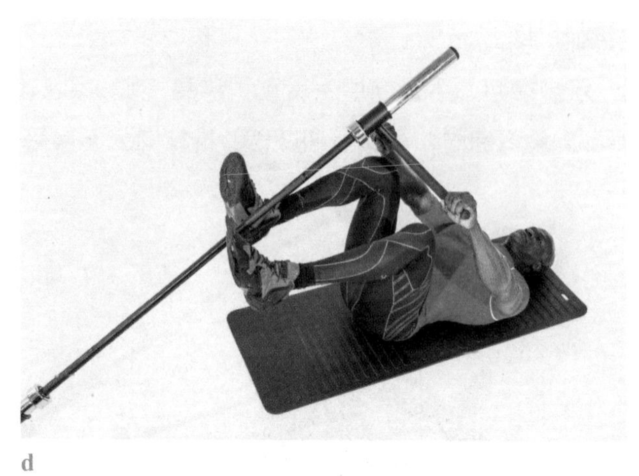

d

图126a~d（续）

5. 仰卧姿势扭转。

背部着地，脚跟放在地面上，手臂伸展 ▸ 旋转下半身（腿）到左侧 ▸ 同时将杆移动到右侧，移动肘部朝向地面 ▸ 膝盖保持闭合 ▸ 换另一侧练习（图127a~b）。

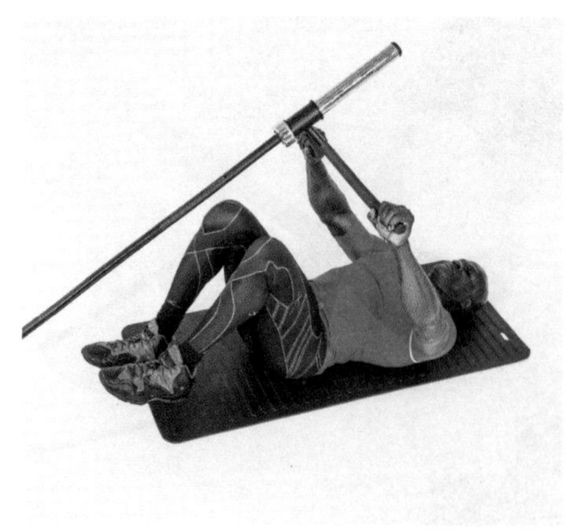

a

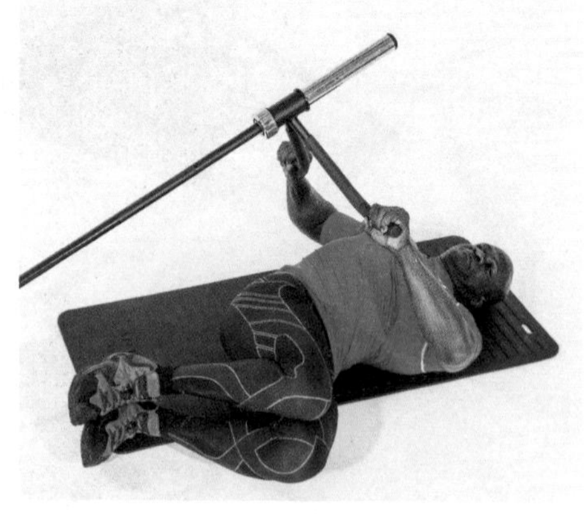

b

图127a~b

II. 手握练习

1. 下蹲上推旋转。

站立，双脚分开，与肩同宽，在胸部高度握杆 ▶ 下蹲 ▶ 推杆向上，同时身体挺直（脚趾发力）▶ 向左下方旋转杆，同时弯曲膝盖，脚也跟着转 ▶ 保持低位并将杆移至右侧 ▶ 抬杆至胸部高度，再次向上推，现在换成右侧旋转（图128a~d）。

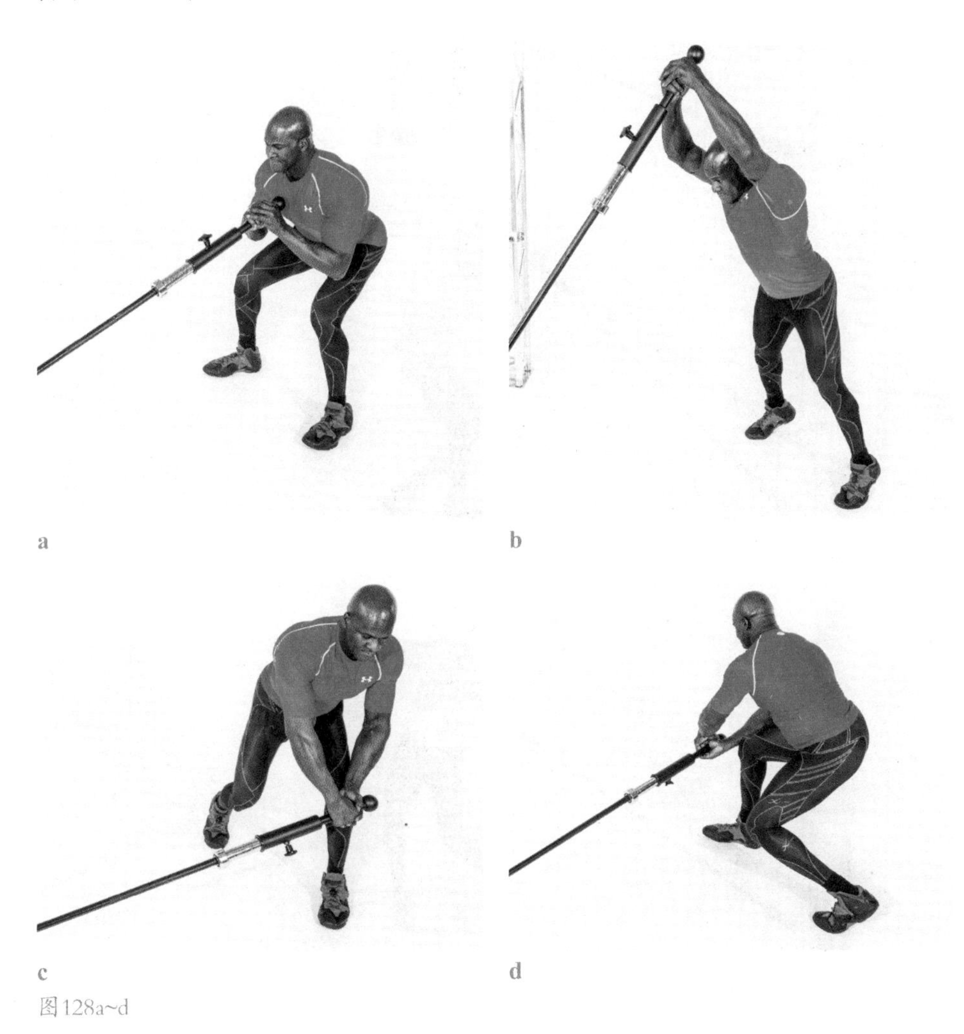

a　b　c　d

图128a~d

2. 上切。

站立，双脚分开，与肩同宽，在胸部高度握杆 ▶ 向右或向左进行上切运动（图129a~c）。

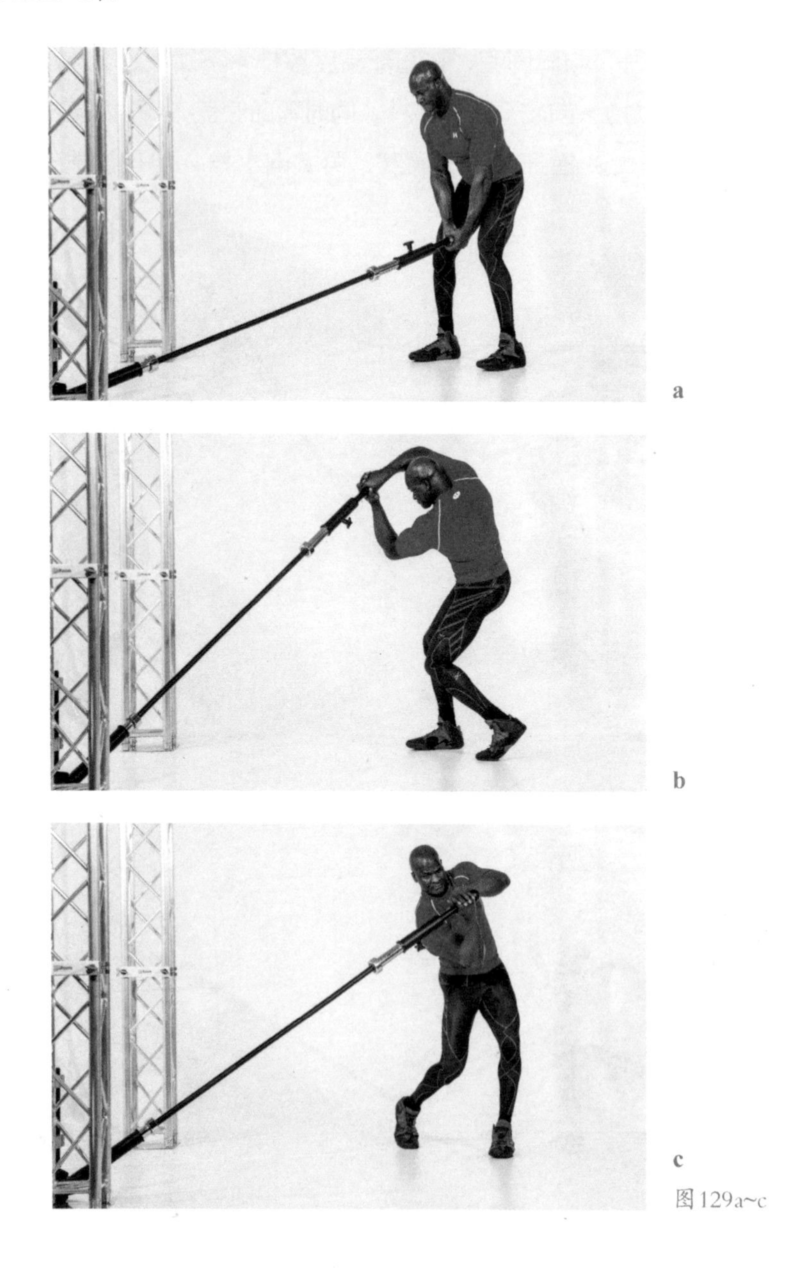

a

b

c

图129a~c

3. 单臂挺举。

站立，双脚分开，与肩同宽，弯曲膝盖，在肩部高度右手握杆，左手放在髋部处 ▸ 做爆发式单臂挺举 ▸ 对侧运动 ▸ 结束姿势为弓步（图 130a~d）。

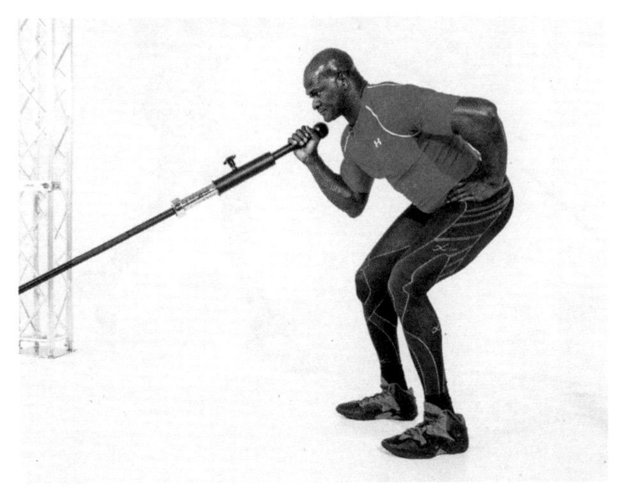

a

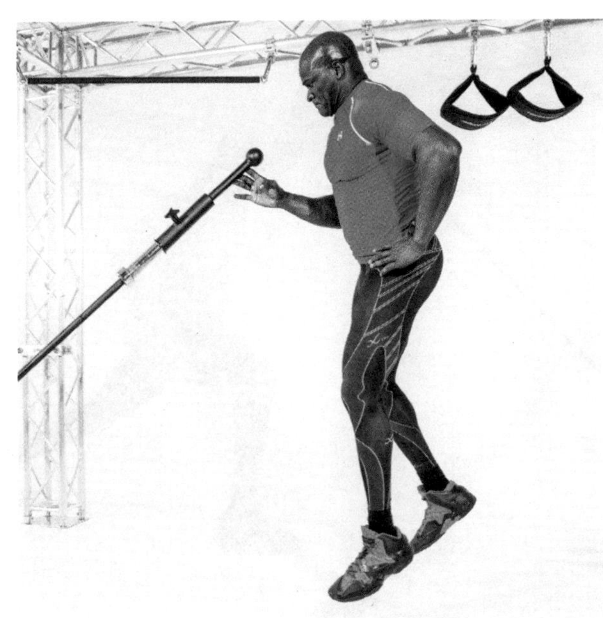

b

图 130a~d

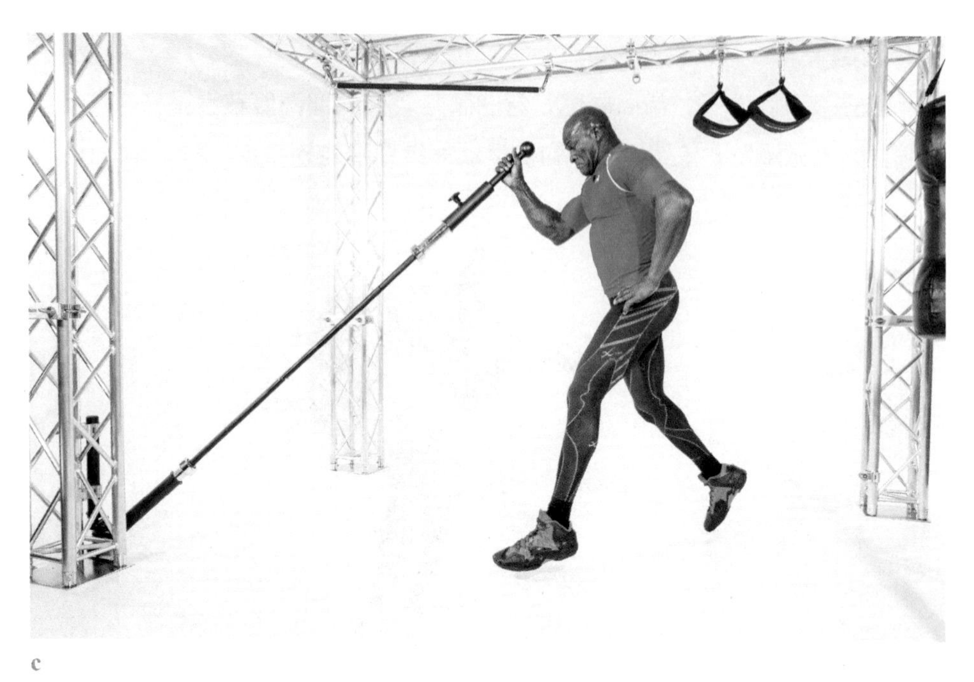
c

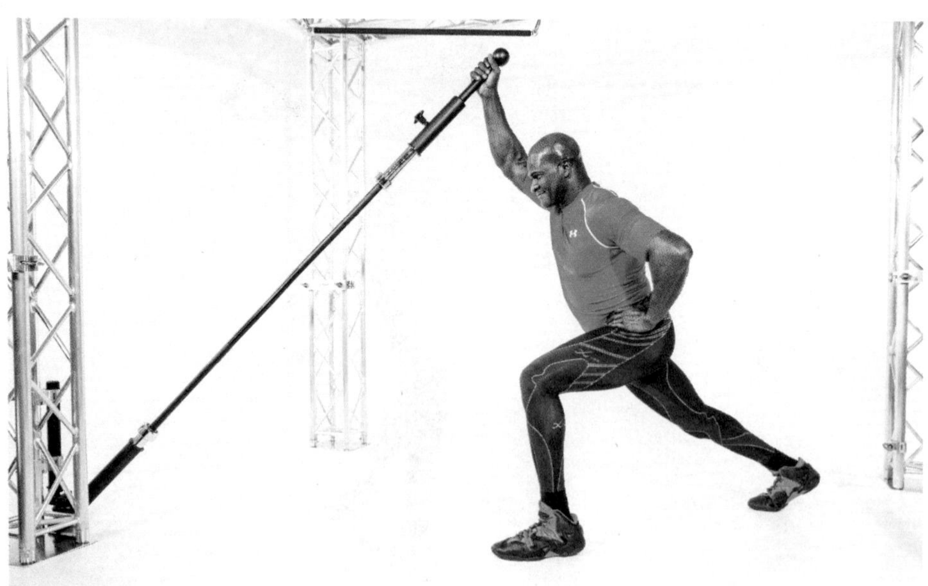
d

图130a~d（续）

4. 深蹲上推。

在杆旁站立，双脚分开，与肩同宽 ▸ 深蹲 ▸ 沿对角线从下蹲姿势往上推 ▸ 侧身站立，腿跟着转动（图131a~c）。

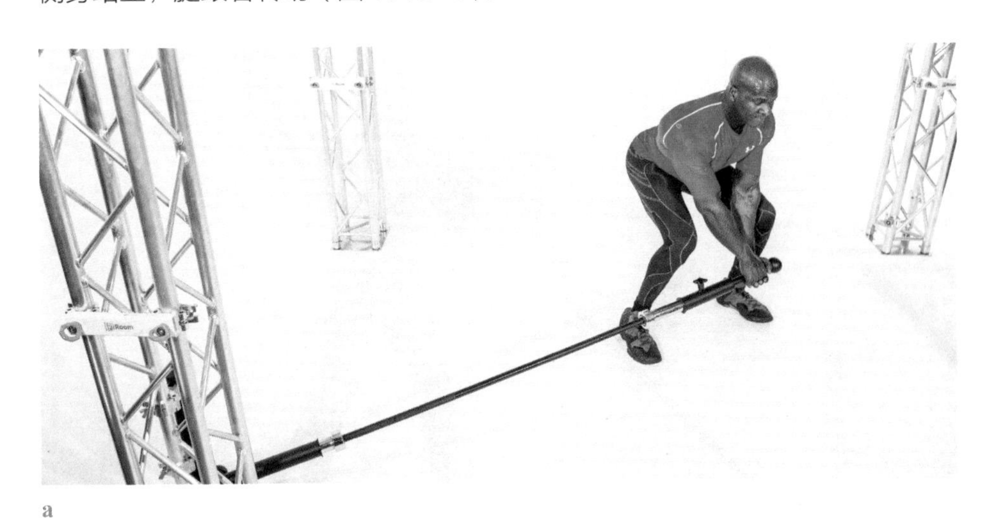

a

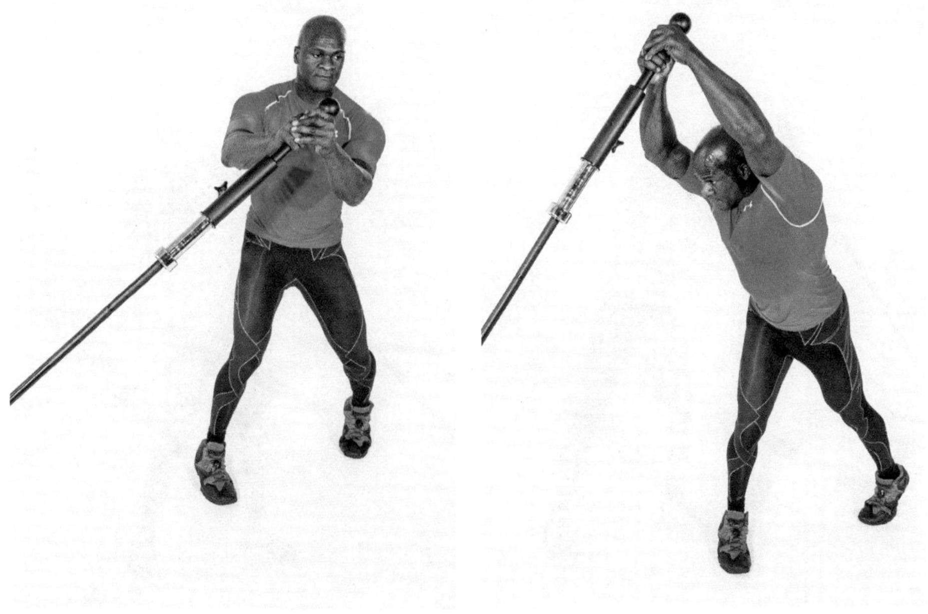

b c

图131a~c

5. Y形移动。

站立，双脚分开，与肩同宽，在胸部高度握杆 ▶ 向右上方推>回到中心（胸部高度）> 向左上方推 ▶ 腿保持不动（图 132a~c）。

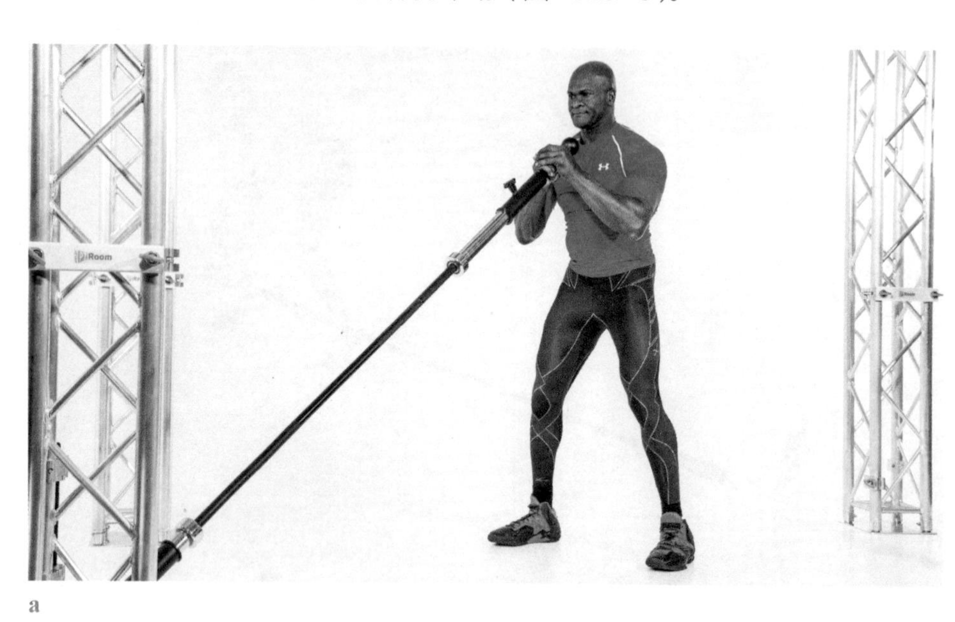

a

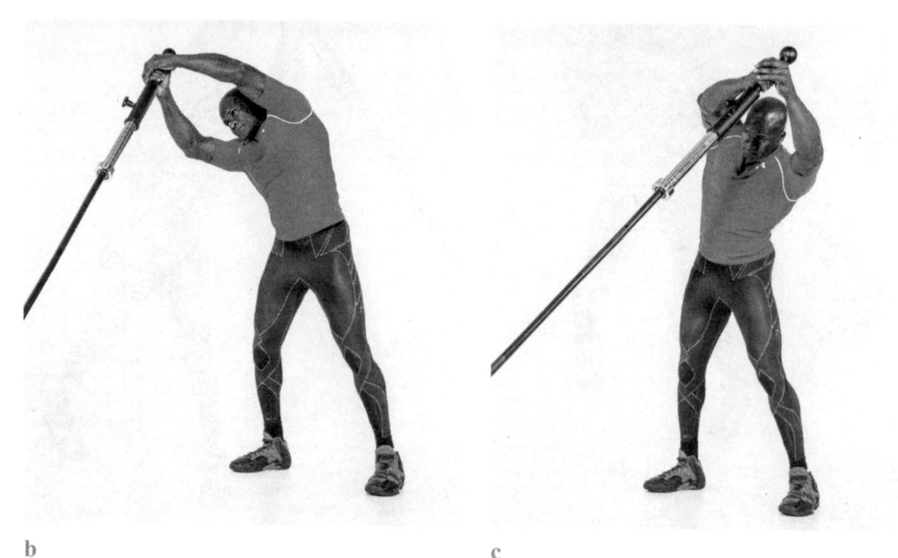

b c

图 132a~c

III. 双握练习

1. 推。

站立，双脚分开，与肩同宽，在膝盖高度握杆 ▶ 向上推杆 ▶ 腿向后移动呈弓步姿势。(图133a~c)。

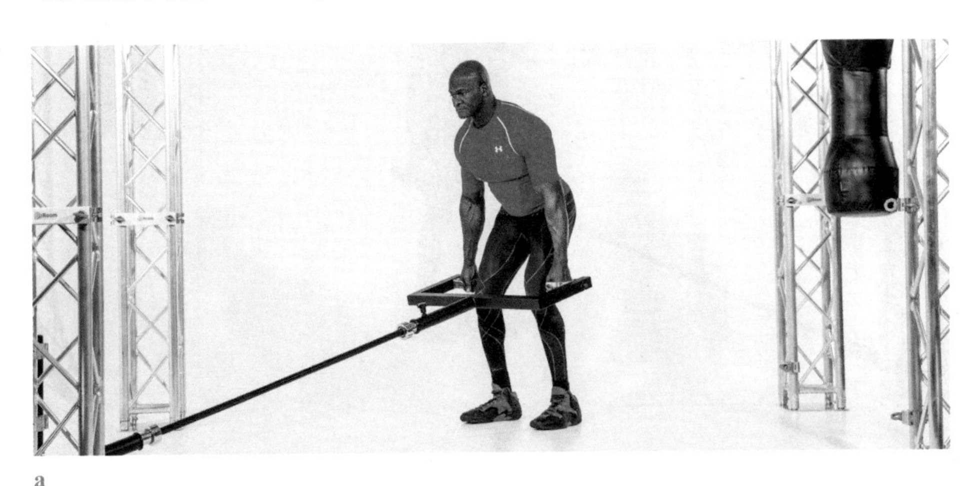

a

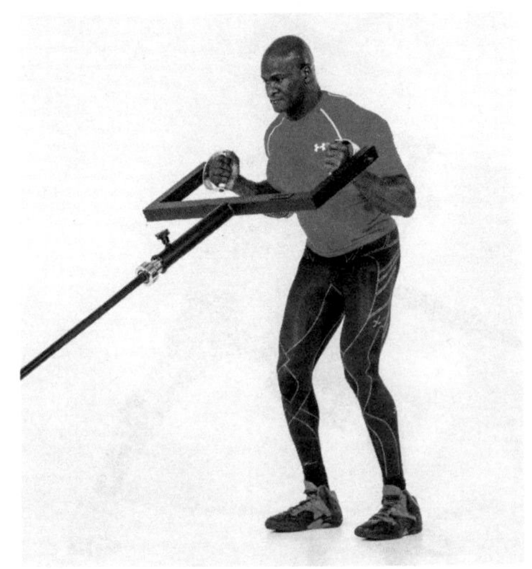

b

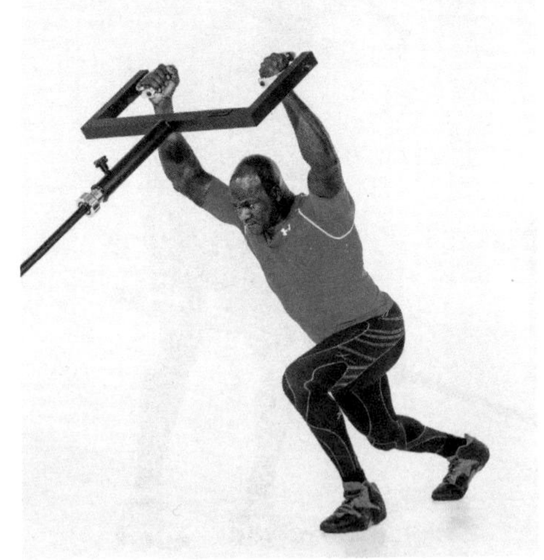

c

图133a~c

2. 侧步。

站立，双脚分开，与肩同宽，在膝盖高度握杆 ▶ 向左侧步，旋转手柄（弯曲肘部，手臂内收）▶ 结束姿势为弓步 ▶ 换另一侧练习（图 134a~c）。

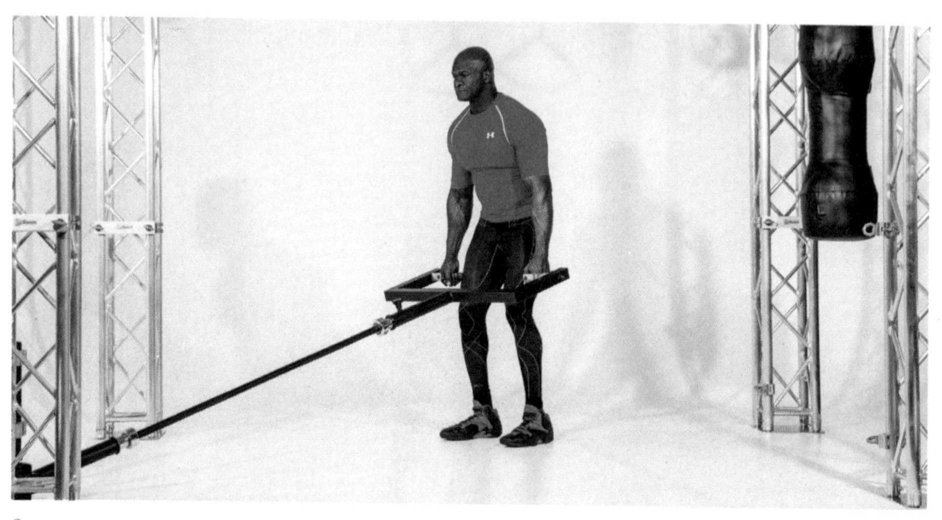

a

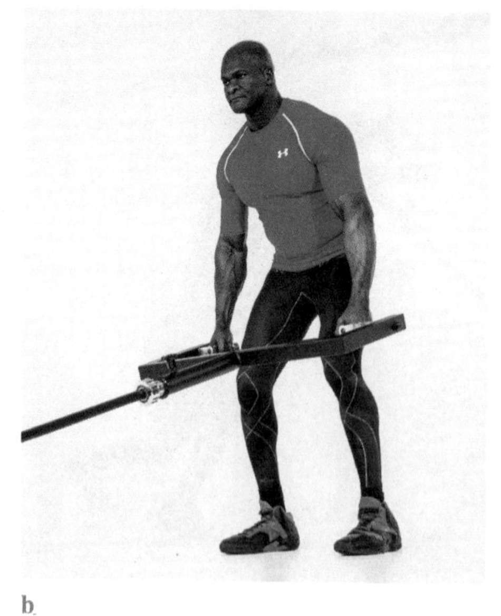

b

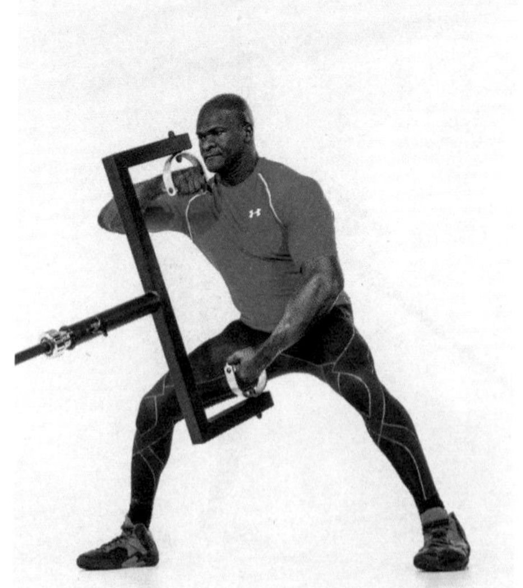

c

图 134a~c

3. 肱二头肌弯举。

弓步，在膝盖高度握杆▶肱二头肌弯举（图135a~c）。

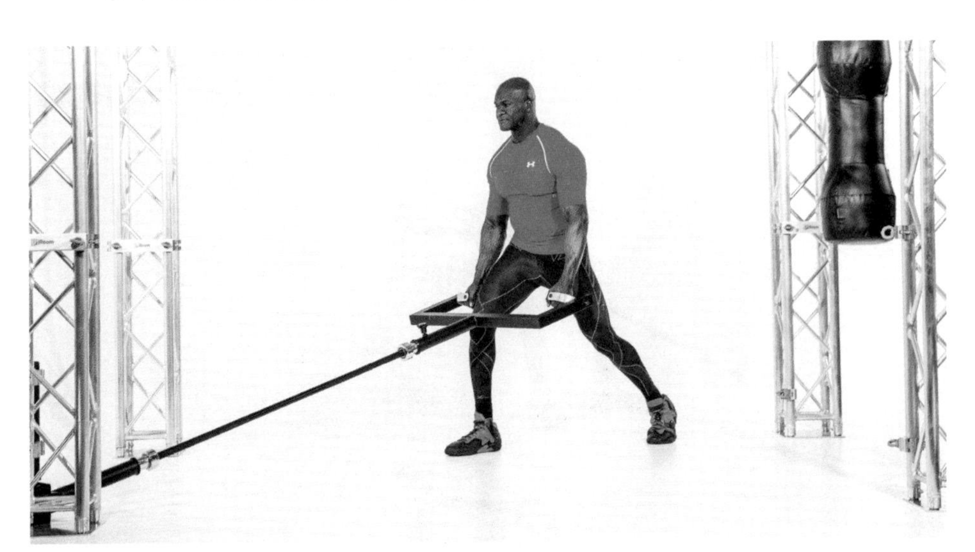
a

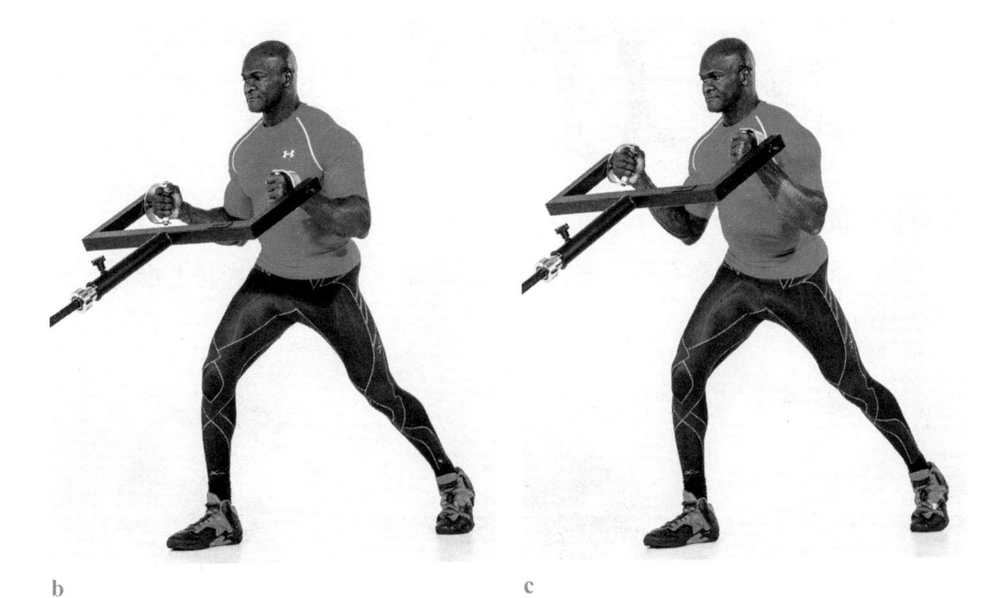
b c

图135a~c

IV. 用瑜伽球进行双握练习

1. 推举。

后背贴球，杆位于胸部高度，肘部弯曲 ▶ 向上推杆 ▶ 肩胛骨贴在球上（图136a~b）。

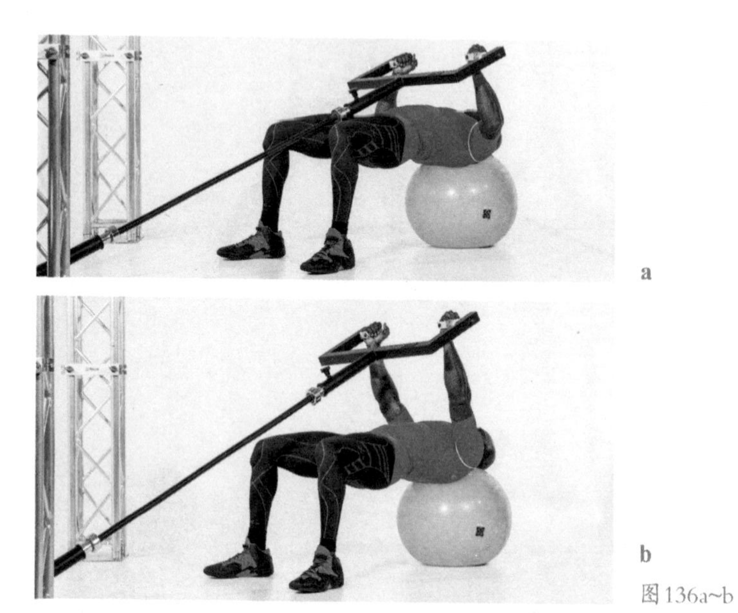

图136a~b

2. 斜姿推举。

深蹲姿势，后背靠着球，肘部弯曲，杆位于胸部高度 ▶ 向上推杆（图137a~b）。

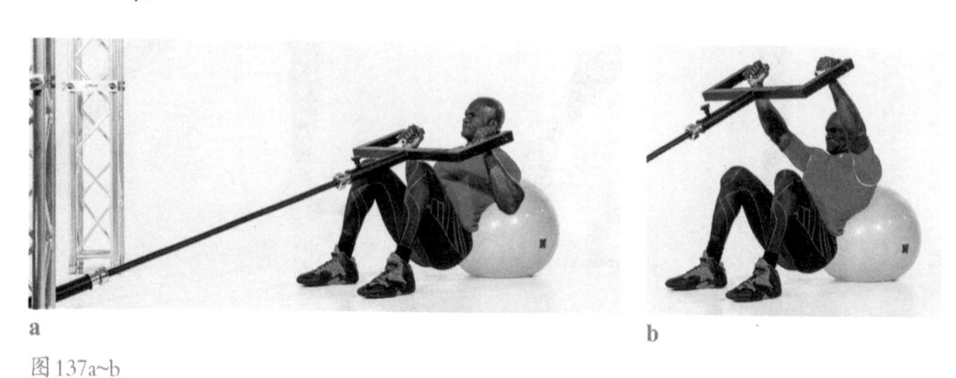

图137a~b

5.2.6 大型吊索

下列练习尤其考验躯干和手臂的力量，重点在于旋转和方向变化。

1. 雨刷式。

手握吊环悬起 ▶ 肘部呈直角 ▶ 腿转圈（图 138a~e）。

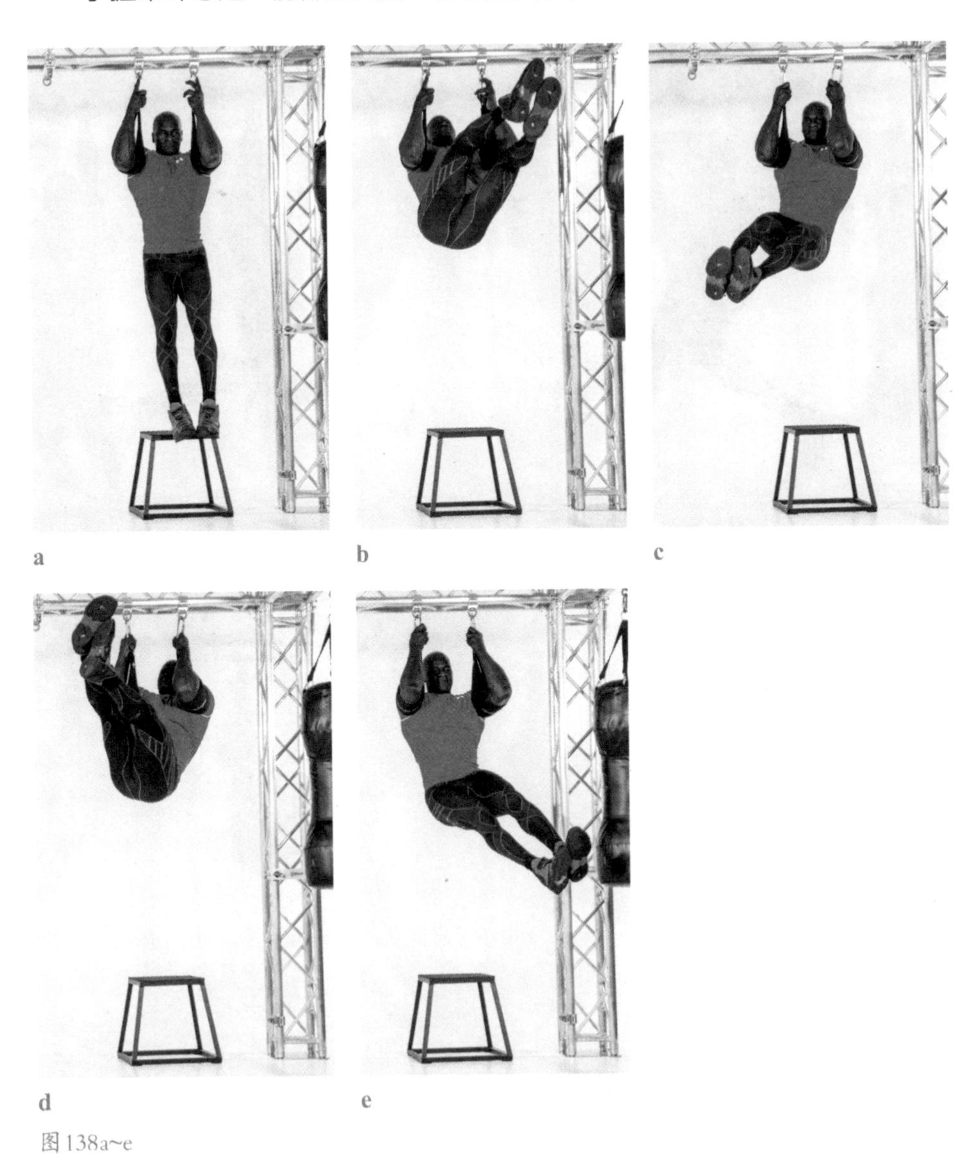

a b c d e

图 138a~e

2. 剪刀式。

手握吊环悬起 ▶ 肘部呈直角 ▶ 双腿做交叉剪运动（图139a~b）。

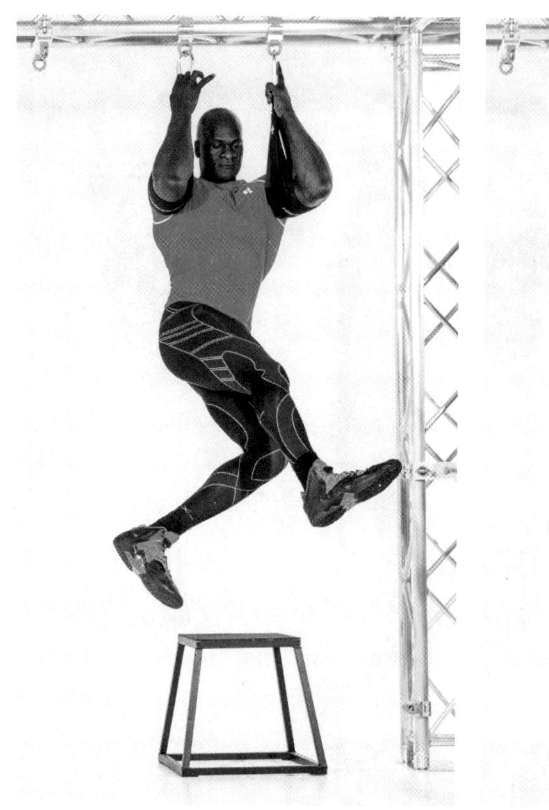

a

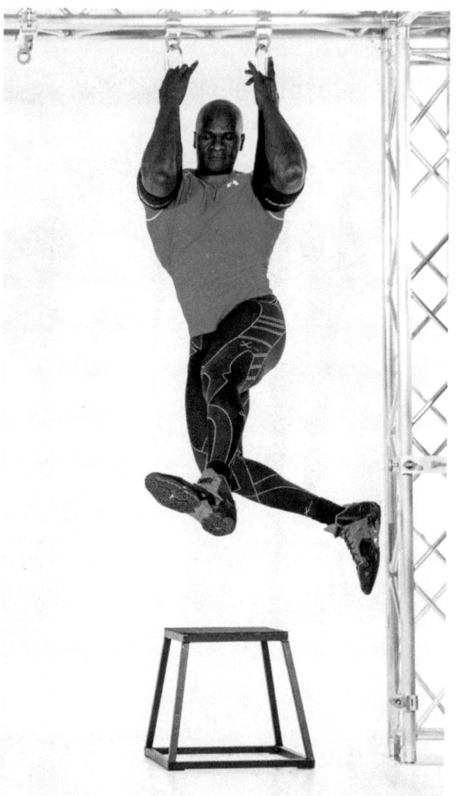

b

图139a~b

5.2.7 冲击袋

下面展示的使用冲击袋的练习是一项高级训练，需要很好的协调性。

1. 提起。

站立，双脚分开，与肩同宽 ▸ 双手握着冲击袋，高于小腿位置 ▸ 从前面提起 ▸ 旋转 ▸ 置于肩上休息片刻 ▸ 放下，然后换另一侧练习（图140a~c）。

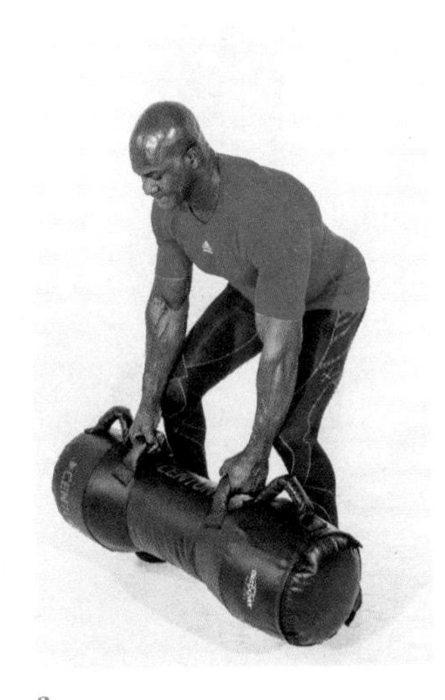
a

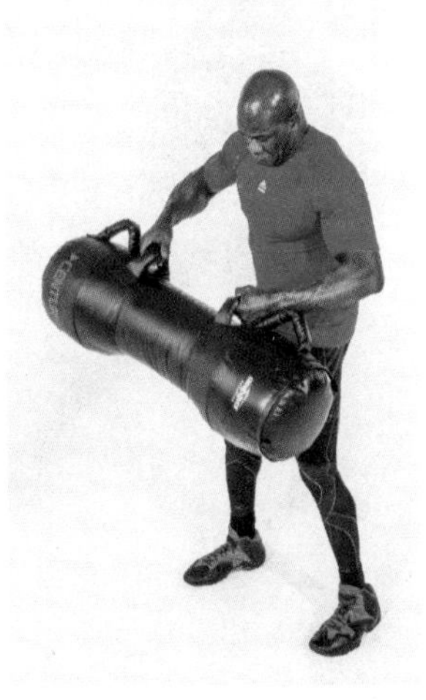
b

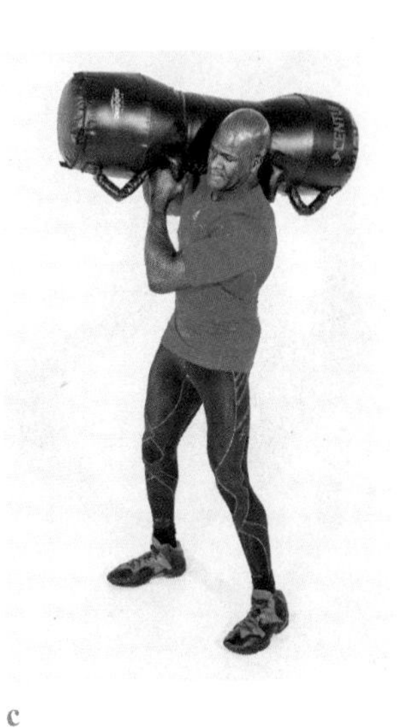
c

图140a~c

2. 提起后挺举。

后弓步 ▸ 提起冲击袋，高于小腿位置 ▸ 利用肩部力量完成挺举 ▸ 换另一条腿练习（图141a~c）。

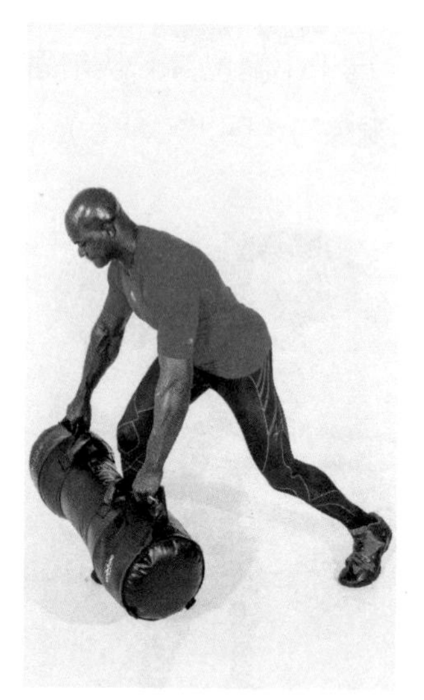
a

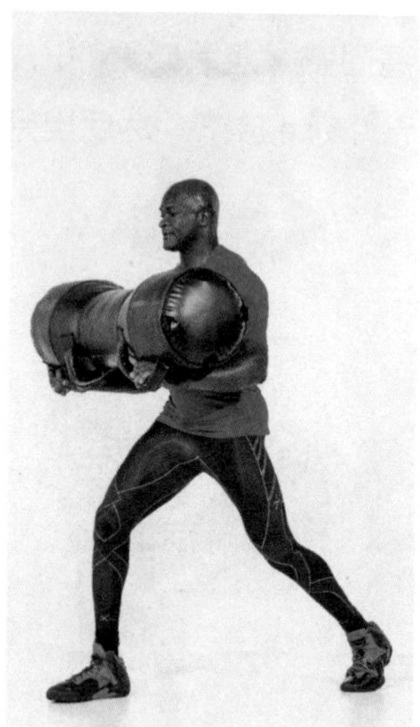
b

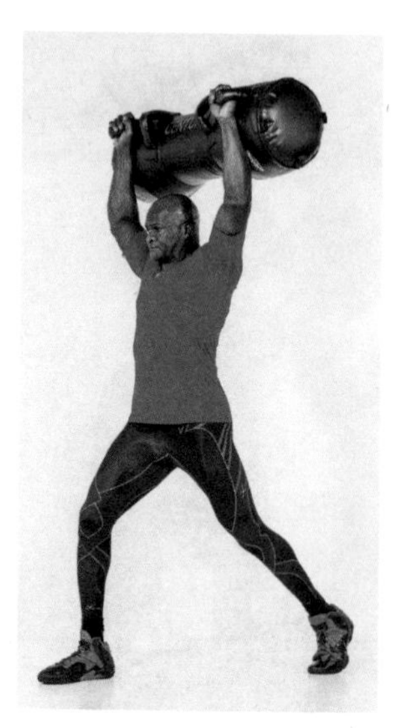
c

图141a~c

3. 推举。

背部贴着球面，让冲击袋位于胸部高度，肘部弯曲 ▸ 上下推举冲击袋 ▸ 肩胛骨靠在球上（图142a~c）。

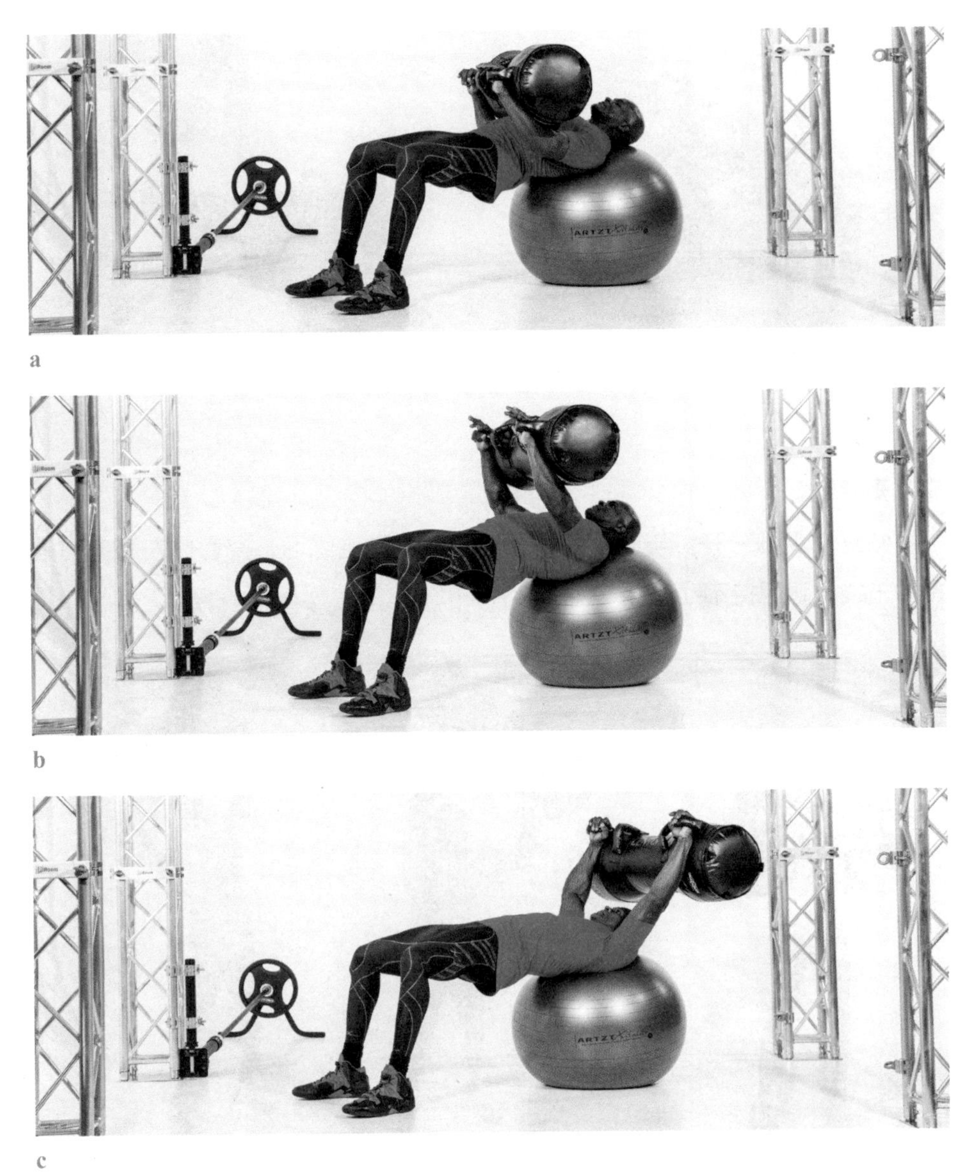

图142a~c

4. 斜姿推举。

后背贴着球面深蹲，肘部弯曲 ▸ 推举冲击袋（图143a~b）。

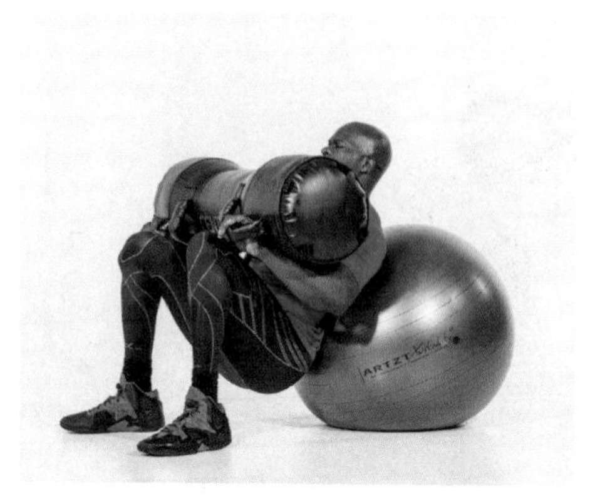

a

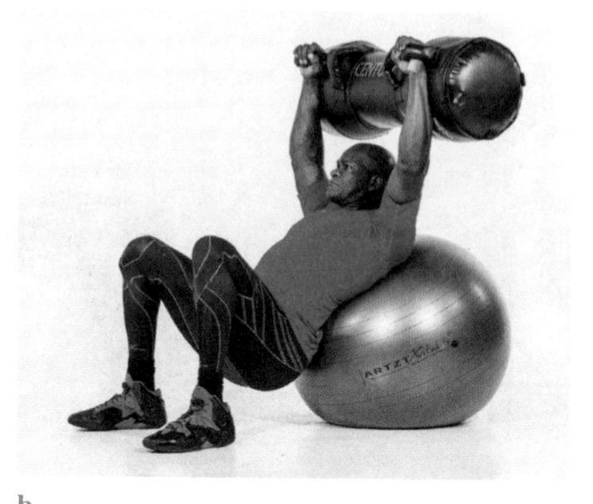

b

图143a~b

5. Y形移动。

站立，双脚分开，与肩同宽 ▸ 从肩部高度开始练习，交替向左和向右推举冲击袋 ▸ 腿保持不动（图144a~c）。

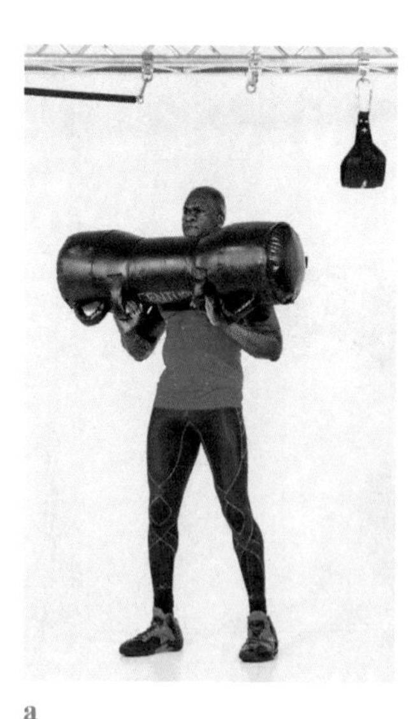

a

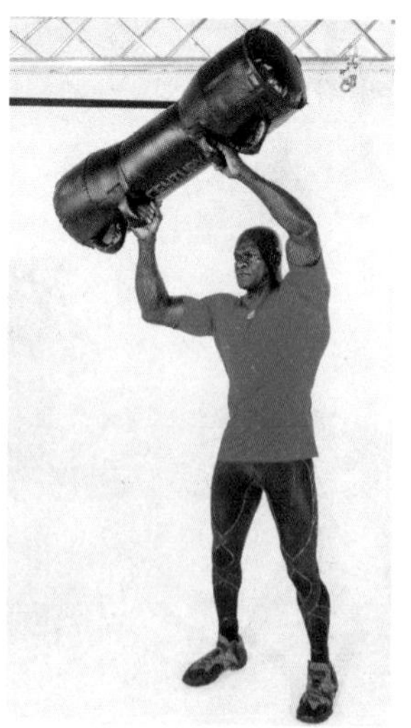

b

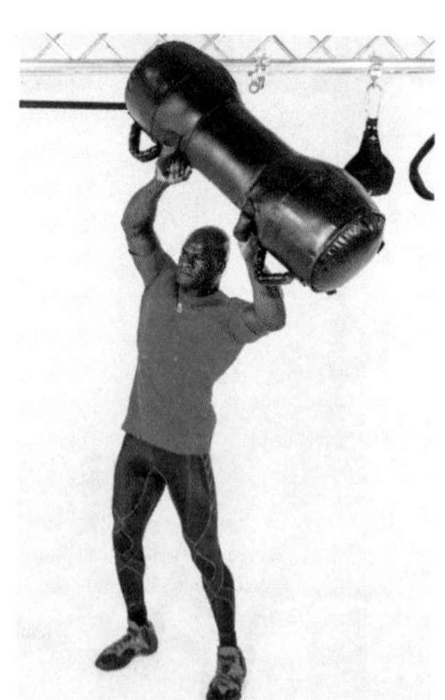

c

图144a~c

5.2.8　核心球和弹力带

下面的练习也需要很好的协调性。

1. 推举变化。

弓步 ▶ 向前推（低、中、高）▶ 双臂同时运动 ▶ 交替手臂练习 ▶ 上半身运动 ▶ 动态弓步运动（图 145a~c）。

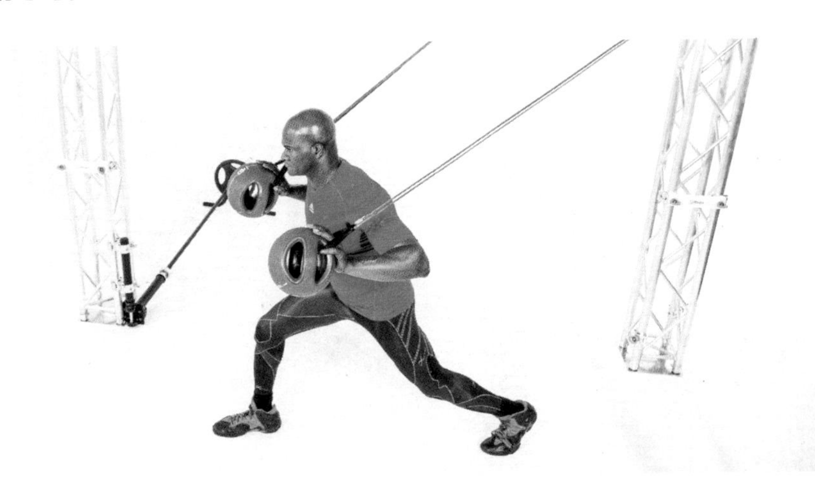

a

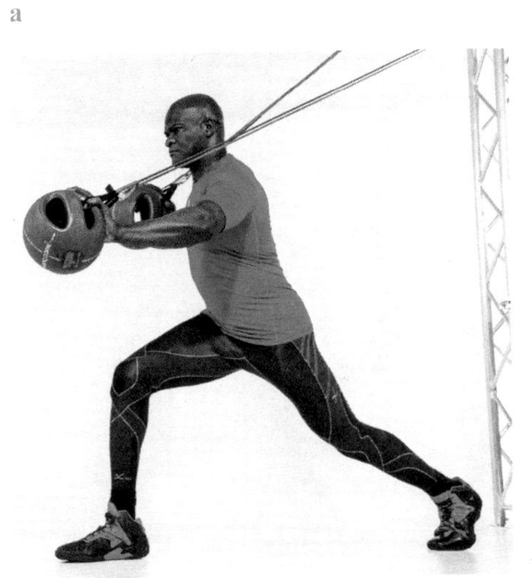

b

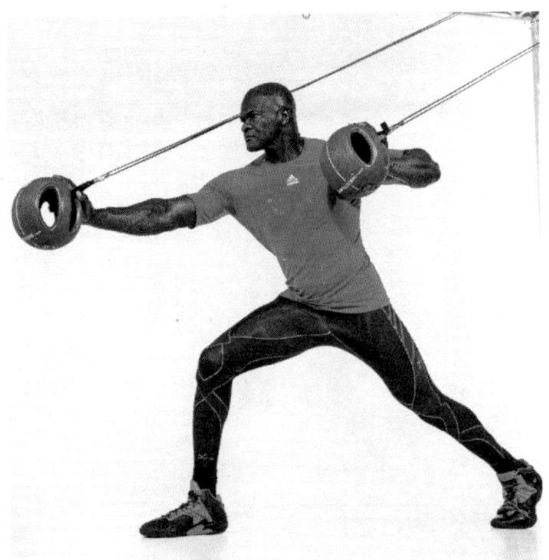

c

图 145a~c

2. 蝶式运动。

弓步 ▶ 正面做蝶式手臂运动 ▶ 动态弓步运动（图146a~b）。

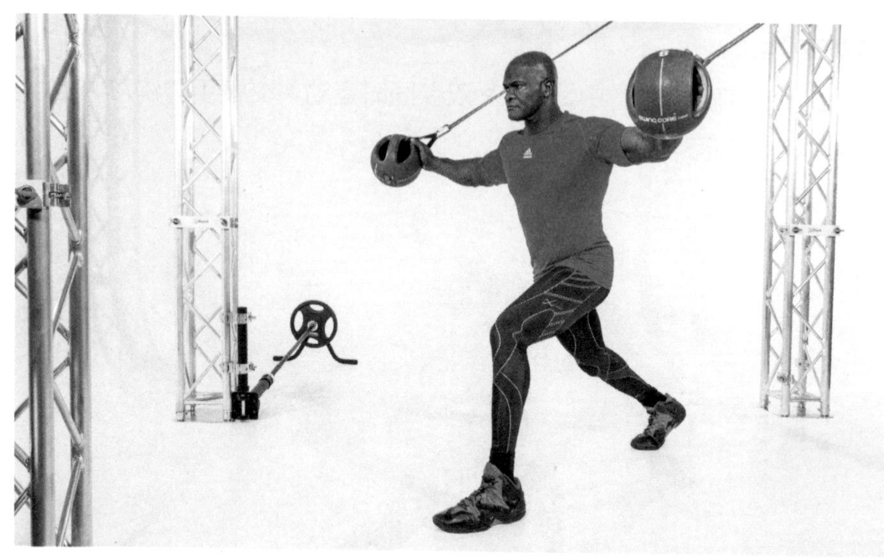

a

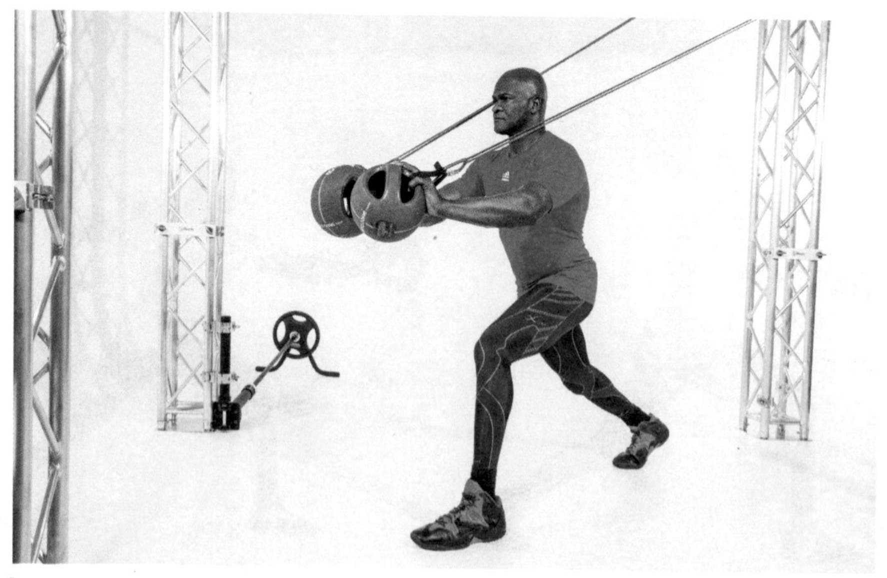

b

图146a~b

3. 头顶拉。

弓步，手臂伸展高于头顶 ▶ 从后方拉弹力带，向下移动手臂（图147a~b）。

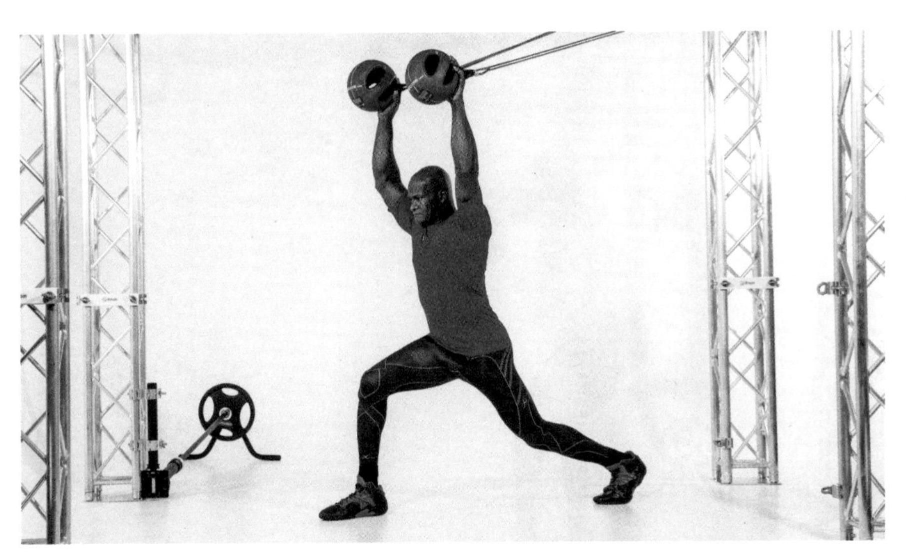

a

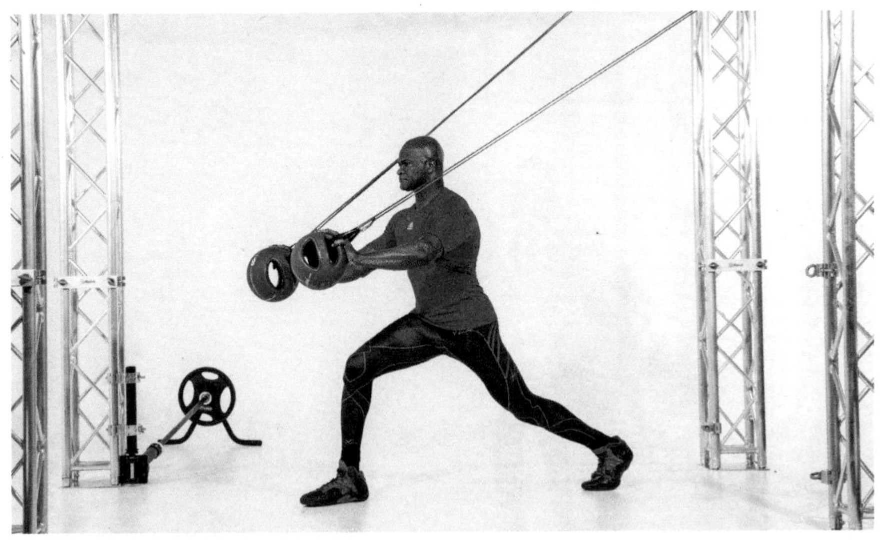

b

图147a~b

4. 向后拉。

站立，双脚分开，与肩同宽，膝盖稍微弯曲，手臂在身体前方伸展 ▶ 手臂从上方往下方和后方拉动（图 148a~b）。

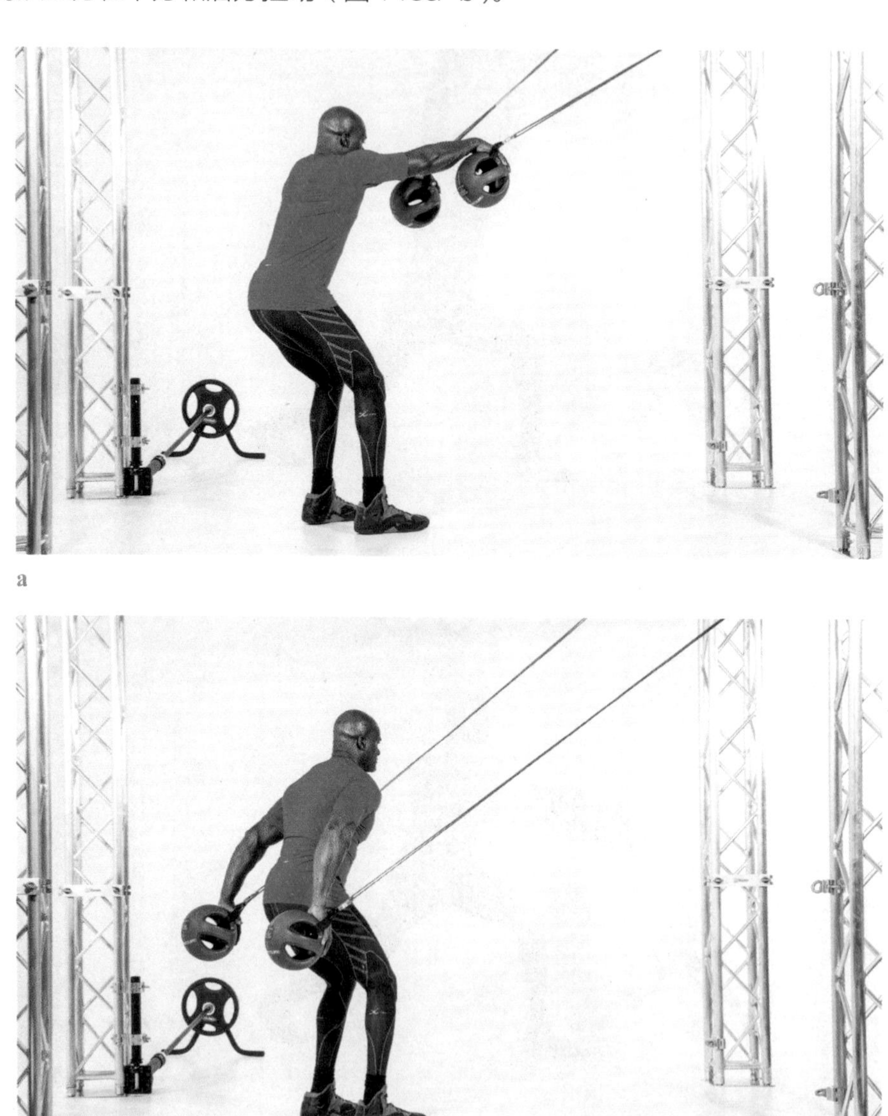

a

b

图 148a~b

5. 斜拉。

站立，一侧对着球，离球近的手握球，手臂伸展 ▸ 从上往下拉（越过前侧）▸ 结合动态交叉步 ▸ 换另一侧练习（图 149a~c）。

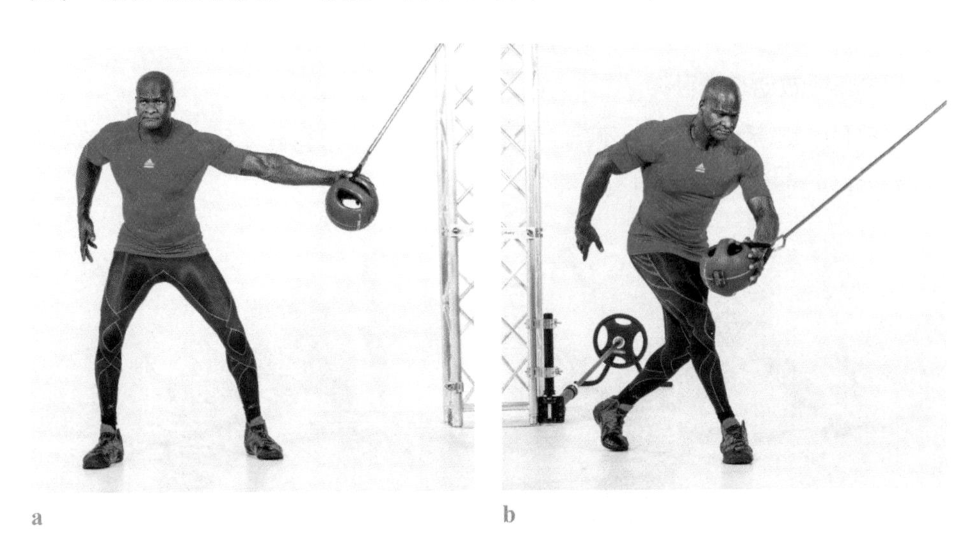

a　b

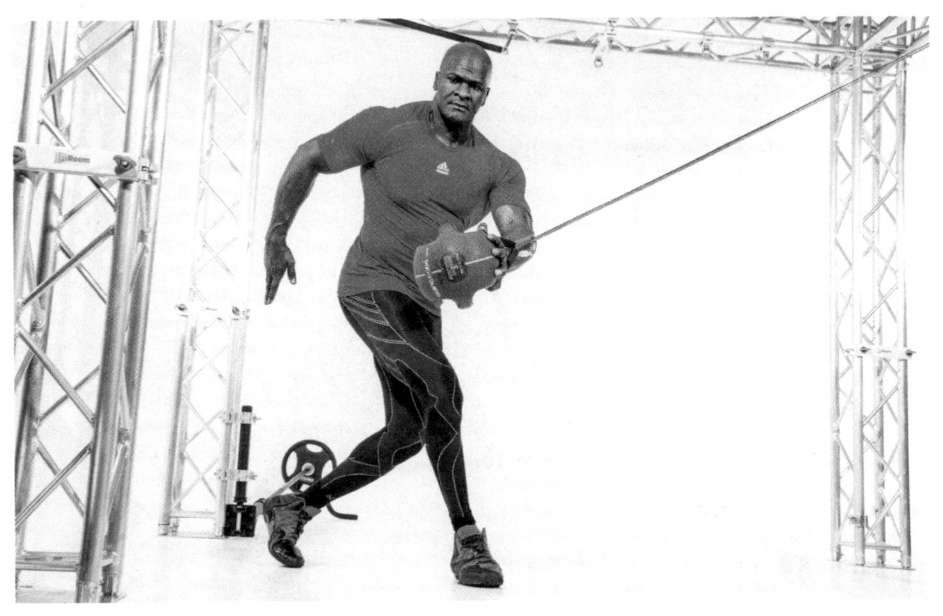

c

图 149a~c

5.2.9 核心杆和弹力带

平衡性、协调性和横向运动

1. 用静态杆做动态俯卧撑。

在杆上做俯卧撑姿势 ▸ 不向上或向下移动杆（只有身体移动），做俯卧撑运动 ▸ 注意调整呼吸（图 150a~c）。

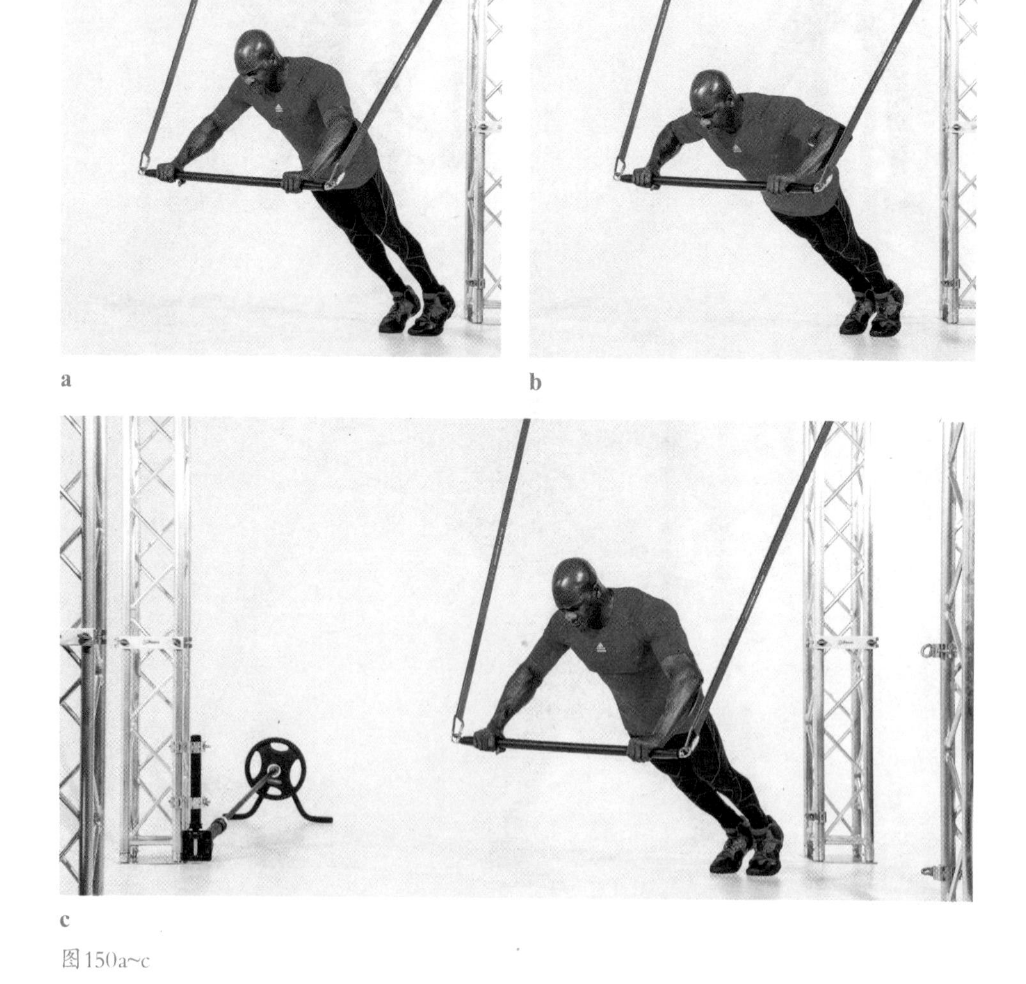

a b c

图 150a~c

2. 动态俯卧撑。

在杆上做俯卧撑姿势 ▸ 身体不上下移动（只有杆移动），做俯卧撑运动 ▸ 注意调整呼吸（图151a~c）。

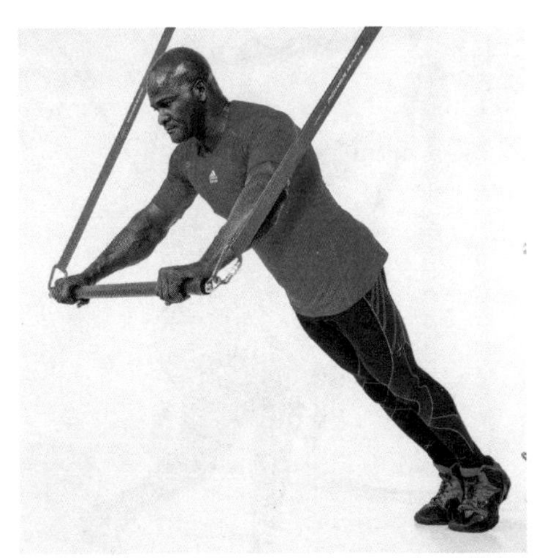

a

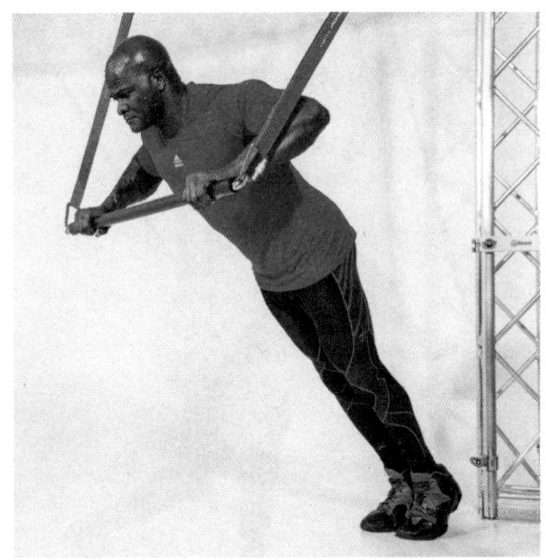

b

c

图151a~c

3. 动态弓步。

站立，双脚分开，窄于肩宽，在身体前侧宽握核心杆 ▶ 弓步向前 ▶ 推举时斜着在同侧旋转（图152a~c）。

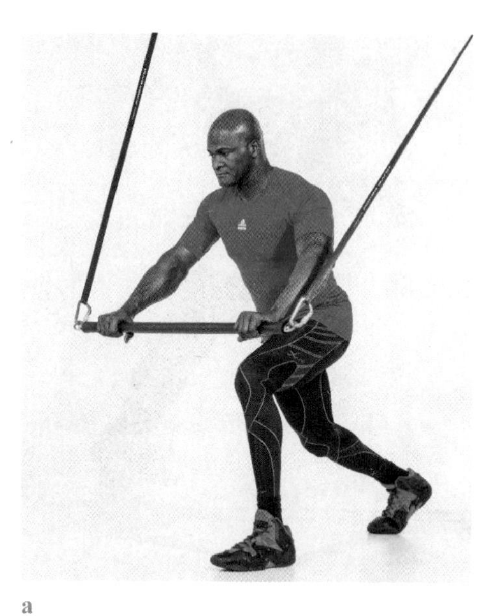

a

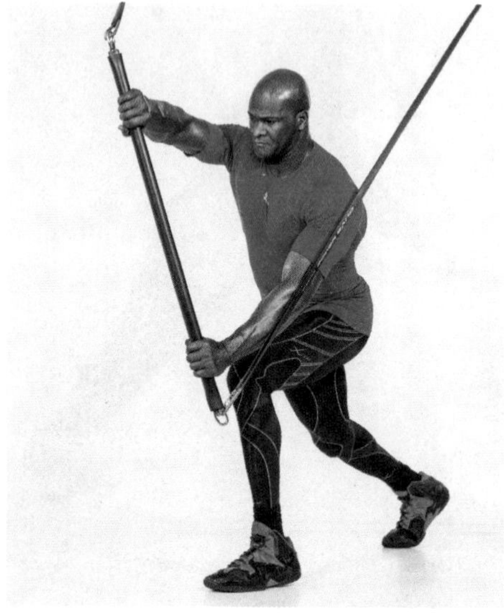

b

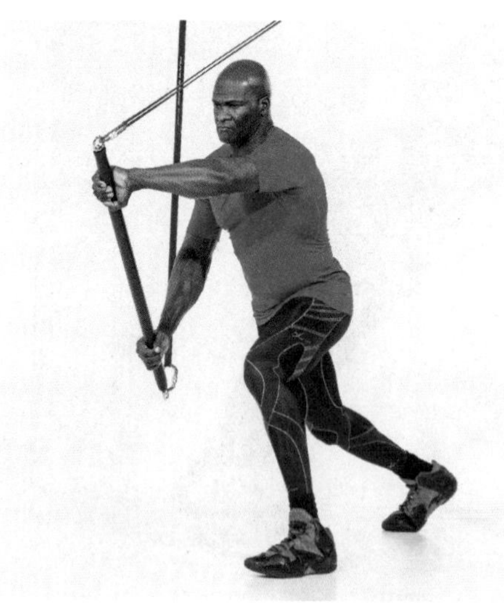

c

图152a~c

4. 箭步。

在肩部高度握杆 ▸ 弓步 ▸ 推杆超过头顶 ▸ 做一个动态的向前大弓步，同时向前和向上推杆（图 153a~e）。

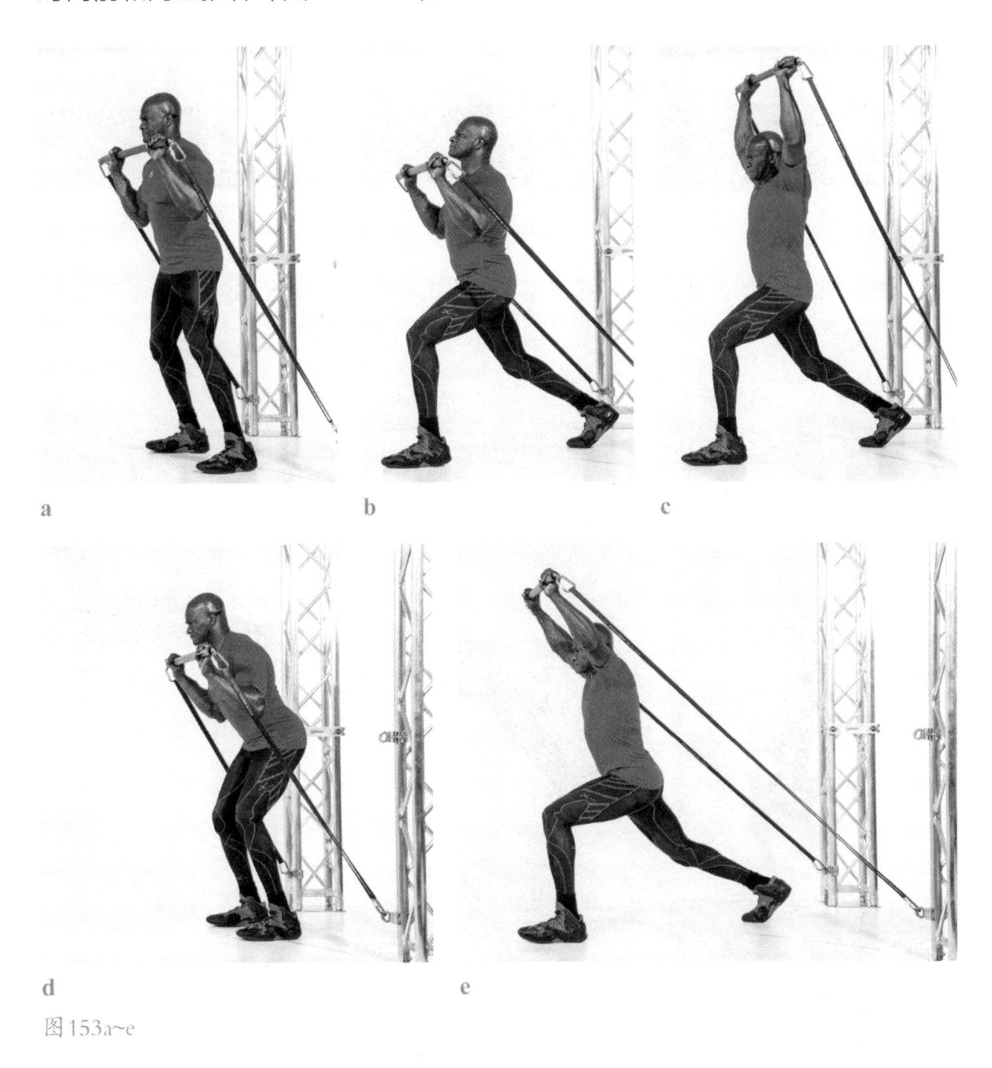

图 153a~e

另一种选择是使用弹力带，系在较低或中间位置。弹力带从后方用单手握住 ▸ 下蹲 ▸ 弓步 ▸ 将弹力带向前、向上推，伸展手臂。

5.2.10 绳索

随着我们在运动训练中越来越熟悉绳索，我们可以更有效地使用绳索，将其作为引体向上的软杆。这类运动特别适合高级客户，主要用于训练人体核心和力量。

I. 平行双绳/矢状面

1. 后滚翻。

将双绳悬挂好，双手握住中间位置 ▸ 后滚翻360度 ▸ 弓步 ▸ 膝盖弯曲或伸直（图154a~e）。

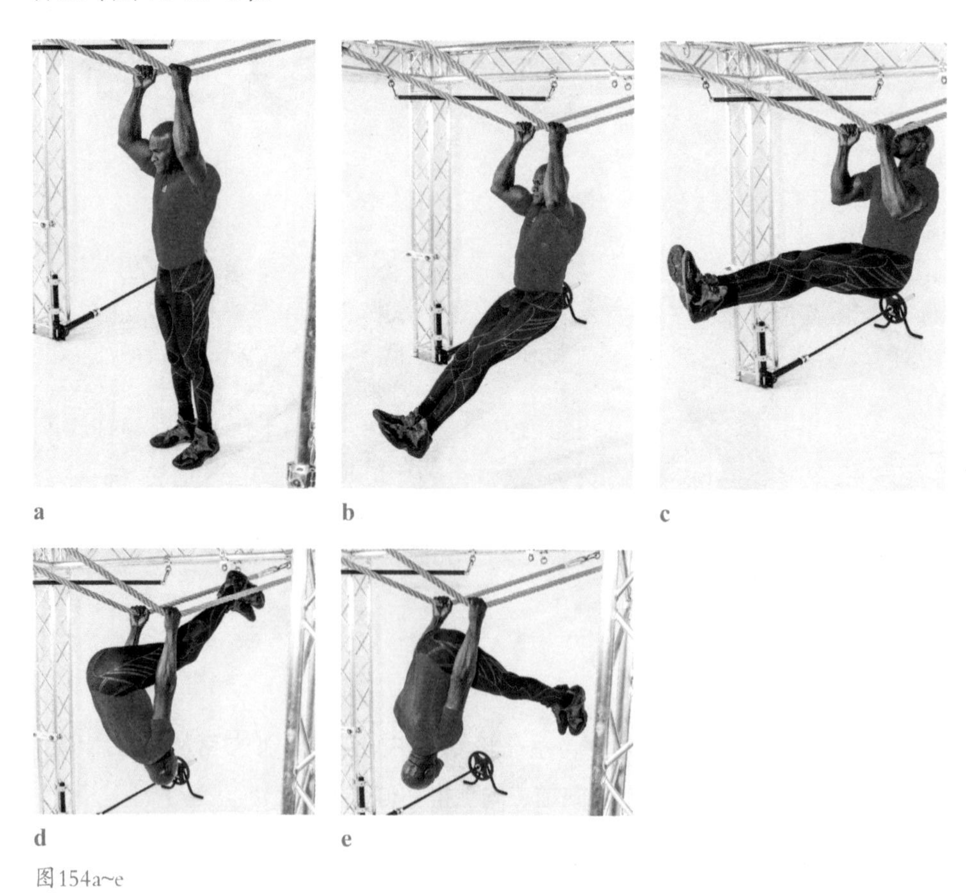

a b c d e

图154a~e

2. 快速引体向上。

跳起来，在中部位置握住悬挂的绳索 ▸ 快速做引体向上，同时抬头并在最高位置释放抓握 ▸ 再次抓握 ▸ 再次抬头向上并在最高位置释放抓握，如此重复（图155a~d）。

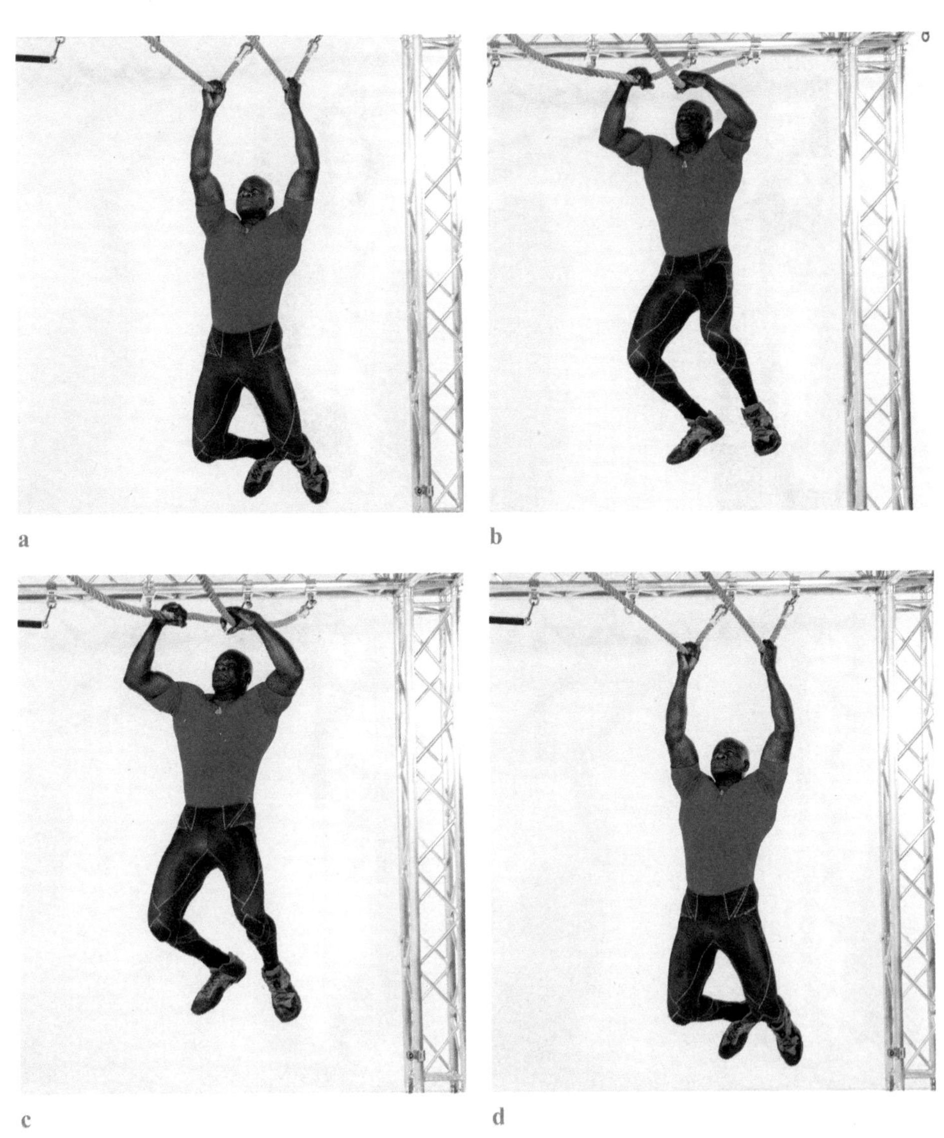

图155a~d

II. 平行双绳/额状面

引体向上。

吊在绳子上 ▸ 引体向上并抬头 ▸ 膝盖弯曲或伸直 ▸ 重复（图156a~b）。

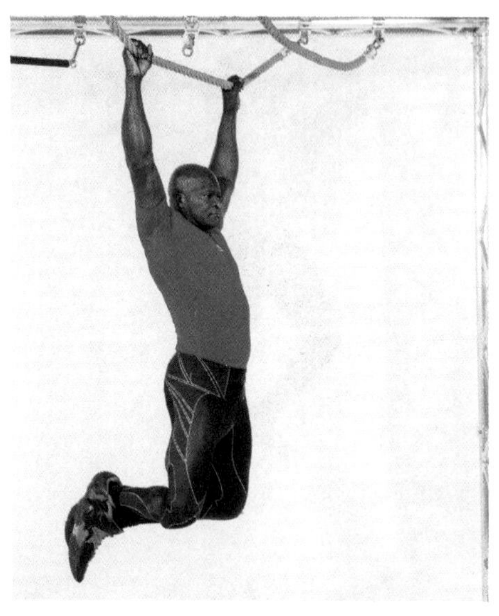

a

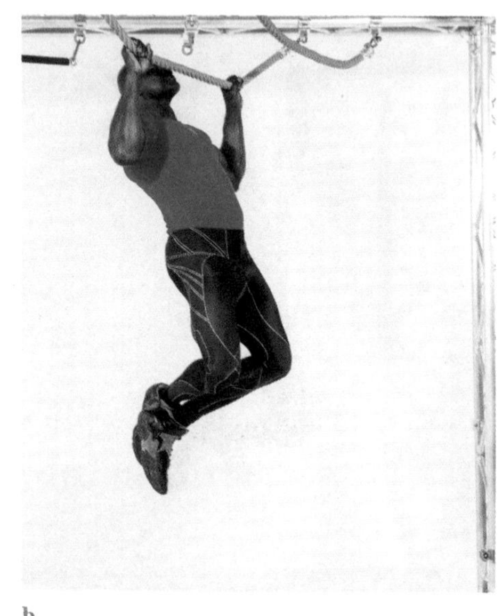

b

图156a~b

III. 垂直悬挂绳索

侧握引体向上。

用双手紧握绳子，将下半身抬高 ▶ 肘部弯曲，保持静止姿势 ▶ 腿呈蹬自行车姿势（图 157a~b）。

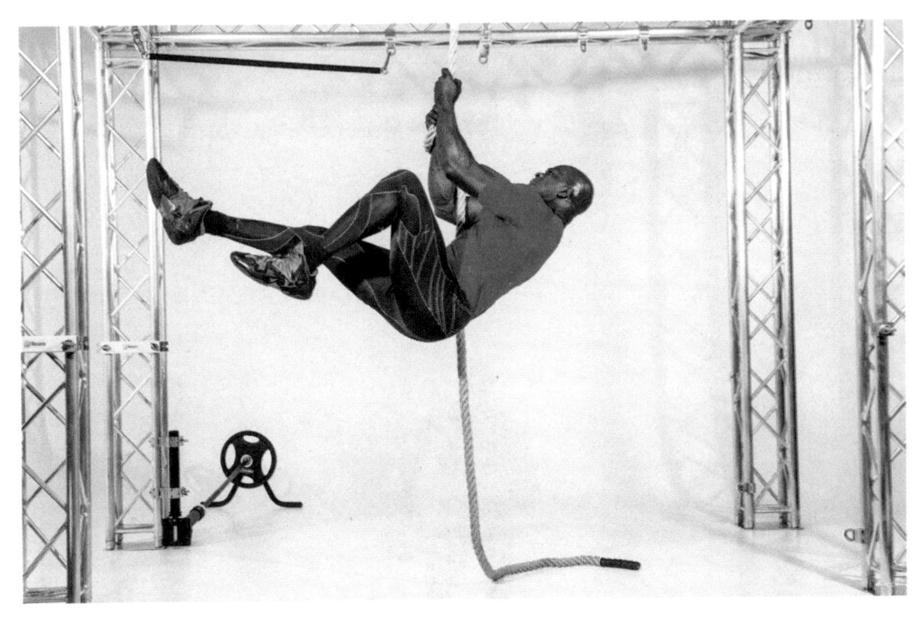

a

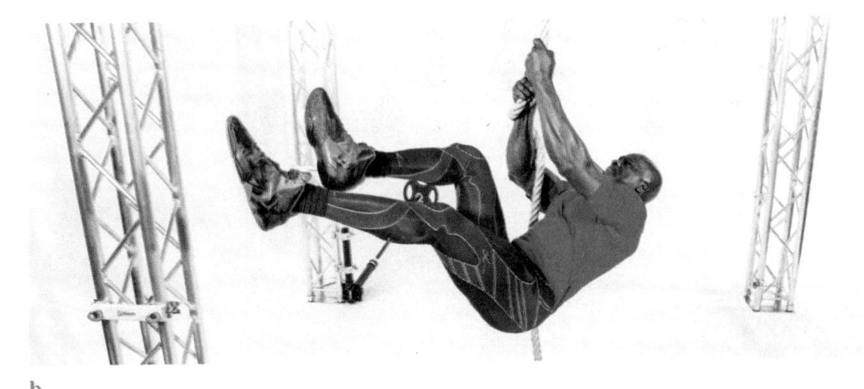

b

图 157a~b

5.2.11　药球和圆锥体

我们在最后一组练习中继续关注平面运动，但在练习过程中，你将侧重于不断改变身体重心的平面。这里所说的不断变化的平面是指躯干和下肢的运动（或两者组合），同时还将提高或降低身体重心。这种复杂的运动需要灵活性和机动性、有氧健身、速度和爆发力、平衡性、力量（推和拉）、肌肉耐力、反应能力和心理健康。

180度推拉循环

正面站立，左手握住药球 ▸ 对着圆锥体连续推球（从右到左，反之亦然）▸ 把球拉回来，朝着下一个圆锥体推球 ▸ 在最后改变方向 ▸ 按顺序不断改变（图158a~g）。

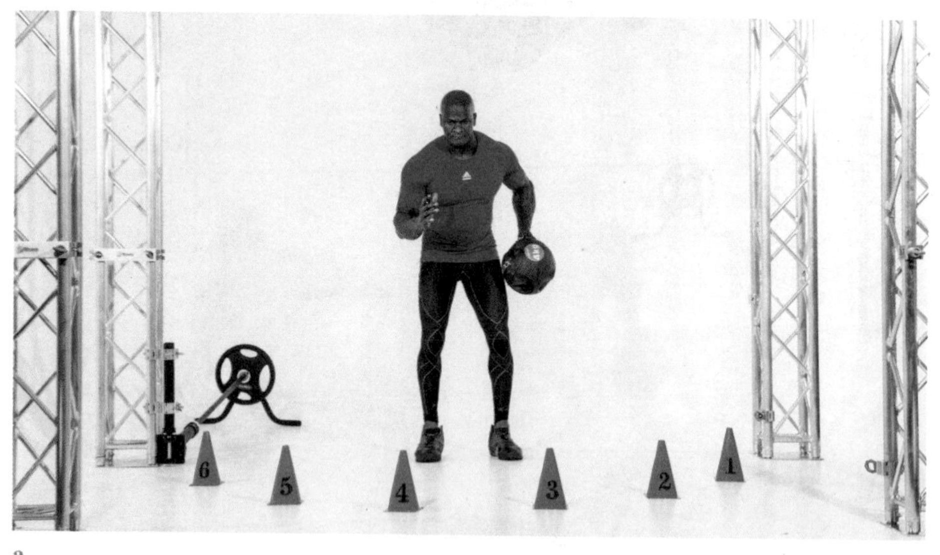

a

图158a~g

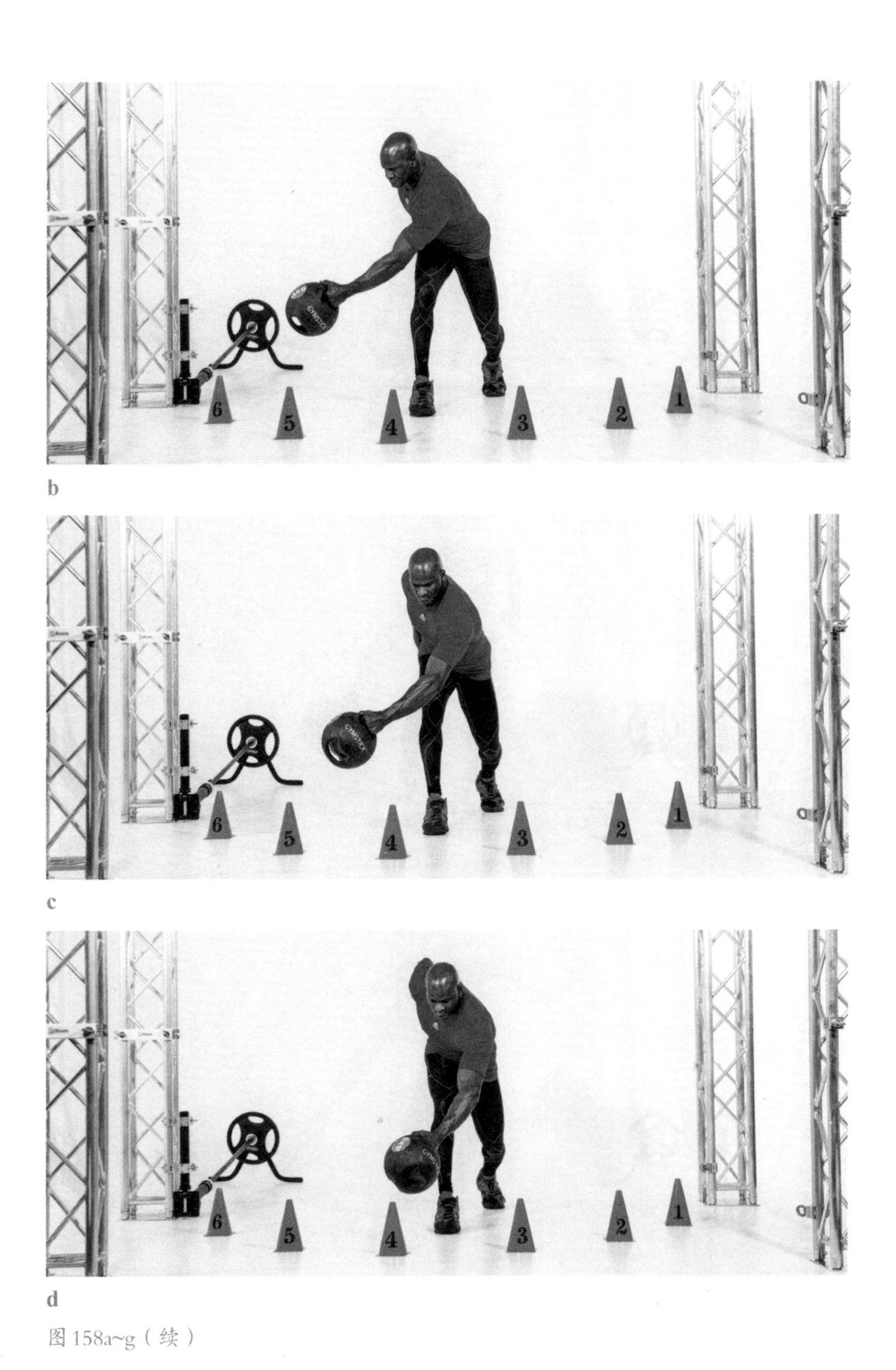

b

c

d

图 158a~g（续）

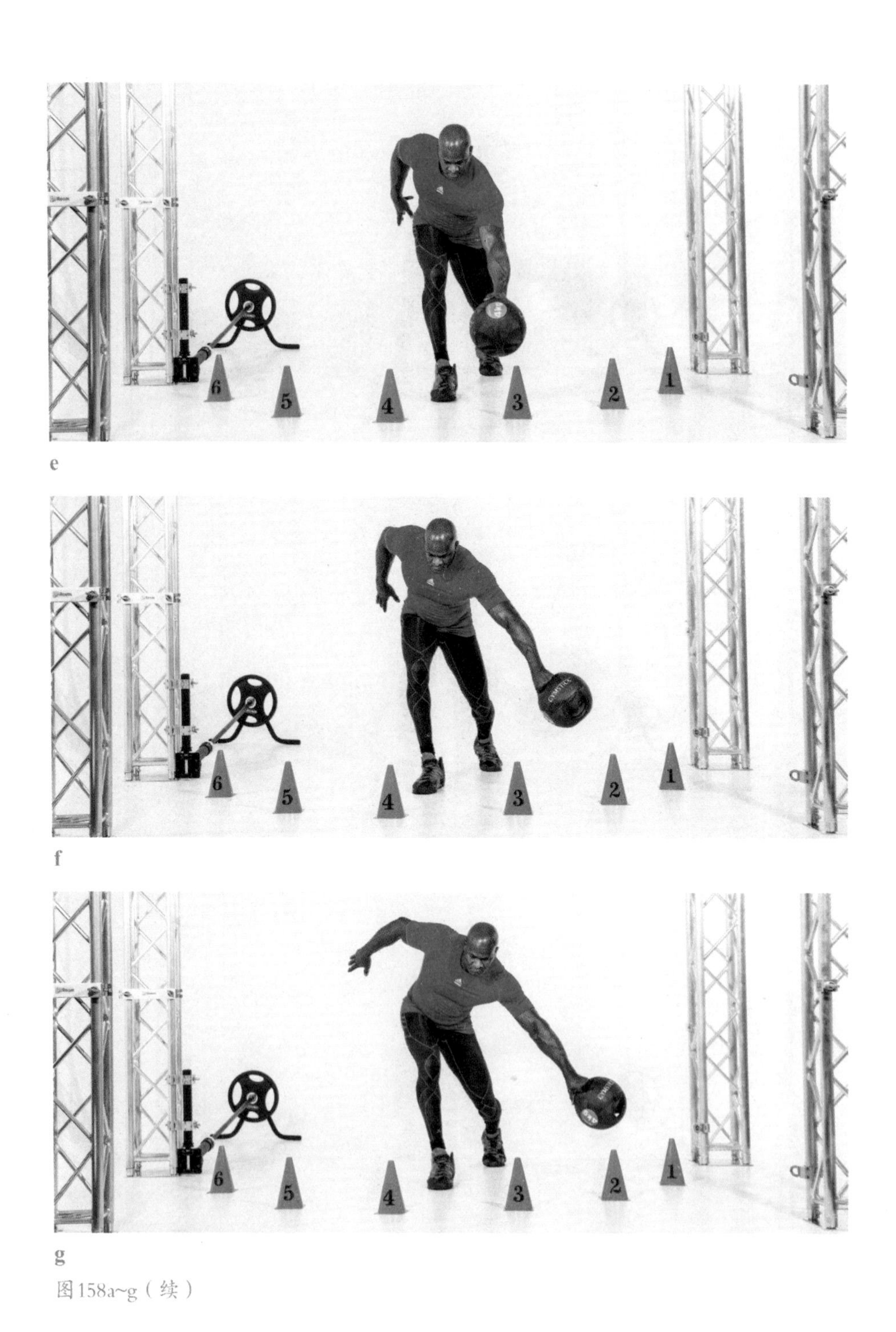

图158a~g（续）

5.3 循环训练和锻炼

下列训练项目是第5章的综合练习。进行综合练习时，要特别关注功能性和整体的概念。所有项目均旨在提供功能性全身训练，初学者和高级运动员都可以练习（核心训练器循环除外）。正如第5章开始时提到的那样，运动量必须根据客户的目标和习惯来定制。这是接下来循环训练能够取得长期效果的唯一途径。

级别1、级别2、级别3相应的训练组合与第93页和第94页中列出的训练强度相当。

级别1=初学者（不适合）
级别2=娱乐型运动员/中级健身者（相对适合）
级别3=运动员/高级健身者（适合）

但是必须确保所选的项目包含5.2节“人体复杂性：支柱和平面”中的运动。因此，纯粹的初学者应该回归基本练习，并且只有在打下坚实的健身基础之后才开始级别1的循环训练。这是作为教练的一项工作，为客户提供最好的开始状态和有效的训练结构。记住，小型健身器械往往会延缓运动进度，增加锻炼时所需的协调性，因此，它们的适用性对初学者来说是有限的。

拉马尔系统训练1

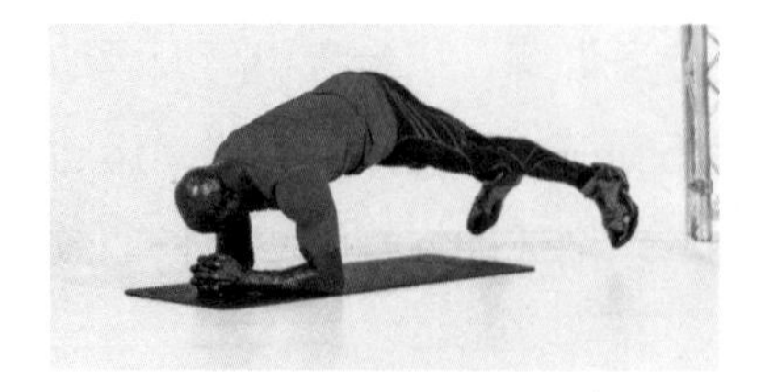

1. 前臂支撑跳跃。

30次重复

见图73a~c

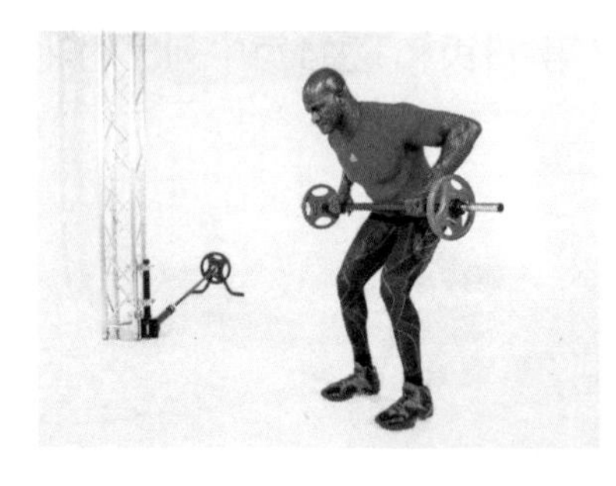

2. 带杠铃俯身回拉。

15次重复

见图52a~b

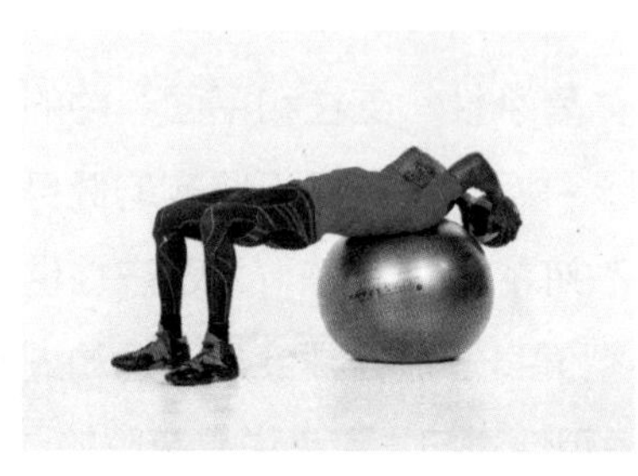

3. 过头推举。

25次重复

见图66a~d

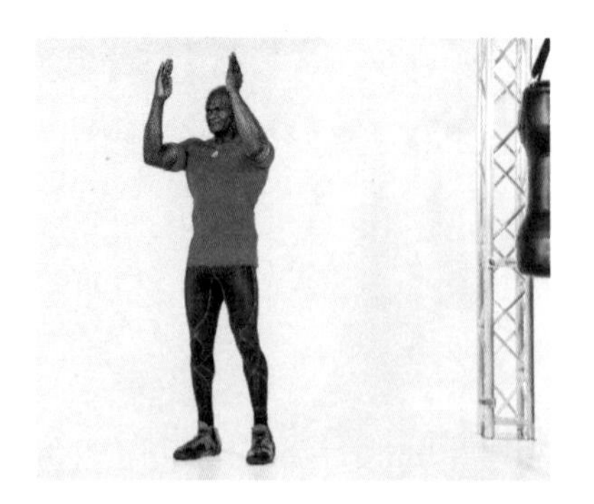

4. 肩部90度动态旋转。

20次重复

见图59a~d

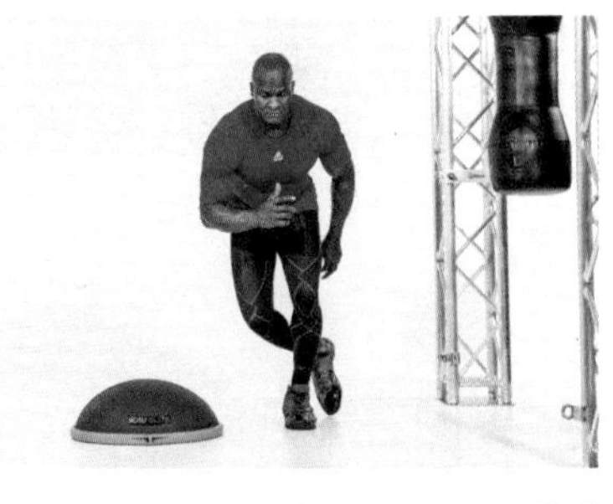

5. 侧向越障跳跃。

20次重复

见图87a~d

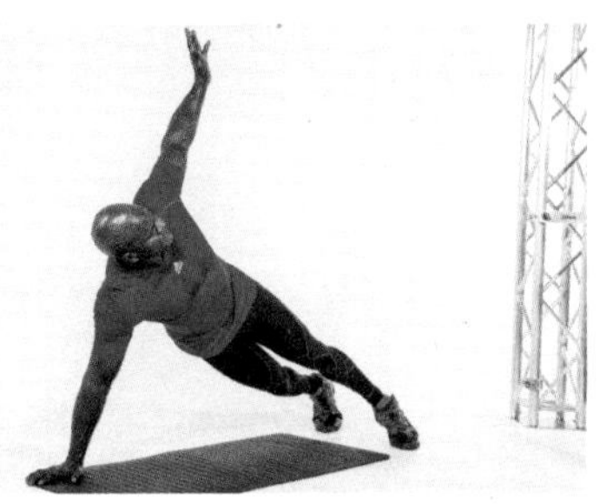

6. T形俯卧撑。

20次重复

见图70a~b

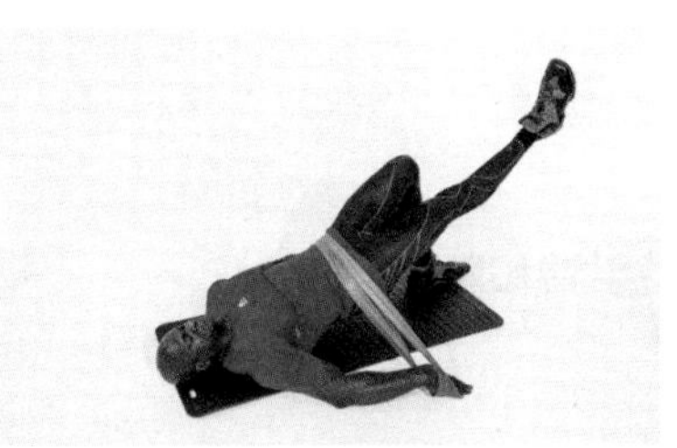

7. 弹力带髋关节伸展。

30次重复

见图78a~c

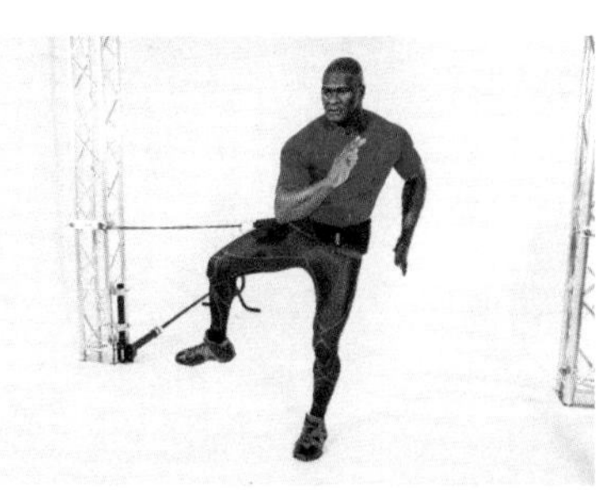

8. 带弹力带阻力的站姿髋部外展。

20次重复

见图80a~d

请注意

1. 必须根据每个客户的情况定制重量、弹力带厚度和重复次数。
2. 0.9千克~15千克=低等|15千克~20千克=中等|20千克~25千克=高等。
3. 级别1=3组 | 级别2=5组 | 级别3=7组。

拉马尔系统训练2

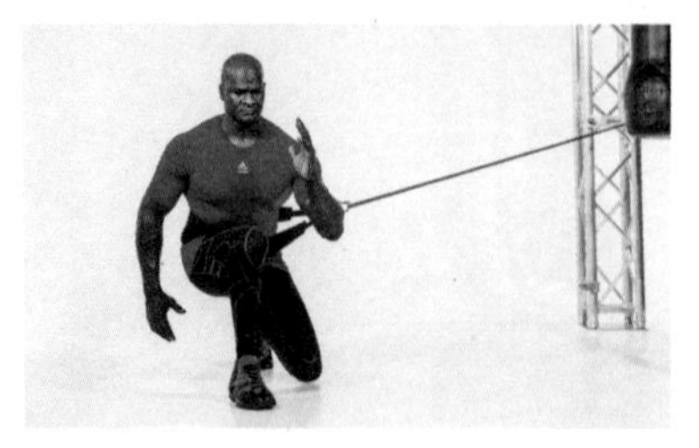

1. 阻力旋转弓步。

20次重复

见图86 a~f

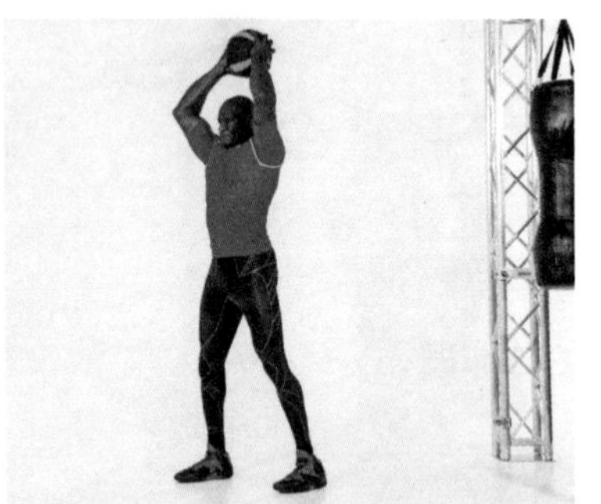

2. 药球上下甩动。

30次重复

见图75a~d

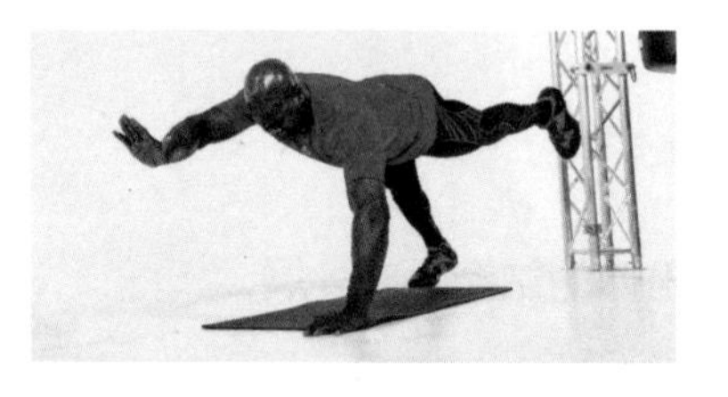

3. 支撑－交替手臂和腿部伸展。

20次重复

见图71a~b

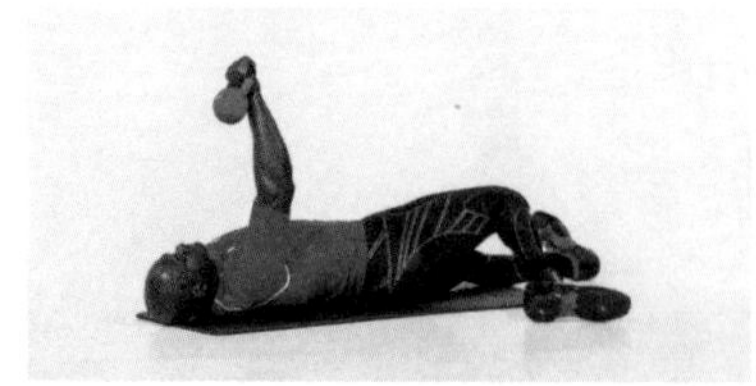

4. 壶铃地面推举－扩展范围。

25次重复

见图65a~b

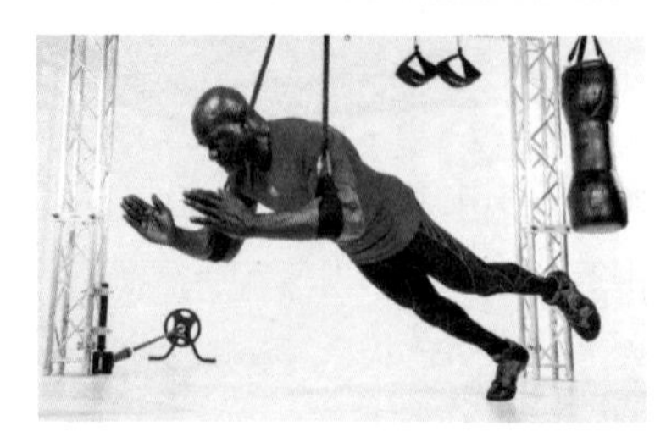

5. 支撑－吊悬抬腿训练。

20次重复

见图77a~b

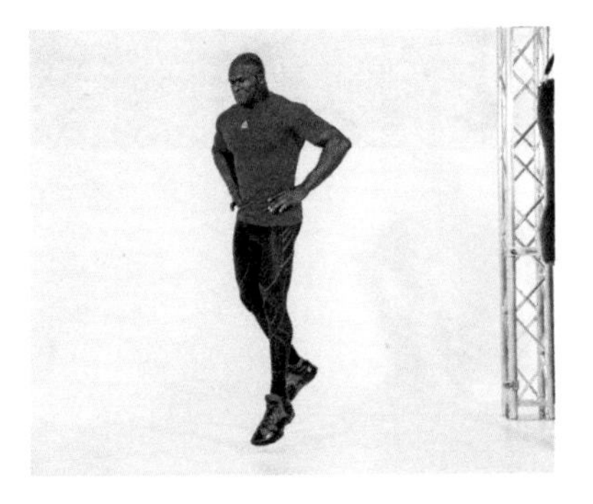

6. 连续弓步跳。

20次重复

见图90a~d

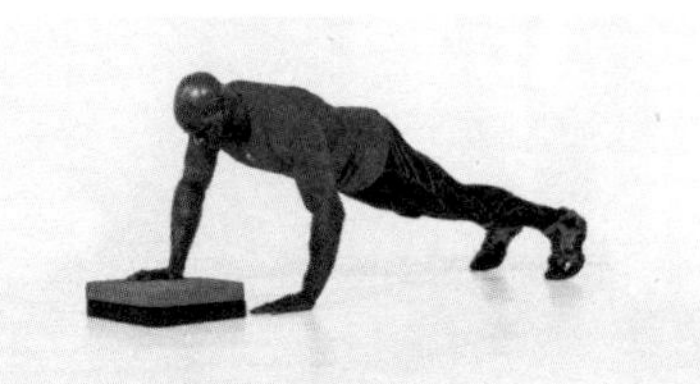

7. 用手攀爬不稳定表面。

25次重复

见图68a~e

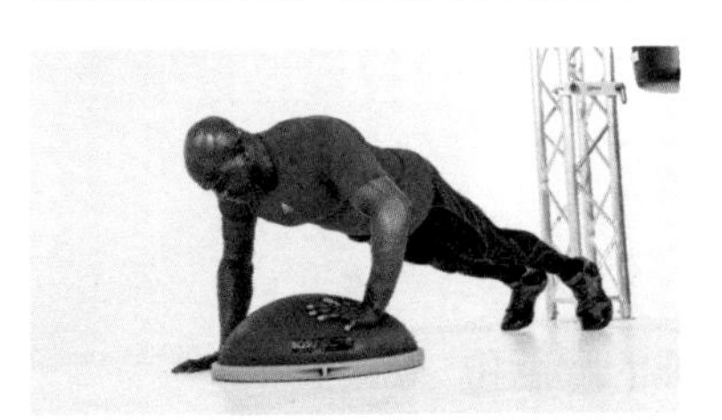

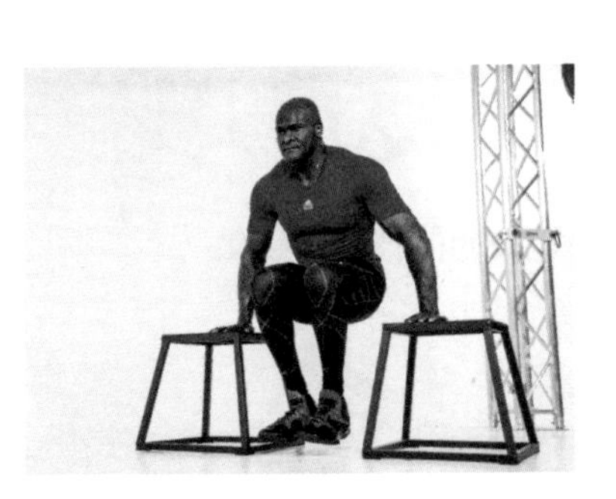

8. 蹲位保持。

1分钟

见图67a~b

请注意

1. 必须根据每个客户的情况定制重量、弹力带厚度和重复次数。
2. 0.9千克~15千克=低等|15千克~20千克=中等|20千克~25千克=高等。
3. 级别1=3组 | 级别2=5组 | 级别3=7组。

拉马尔系统训练3

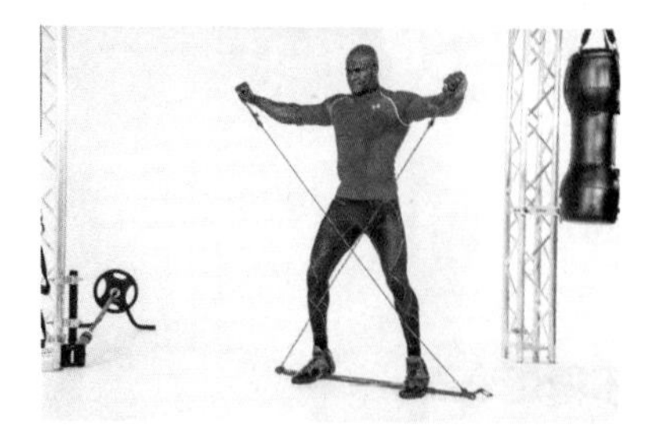

1. 阻力侧举。

25次重复

见图64a~c

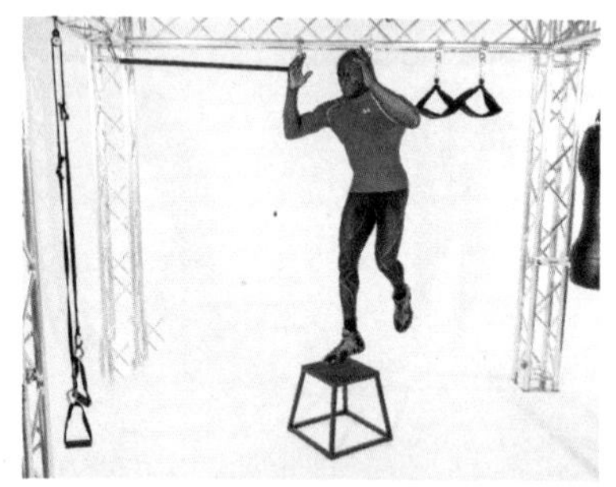

2. 上跳。

20次重复

见图79a~c

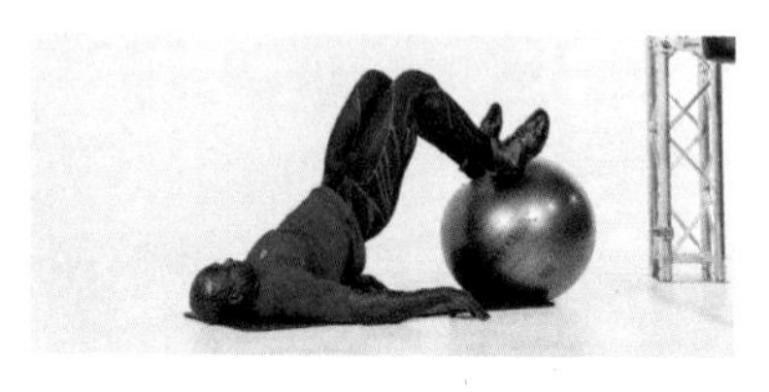

3. 利用瑞士球的腿后拉。

30次重复

见图85a~d

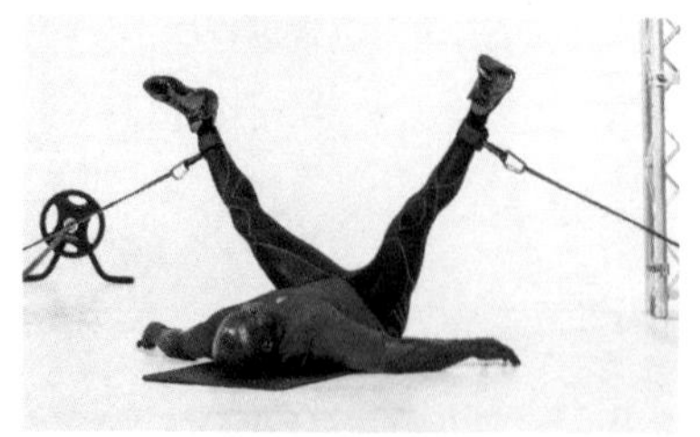

4. 有弹性带阻力的仰卧髋部内收。

25次重复

见图88a~c

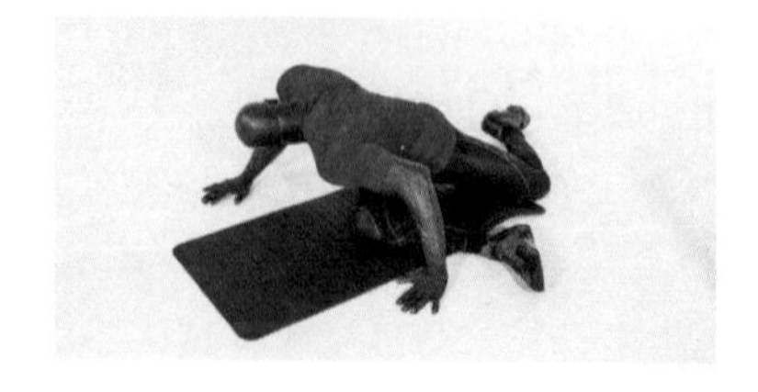

5. 侧扭髋部拉伸。

20次重复

见图82a~d

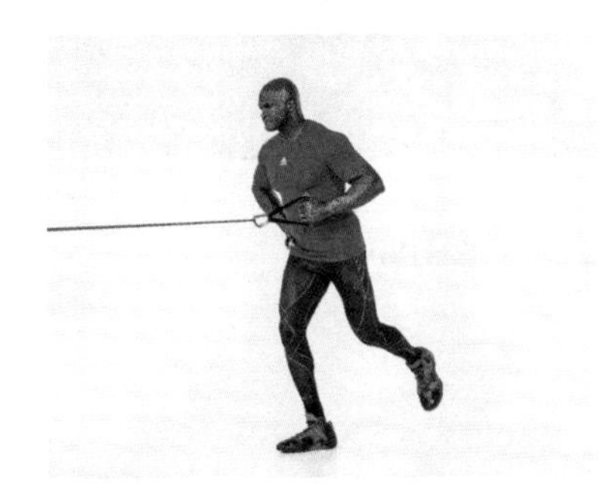

6. 站姿拉动（单腿）。

20次重复

见图95f~g

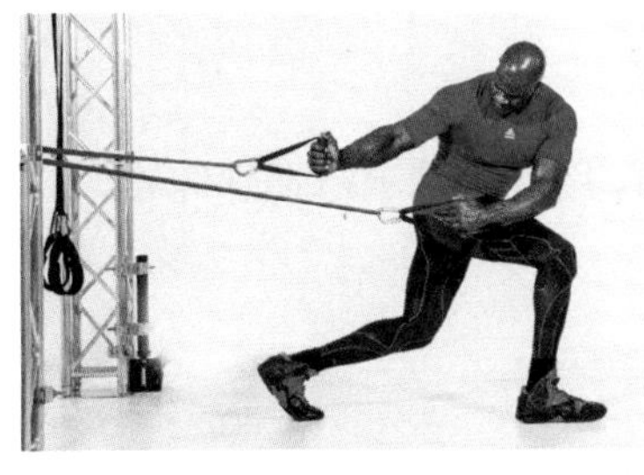

7. 站姿拉动（弓步）。

20次重复

见图96e~g

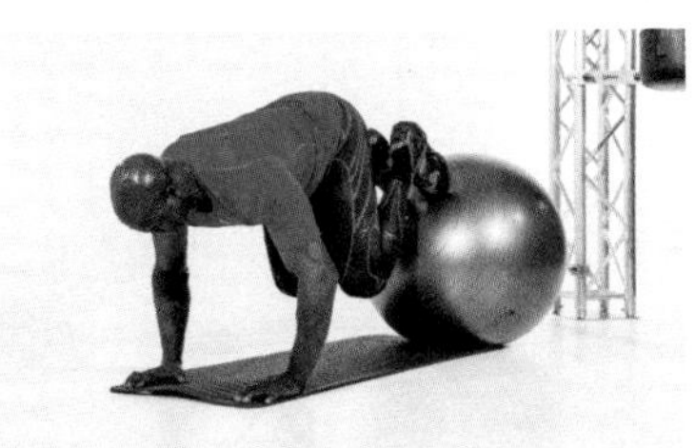

8. 面部朝下，膝盖弯曲。

30次重复

见图111a~b

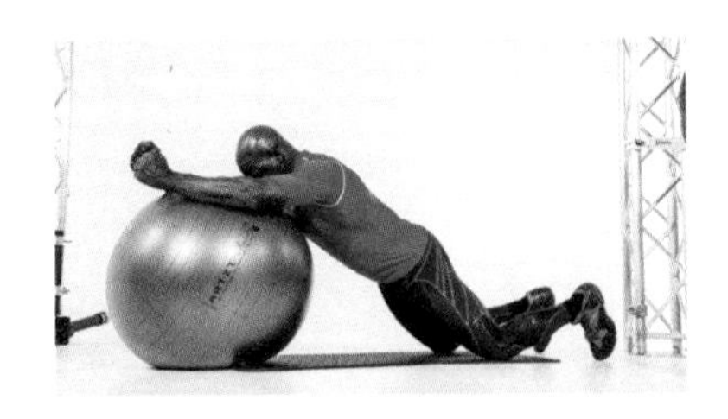

9. 滚动。

15次重复

见图102a~b

请注意

1. 用平衡球针对不同的背部肌肉训练，包括有助稳定的小肌肉和主要促进运动的大肌肉。
2. 级别1=3组 | 级别2=5组 | 级别3=7组。

拉马尔系统训练4

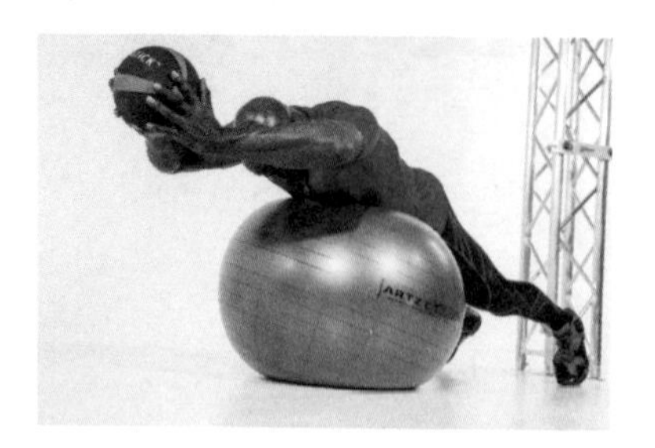

1. **用瑞士球进行大范围伸展。**

   20次重复

   见图46a~b

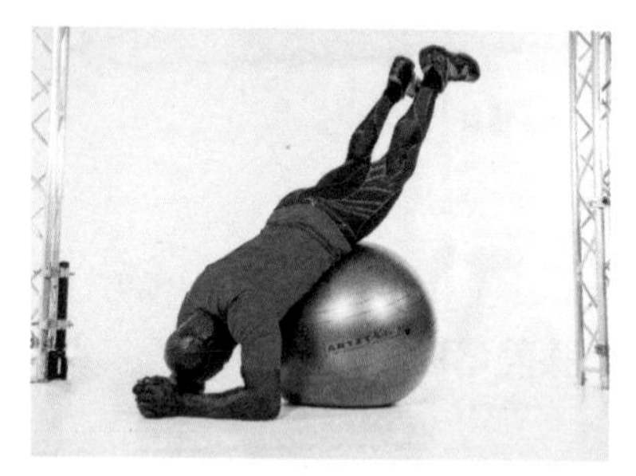

2. **大范围伸展，用瑞士球进行腿部伸展。**

   25次重复

   见图44a~c

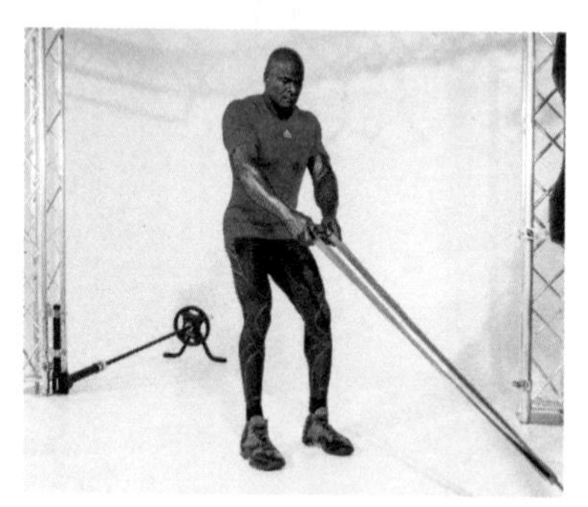

3. **通过弹力带耸肩。**

   30次重复

   见图49 a~e

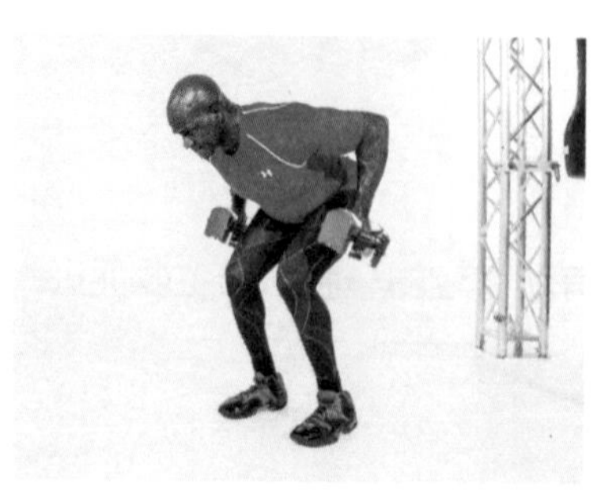

4. **双臂后拉哑铃。**

   20次重复

   见图54a~c

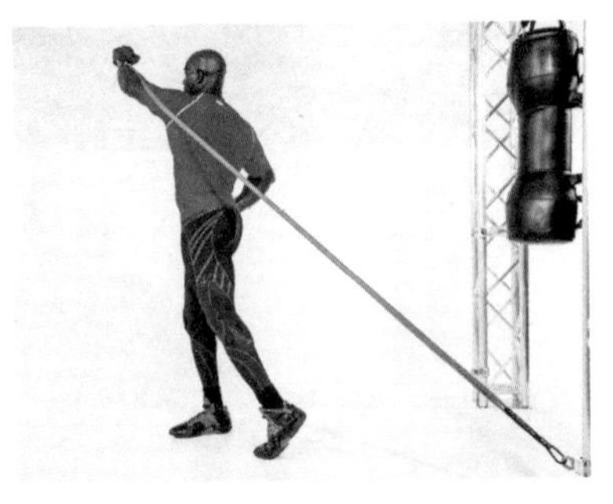

5. 利用弹力带阻力做扭身推举。

20次重复

见图62a~b

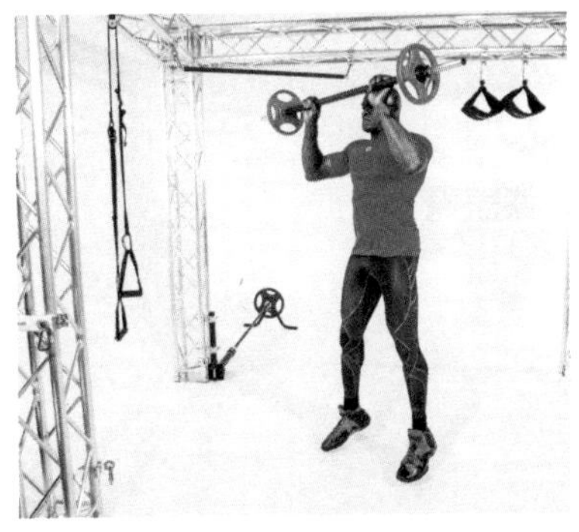

6. 快速举起－杠铃挺举。

20次重复

见图63a~d

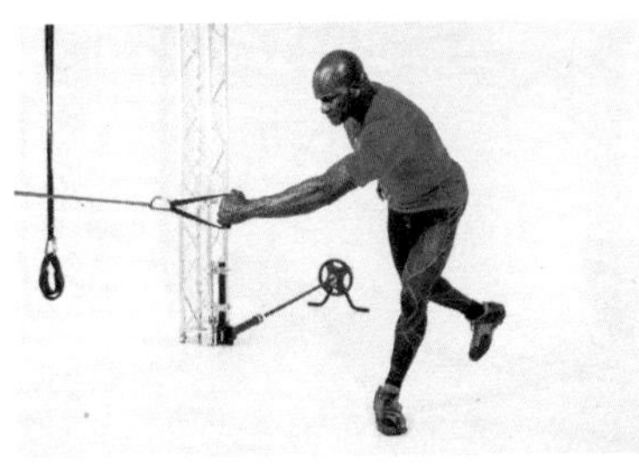

7. 站姿拉动。

20次重复

见图96c~d

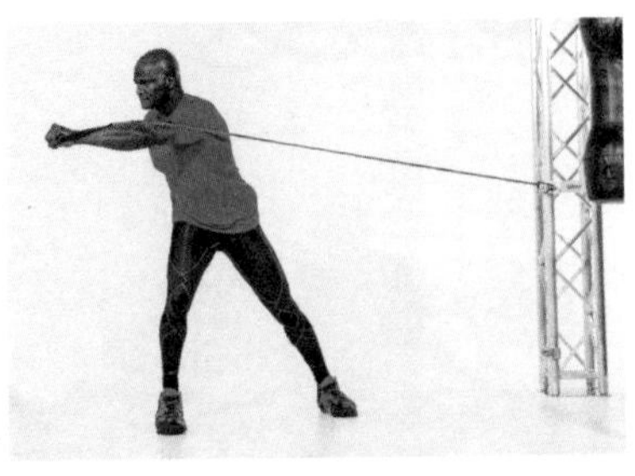

8. 站姿推举。

20次重复

见图99a~b

请注意

级别1=3组 | 级别2=5组 | 级别3=7组。

拉马尔系统瑞士球训练

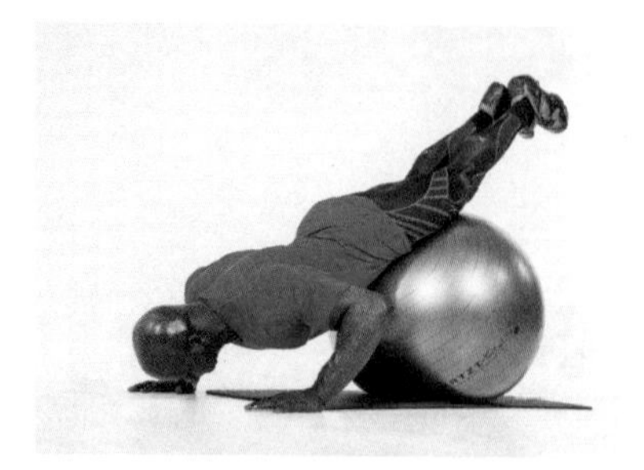

1. 俯卧撑。

25次重复

见图100a~b

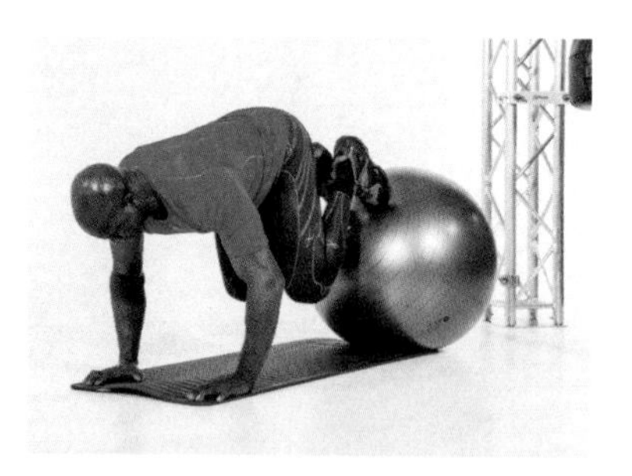

2. 面部朝下，膝盖弯曲。

25次重复

见图111a~b

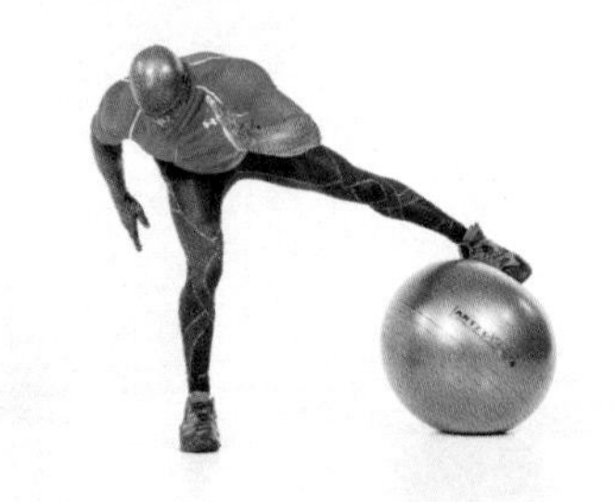

3. 侧蹲。

25次重复

见图106a~b

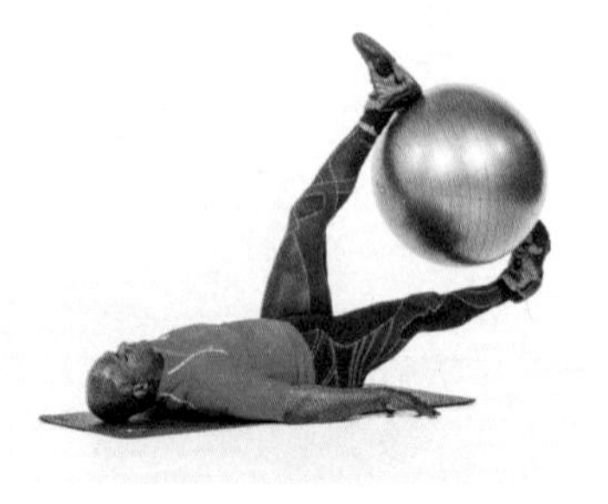

4. 剪腿。

20次重复

见图110a~b

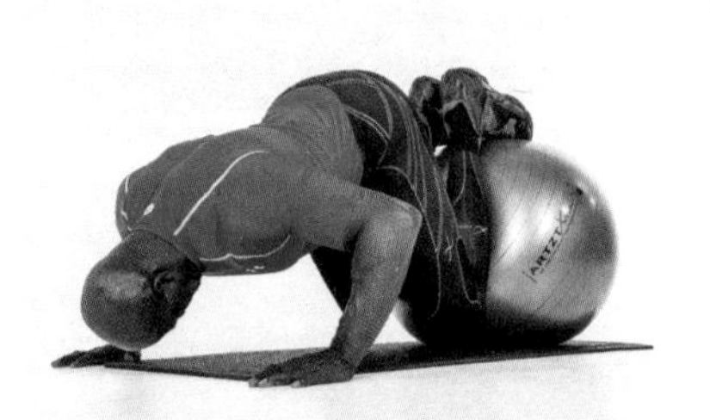

5. 俯卧撑变体。

20次重复

见图101a~b

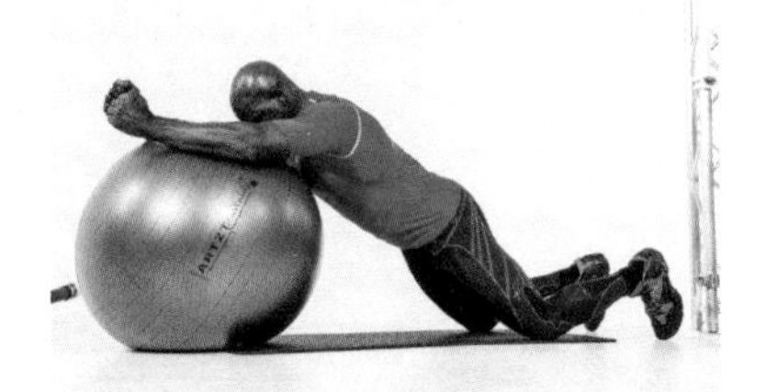

6. 滚动。

20次重复

见图102a~b

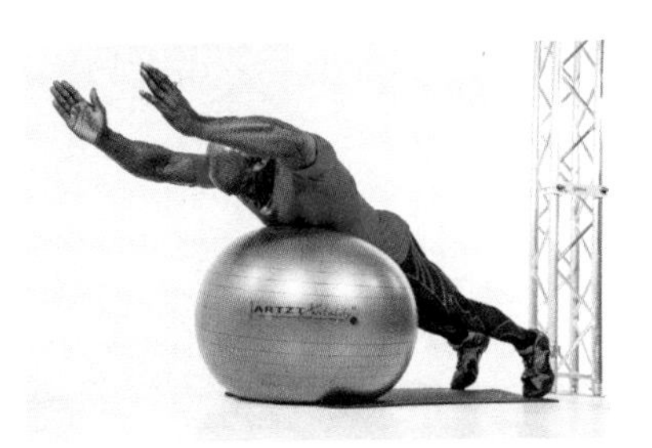

7. 躯干伸展。

20次重复

见图107a~b

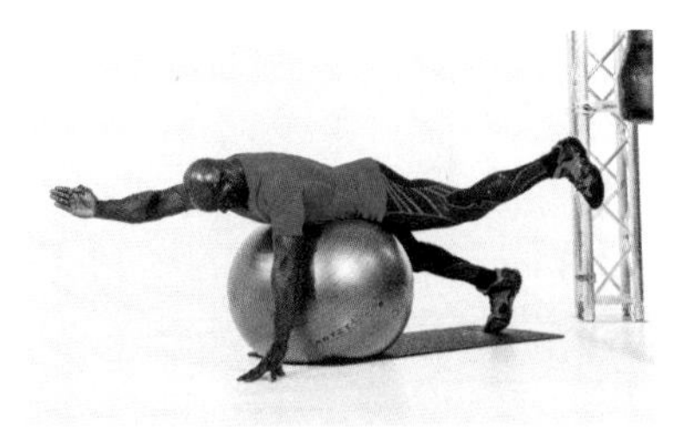

8. 对侧伸展超人姿势。

每侧 3组，每组 1分钟

见图108a~b

请注意

级别1=3组 | 级别2=5组 | 级别3=7组。

拉马尔系统Stroops、健身棒和吊索器械训练

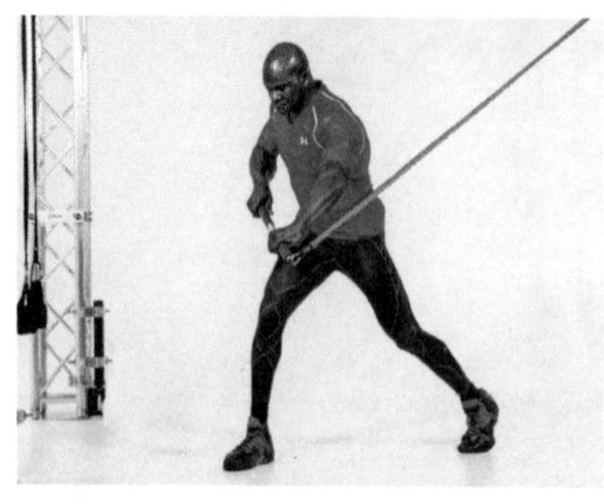

1. 举起/砍。

25次重复

见图114b~d

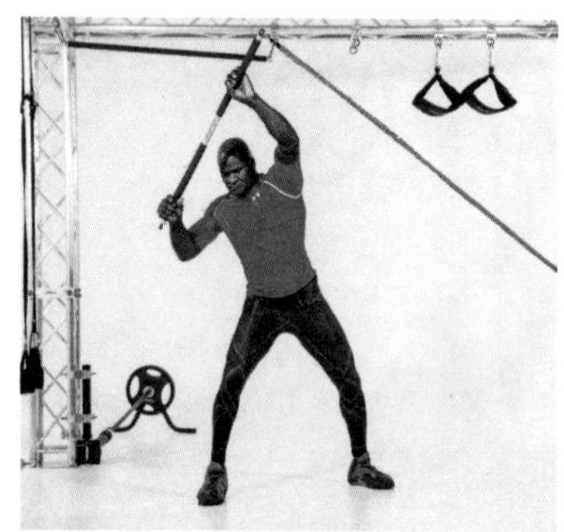

2. 划圈/旋转。

20次重复

见图115a~c

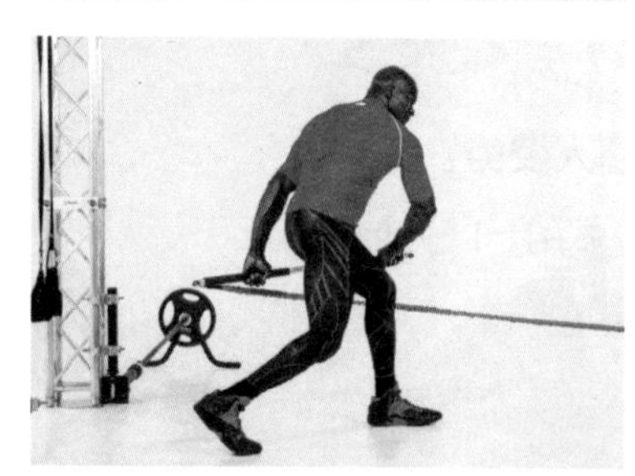

3. 横拉。

20次重复

见图116a~c

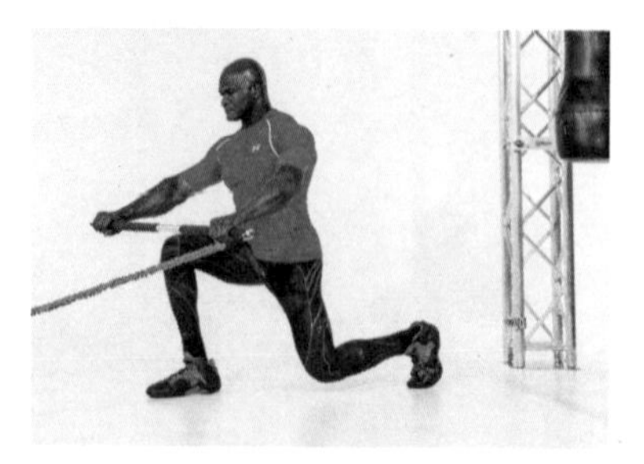

4. 弓步变化。

20次重复

见图117a~c

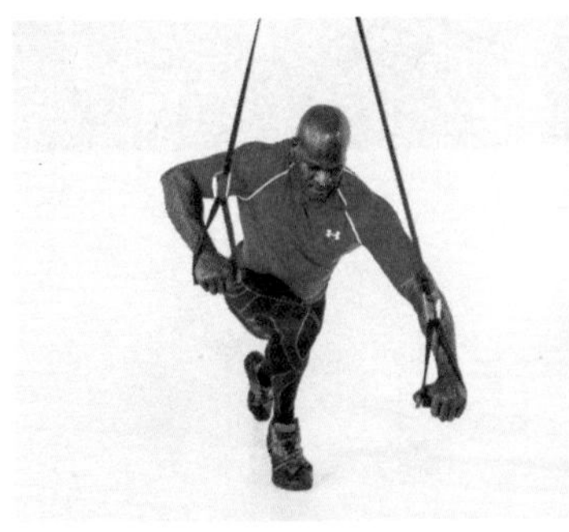

5. 手臂推。

15次重复

见图118a~c

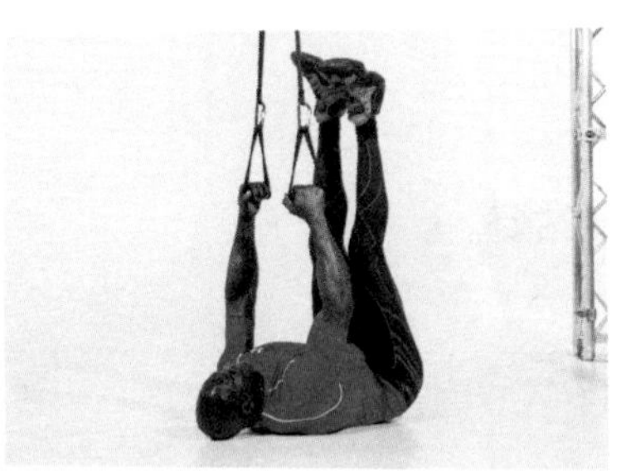

6. 反向引体向上。

15次重复

见图120a~c

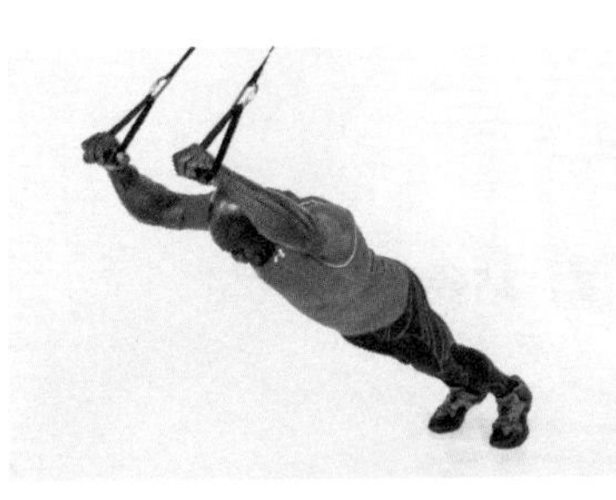

7. 伸展。

20次重复

见图119a~b

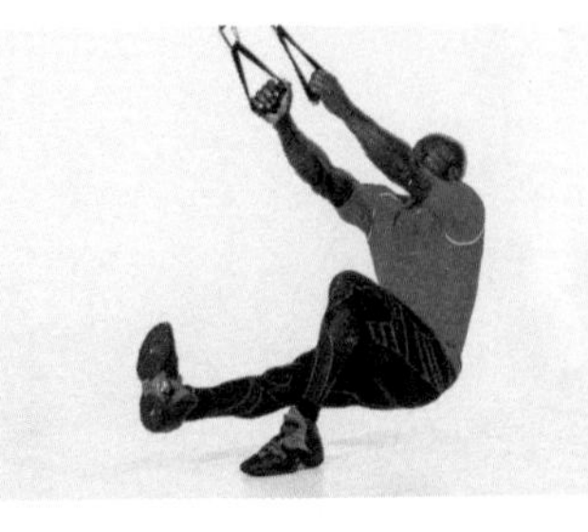

8. 单腿下蹲/屈膝。

20次重复

见图121a~b

请注意

1. 必须根据每个客户的情况单独定制弹力带厚度和重复次数。
2. 级别1=3组 | 级别2=5组 | 级别3=7组。

拉马尔系统核心训练

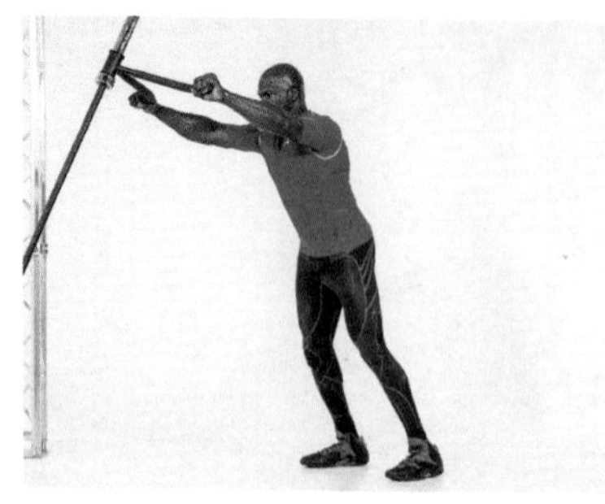

1. **肩部推举。**

   20次重复

   见图123a~d

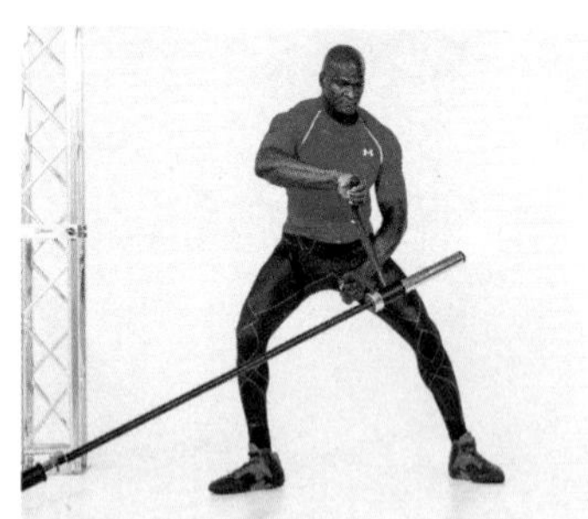

2. **扭动推举，站姿。**

   15次重复

   见图124a~d

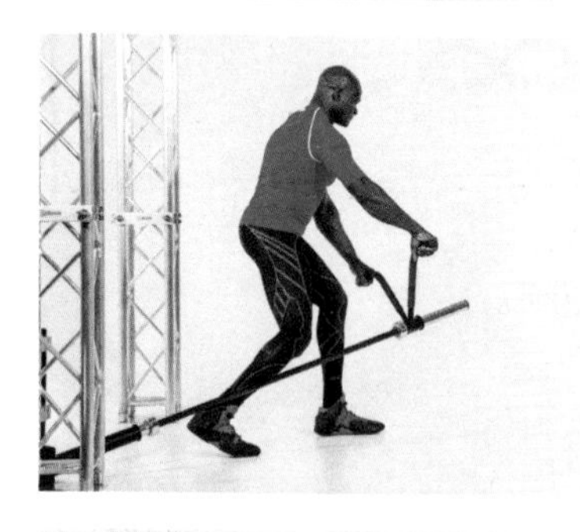

3. **逆推，180度，站姿。**

   15次重复

   见图125a~e

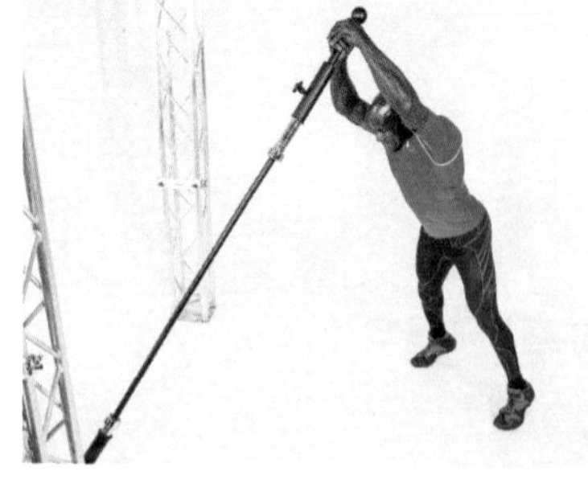

4. **下蹲上推旋转。**

   20次重复

   见图128a~d

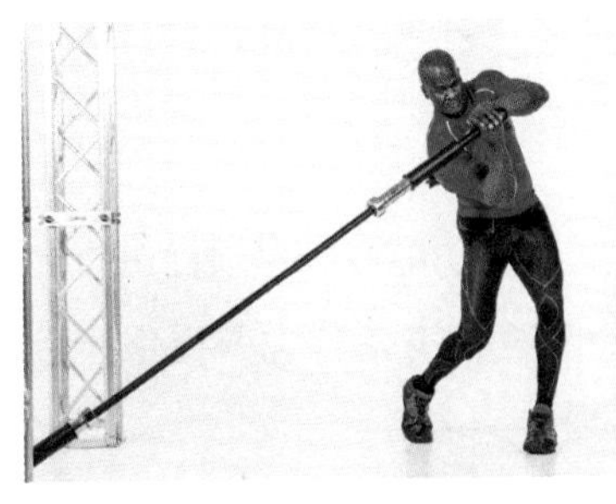

5. 上切。

20次重复

见图129a~c

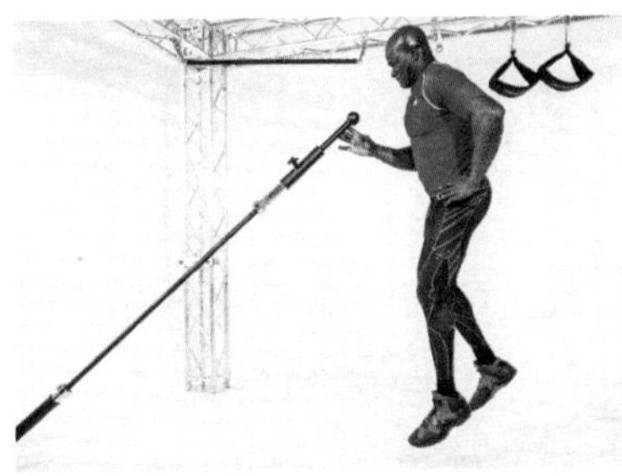

6. 单臂挺举。

20次重复

见图130a~d

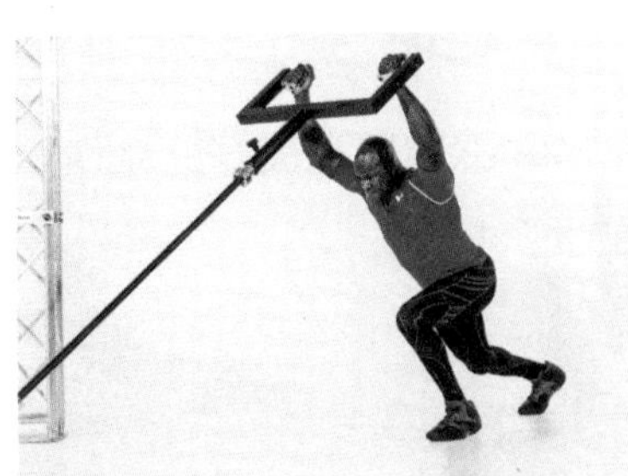

7. 推。

20次重复

见图133a~c

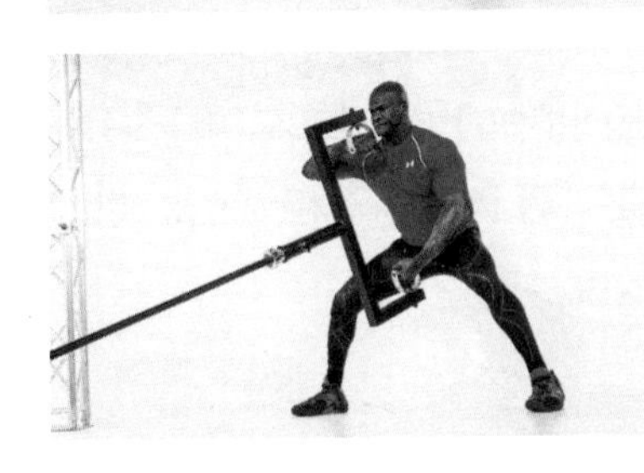

8. 侧步。

20次重复

见图134a~c

请注意

1. 通过在杆上增加额外负重来强化这些运动。
2. 质量从3磅（约1.4千克）开始。增加多少质量取决于客户的身体情况。
3. 级别1=3组 | 级别2=5组 | 级别3=7组。

致谢

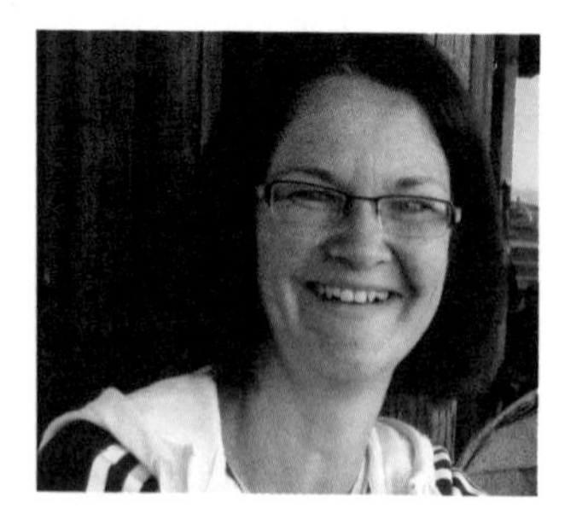

在我们与拉马尔·洛厄里的功能性健身项目进行合作期间，阿斯特丽德·布舍尔非常努力并提供出色的支持，在此表示感谢。

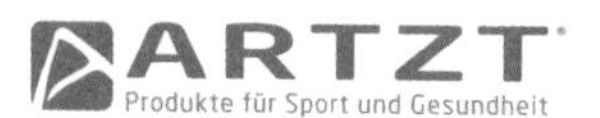

非常感谢 Ludwig Artzt GmbH公司的合作，他们为拉马尔·洛厄里的功能性健身项目提供了所需的小型器械。我希望我们将来能够再次合作。

MEYER
& MEYER
SPORT

非常感谢Meyer & Meyer出版社良好的合作！这是一个非常优秀的团队！

我很享受与Chris Kettner Fotodesign的合作，他们始终表现出专业、可靠、能干和诚信。他们对完美的镜头有着敏锐的洞察力。

谢谢，Chris!

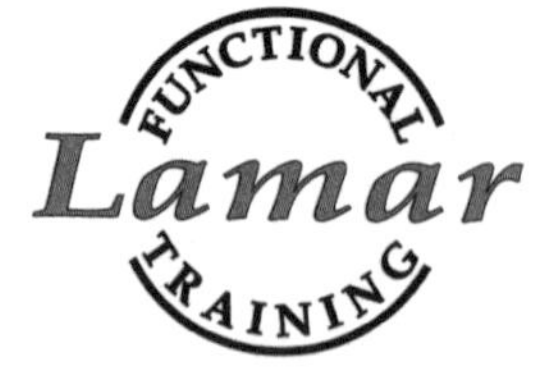

我现在完成了我的第一本书。它是一个希望，每个人都可以从这里汲取营养、获得更健康的生活。尽情享受本书带给你的快乐！

制作组

编辑

伊丽莎白·埃文斯

图片

图13、图14、图16由莎拉·埃瓦尔德提供。

图21由h/p cosmos提供。

章首页由Thinkstock设计。

除上述图片，其他图片均为Chris Kettner Fotosdesign公司提供，菲利普·阿兹特拍摄。

封面设计（英文原书）

伊娃·费尔德曼